よくわかる

予防接種のキホン

小児，高齢者用から渡航用ワクチンまで

〈第2版〉

川崎医療福祉大学子ども医療福祉学科特任教授
笠岡第一病院小児科部長
寺田喜平 編著

THE PERFECT BOOK FOR VACCINATION

中外医学社

執筆者一覧（執筆順）

庵原俊昭	国立病院機構三重病院元名誉院長
寺田喜平	川崎医療福祉大学子ども医療福祉学科特任教授・笠岡第一病院小児科部長
岡部信彦	川崎市健康安全研究所所長
及川　馨	及川医院院長
藤岡雅司	ふじおか小児科院長
長尾みづほ	国立病院機構三重病院臨床研究部アレルギー疾患治療開発研究室長
菅　秀	国立病院機構三重病院副院長
岡田賢司	福岡看護大学教授
松永友佳	国立病院機構佐賀病院小児科
渡辺　博	帝京大学医学部附属溝口病院小児科教授
中野貴司	川崎医科大学小児科教授
石和田稔彦	千葉大学真菌医学研究センター感染症制御分野准教授
中山哲夫	北里生命科学研究所ウイルス感染制御 II 特任教授
今野　良	自治医科大学附属さいたま医療センター産婦人科教授
須磨崎　亮	茨城県立こども病院長
酒井愛子	筑波大学附属病院小児科・筑波メディカルセンター病院小児科
津川　毅	札幌医科大学小児科講師
福島慎二	東京医科大学病院渡航者医療センター助教
濱田篤郎	東京医科大学病院渡航者医療センター教授
髙山直秀	元東京都立駒込病院小児科
八板謙一郎	千鳥橋病院感染症科部長
渡邊　浩	久留米大学医学部感染制御学主任教授
尾内一信	川崎医科大学小児科教授
近　利雄	THE KING CLINIC 院長・東京女子医科大学医学部非常勤講師
田中孝明	川崎医科大学小児科講師

第 2 版の序

2015 年 4 月に初版を上梓してから約 3 年が経ちました．おかげさまで好評で多くの方に読んでいただいたようです．そのため，残りの部数も少なくなり，第 2 版を作るように出版社から依頼がありました．この 2 年間の動きとして HB ワクチンが定期接種となったことや海外からの旅行者の増加に伴って，麻疹や風疹などの我が国への持込みやキャッチアップが問題になってきました．今後の動きとして，5 種混合ワクチン，2 期用の 3 種混合ワクチン，帯状疱疹サブユニットワクチン，MMR ワクチンが新しく使用できるようになりそうです．さらに HPV ワクチンについても使用再開が模索されているようです．またロタやムンプスワクチンの定期接種化も待ち遠しい限りです．これらを加えて，できるだけ最新の情報が提供できるように改訂版を作成しました．

読者は，専門医から研修医，保健師や保育士までを対象にしています．最近は字数の少ない読みやすさばかりが目立つ本が多いように思われますが，この本は，内容が濃く専門医まで満足してもらえるものであると信じています．しかし，まだまだ至らないところがあると思いますので，読者の方々からご指導ご鞭撻を頂ければ幸いです．

残念ながら，初版で編集に携わっていただきました庵原俊昭先生が 2016 年 2 月にご逝去されました．後で判明したことですが，共同編集をお願いしたときにはすでに病気のことが判明していたようです．この本をどのようにするのかを二人で熱心に話し合い，何度もメールのやり取りをしたことを思い出します．また多くの部分を自ら進んで担当すると言ってくださり，この本は庵原先生の大きな遺作といえると思っています．読んで頂ければ，先生の並々ならぬ心意気を感じることができると思います．衷心より庵原俊昭先生のご冥福を祈っております．

最後に，改訂にあたり，ご多忙中ご執筆いただいた先生方に心より感謝いたします．ありがとうございました．

2018 年 3 月吉日

寺田喜平

序

2005年に「実践予防接種マニュアル」，続いて2008年にその「改訂2版」を上梓してから約7年間も経過しました．その間に，結合型ヒブおよび肺炎球菌ワクチン，HPVワクチン，そして水痘ワクチンが定期接種となり，2016年からB型肝炎ワクチンも定期接種化が予定されています．そのほか，任意接種ではありますが，2種類のロタワクチンが接種できるようになり，わが国における予防接種もようやく世界水準に近付いてきました．しかし，ムンプスワクチンやロタワクチンの定期接種化の問題，百日咳増加への対応問題，多価混合ワクチンが少なく接種回数が多い問題など，まだまだ多くの壁が存在します．また最近，ワクチンは小児用だけでなく，高齢者用および海外渡航者用ワクチンにも注目が集まってきました．これらを追加し，改訂しないと読者の要望に答えることができないと心配していました．ちょうどその頃，今回は改訂ではなくまったく新しいワクチンの本を作成したらとの話を頂きましたので，別の新しい本を作成することにしました．その際，私だけでは力不足ですので，我が国で最もワクチンに造詣が深く，ワクチン行政にも関わっておられる三重病院の庵原先生にも編集に加わっていただきました．いろいろと話し合いながら，どのような特徴ある本を作成するのか，また執筆者などを決め，随所にいろんな工夫を入れました．もちろん庵原先生も多くの部分を執筆されました．

この本の特徴は，小児用ワクチンから高齢者用および渡航者用ワクチン，そして新型インフルエンザワクチンまで，すべてのワクチンを網羅していることです．また予防接種のリスクマネージメントや院内感染対策の予防接種から，基礎疾患を持つ児への接種まで，多方面から予防接種を取り上げました．さらに各論ではピットフォールや多くの方が疑問と思っていることなどを「ここが知りたいQ&A」で，また今後の展開について「今後の課題と問題点」で解説しています．読者は研修医から小児科専門医，ワクチン接種医などのほかに看護師や保育士までを対象にしており，この本1冊で十分予防接種については事足りるのではないかと思っています．しかし，まだまだ至らないところがあると思いますので，読者の皆様からのご指導，ご鞭撻をいただければ幸いです．

最後に，出版にあたり，ご多忙中原稿を執筆いただいた先生方に心より感謝いたします．ありがとうございました．

2015 年 3 月吉日

寺 田 喜 平

目　次

1章　総論

2章 各論

▶定期接種ワクチン◀

▶任意接種ワクチン◀

1 ワクチン

ワクチンの種類: 生ワクチンと不活化ワクチン

ワクチンとは，ヒトや動物に投与することで特異免疫を誘導し，病気の発症を予防するまたは発症したとしても軽症化させる薬剤の総称である．近年は癌や慢性疾患の予防や治療に用いるワクチンの開発も行われている．ワクチンには生きた病原体を用いた生ワクチンと，殺した病原体または病原体の

表1 抗原の種類によるワクチンの分類

生ワクチン
- 1）ウイルス
  - ●全身性ウイルス感染症
    - 麻疹，風疹，水痘，ムンプス，黄熱，ワクチニア（天然痘）
  - ●局所性＋全身性ウイルス感染症
    - ポリオ（OPV）
  - ●局所性ウイルス感染症
    - ロタウイルス，インフルエンザ
- 2）細菌
  - BCG

不活化ワクチン
- 1）タンパク抗原
  - 1-1）ウイルス
    - ●全粒子
      - 日本脳炎，ポリオ（IPV），狂犬病，A型肝炎
    - ●VLP（ワクチン様粒子）
      - ヒトパピローマウイルス（HPV）
    - ●single epitope
      - B型肝炎，インフルエンザ（スプリット）
  - 1-2）細菌
    - ●single epitope
      - ジフテリア，破傷風，百日咳
- 2）ポリサッカライド抗原
  - ●結合型ポリサッカライド
    - Hib，PCV，結合型髄膜炎菌
  - ●ポリサッカライド
    - PPSV，髄膜炎菌

発症予防に関わるタンパク（発症予防抗原）を用いた不活化ワクチンとがある（表 1).

生ワクチンにはウイルス由来の生ワクチンと細菌由来の生ワクチンがある．ウイルス生ワクチンの代表が天然痘ワクチンである．ヒト以外の動物に感染するウイルスがヒトに感染すると病原性が減弱することを利用したワクチンである（ジェンナー方式)．ジェンナーが開発した当初は牛痘ウイルスを用いていたが，分子ウイルス学を用いて検討した結果，天然痘根絶に用いられた天然痘ワクチンはワクチニアウイルス由来であった[1)]．いつ，牛痘ウイルスからワクチニアウイルスに入れ変わったかは不明である．本邦では LC16m8 株を保管している．牛痘ウイルスで誘導した抗体，ワクチニアウイルスで誘導した抗体が，天然痘ウイルスの増殖を抑制するという交叉免疫性を利用したワクチンである．天然痘ワクチンで誘導した抗体はサル痘ウイルスに対しても有効である．

ジェンナー方式を基本として開発されたワクチンとして，5 価ロタウイルスワクチンであるロタテック®がある．ロタテック®は，ウシロタウイルス（WC-3 株）を骨格とし，幅広い免疫原性を誘導するために，ヒトで広く流行している 5 種類のロタウイルスの中和に関与する遺伝子をリアソーティングした 5 種類のウイルス株から構成されている．

天然痘ワクチンに次いで開発されたウイルス生ワクチンが黄熱ワクチン 17D 株である．発育鶏卵で培養することでウイルスの病原性が減弱（ウイルスの弱毒化）することを証明した最初のワクチンである．本邦で開発された麻疹ワクチン田辺株やムンプスワクチン占部株は，発育鶏卵と培養細胞で継代することで病原性を減弱させたワクチンである．

培養細胞で各種ウイルスが分離されるようになり，培養細胞で継代することでウイルスの病原性が減弱することが示された．この原理を用いて開発されたのが，各種麻疹ワクチン，各種風疹ワクチン，各種ムンプスワクチン，水痘ワクチン（岡株)，ポリオ生ワクチン（Sabin 株)，1 価ロタウイルスワクチンであるロタリックス®，インフルエンザ生ワクチンなどである．多くのワクチン株は温度変異性（低い温度では優れた増殖性を示すが，高い温度では増殖性が低下する性質)，特別な培養細胞での優れた増殖性などの生物学的弱毒マーカーを持っている．

細菌生ワクチンはBCGの1種類だけである．原理はジェンナー方式であるが，ウシ型結核菌を継代培養することでさらに弱毒化させたワクチンである．ウシ型結核菌の接種により誘導された$CD4^+$細胞が，ヒト型結核菌の増殖抑制に働いている．BCGは非結核性抗酸菌に対しても感染予防効果が示されている．

麻疹ワクチン，風疹ワクチン，ムンプスワクチン，水痘ワクチン，黄熱ワクチンなどの注射で接種するウイルス生ワクチンは皮下接種するが，ポリオ生ワクチン，2種類のロタウイルスワクチンは経口投与する．インフルエンザ生ワクチンは経鼻投与であり，鼻腔粘膜に噴霧する．BCGは本邦では管針法を用いた上腕への皮内接種であるが，諸外国では肩峰部位への注射器を用いた皮内接種である．

不活化ワクチンは抗原の種類により2種類に大きく分類される．1つはタンパクを抗原とするワクチンであり，もう1つは細菌の莢膜を構成するポリサッカライドを抗原とするワクチンである．さらにタンパクを抗原とするワクチンは，1種類のタンパクを抗原（single epitope）とするワクチンとウイルス全粒子を抗原とするワクチンに分類される．前者には，ジフテリアトキソイド，破傷風トキソイド，無細胞性百日咳ワクチン，B型肝炎ワクチンなどが含まれ，後者には，日本脳炎ワクチン，不活化ポリオワクチン（inactivated polio vaccine: IPV），A型肝炎ワクチン，狂犬病ワクチンなどが含まれる．ウイルス全粒子ワクチンの特殊な形としてウイルス様粒子（virus like particle: VLP）がある．ヒトパピローマウイルス（human papillomavirus: HPV）ワクチンに用いられている．

ポリサッカライドワクチンには，成人用肺炎球菌ワクチン，髄膜炎菌ワクチンなどのようにポリサッカライドをそのまま用いたワクチンと，免疫原性を高めるためにポリサッカライドにキャリアタンパクを結合させた結合型ポリサッカライドワクチンとがある．インフルエンザ菌b型（*Haemophilus influenzae* type B: Hib）ワクチン，肺炎球菌結合型ワクチン（pneumococcal conjugated vaccine: PCV），結合型髄膜炎菌ワクチンなどがある．

不活化ワクチンは欧米では原則筋注で接種されているが，本邦では筋注で接種されるHPVワクチンを除き，多くのワクチンは皮下注で接種されている．

ワクチンと免疫応答

(1) 個人の免疫

ワクチンを接種して特異免疫が誘導されたかの確認に抗体が測定される．抗体を産生する形質細胞（plasma cells: PC）には3種類がある（表2）[2, 3]．1つ目のPCは，循環性B細胞由来のPC（circulatory B cell derived PC: CBDPC）であり，T細胞非依存性に抗体を産生する．産生された抗体の半減期は短期間である．2つ目のPCは，T細胞依存性にリンパ濾胞で抗体を産生する濾胞性B細胞由来のPCである．アポトーシスにより時間の経過とともに数は減少するため，短命形質細胞（short-lived plasma cells: SLPC）とよばれている．抗体の半減期は数年間程度である．追加接種や自然ブースタにより数が増加し，抗体価が上昇する（二次免疫応答）．3つ目のPCは，濾胞性B細胞が骨髄ニッシェに行き，そこで分化したPCである．アポトーシスを起こさないため長期間抗体を産生する．長命形質細胞（long-lived plasma cells: LLPC）とよばれている．追加接種や自然ブースタでLLPCが増加するかは今後の課題である．

接種するワクチンの種類によって，誘導されるPCの種類が異なっている（表3）．タンパク抗原のうちsingle epitopeではCBDPCとSLPCしか誘導しないため，接種後10年を経過すると抗体が陰性化することがある．抗

表2 形質細胞の種類と特徴

特徴	CBDPC	SLPC	LLPC
由来	循環性B細胞	濾胞性B細胞	濾胞性B細胞
存在部位	末梢血	リンパ濾胞	骨髄ニッシェ
T細胞依存性			
分化	非依存性	依存性	依存性
抗体産生	非依存性	依存性	非依存性
二次免疫応答	なし	あり	なし
抗体産生期間（半減期）	短期間	数年	100年

CBDPC：循環性B細胞由来形質細胞，SLPC：短命形質細胞，LLPC：長命形質細胞

- タンパク抗原接種により早期に出現する抗体はCBDPCが産生する抗体で，IgG3画分に属するが，タンパク抗原接種により遅れて誘導されるSLPC，LLPCが産生する抗体はIgG1画分に属する．IgG1画分に属する抗体は抗原との結合力が強い．
- ポリサッカライド抗原接種により誘導されるCBDPCはIgG2画分に属する抗体を産生するが，結合型ポリサッカライド抗原接種によって誘導されるSLPCはIgG1画分に属する抗体を産生する．

表 3 ワクチン抗原の種類と免疫記憶細胞・免疫実行細胞の誘導

ワクチン抗原	T 細胞		プラズマ細胞		
	$CD4^+$	$CD8^+$	CBDPC	SLPC	LLPC
タンパク抗原					
single epitope	○	×	○	○	×
全粒子不活化ウイルス	○	×	○	○	○?
生ウイルスワクチン	○	○	○	○	○
ポリサッカライド抗原					
ポリサッカライド	×	×	○	×	×
結合型	○	×	○	○	×

CBDPC：循環性 B 細胞由来プラズマ細胞，SLPC：短命形質細胞，LLPC：長命形質細胞
- 免疫記憶細胞は $CD4^+$ T 細胞であり，免疫実行細胞にプラズマ細胞と $CD8^+$ T 細胞が含まれる．
- $CD8^+$ T 細胞は生きたウイルス感染，生ワクチン接種で誘導される．
- 免疫記憶細胞が誘導されていると，抗体が陰性でも二次免疫応答が認められる．

体が陰性化しても免疫記憶細胞が存在しているので，1 回の追加接種で効果的な二次免疫応答が期待される．ウイルス生ワクチンでは，3 種類の PC すべてが誘導される[2]．LLPC が産生する抗体レベルが低いと，曝露されたときに発症するリスクはあるが，多くは発症したとしても早期から二次免疫応答が認められるため軽症化する．自然感染では LLPC により高い抗体価が維持されている．全粒子不活化ウイルスワクチンが LLPC を誘導するかは十分に検討されていない．A 型肝炎ワクチンや VLP を用いた HPV ワクチンの抗体価の推移から全粒子不活化ウイルスワクチンも LLPC が誘導されると推測されている[4, 5]．

ポリサッカライド抗原刺激では，T 細胞非依存性に CBDPC しか誘導しないため，抗体の産生期間は短期間である．一方，結合型ポリサッカライド抗原刺激では，T 細胞依存性に SLPC も誘導するため，高い抗体が産生され，抗体持続期間も CBDPC が産生した抗体よりも長期化する．なお，ポリサッカライド抗原刺激により CBDPC が抗体を産生する力は，年齢依存性に高くなり，2~5 歳を過ぎると感染したとしても発症予防レベルの高い抗体価が誘導されるため，侵襲性 Hib 感染症や侵襲性肺炎球菌感染症の発症率が減少する．

ワクチン接種により効果的な T 細胞依存性の免疫を誘導するためには，抗原認識細胞を刺激し，刺激された抗原認識細胞からのサイトカインシグナ

ルにより，特異的 T 細胞である免疫記憶細胞の誘導が必須である（図 1）．自然免疫の検討から，single epitope の抗原を接種して免疫記憶細胞を誘導するためにはアジュバントが必須である（表 4）[6]．DPT ワクチン，B 型肝炎ワクチンにはアジュバントとしてアルミニウムが用いられている．季節性インフルエンザワクチンはスプリットワクチンであり，single epitope のワクチンであるが，ヘマグルチニン単独では自然免疫系が刺激されないため，季節性インフルエンザワクチン接種による免疫記憶誘導は困難である[7]．なお，一度自然感染などにより免疫記憶細胞が誘導されると，次からの季節性インフルエンザワクチン接種による刺激には自然免疫系の誘導は不要で，直接免疫記憶細胞や免疫実行細胞に抗原刺激が伝えられる．

ポリサッカライドは直接自然免疫系を刺激するため，Hib ワクチンにはアジュバントは含まれていない．一方，PCV は抗原の種類が多く，少ない抗原刺激で効果的にすべての抗原に対する免疫を誘導させるためにアジュバントが含まれている．HPV ワクチンに用いられている VLP は立体構造を持った VP1 タンパクである．少ない抗原量で効果的な免疫を誘導するためにアジュバントが用いられている．HPV2 に用いられている monophospholyl

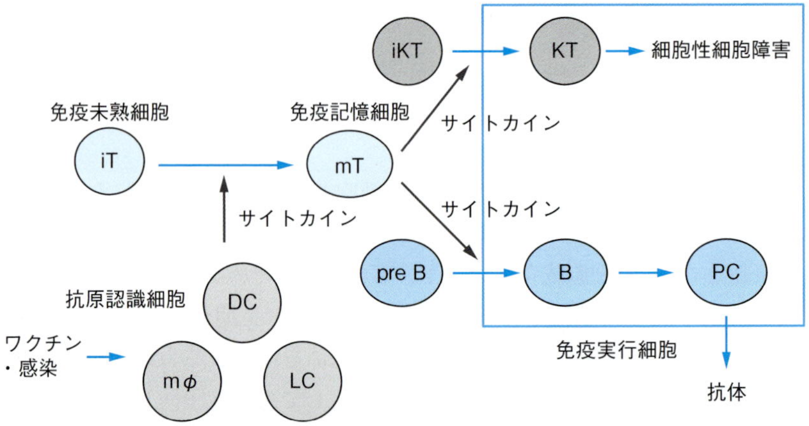

図 1 ワクチン接種・自然感染による特異免疫の応答

mφ：マクロファージ，DC：樹状細胞，LC：ランゲルハンス細胞，iT：免疫未熟 T 細胞（Th0 細胞），mT：免疫記憶細胞（CD4$^+$細胞），iKT：未熟キラー T 細胞，KT：キラー T 細胞（CD8$^+$細胞），pre B：プレ B 細胞，B：B 細胞，PC：プラズマ細胞

●四角で囲んだ細胞が免疫実行細胞

表4 代表的なワクチンと自然免疫の応答

ワクチン		自然免疫	
		刺激成分	免疫誘導系
アジュバントあり（不活化ワクチン）			
single epitope	DPT	アルミニウム	NLRP3
	B型肝炎	アルミニウム	NLRP3
ポリサッカライド	PCV	アルミニウム	NLRP3
		ポリサッカライド	TLR2，TLR4
VLP	HPV2	MPL＋アルミニウム	TLR4，NLRP3
	HPV4	アルミニウム	NLRP3
アジュバントなし			
生ワクチン	MR，ムンプス，水痘	ssRNA，dsRNA	TLR7/8，MDARIG1
	BCG	細胞膜	TLR2，TLR4
		ssRNA，CpG DNA	TLR7/8，TLR9
不活化ワクチン			
single epitope	季節性インフルエンザ	なし	なし
ポリサッカライド	インフルエンザ菌b型	ポリサッカライド	TLR2，TLR4
全粒子ウイルス	HA，JE，IPV，狂犬病	ssRNA	TLR7/8

DPT：ジフテリア・百日咳・破傷風，PCV：肺炎球菌結合型ワクチン，HPV2：2価ヒトパピローマウイルスワクチン，MPL：monophosphoryl lipid A，HPV4：4価ヒトパピローマウイルスワクチン，MR：麻疹風疹混合ワクチン，HA：A型肝炎ワクチン，JE：日本脳炎ワクチン，IPV：不活化ポリオワクチン

lipid A（MPL）は毒性をなくしたリポポリサッカライドの誘導物質でTLR4を刺激する作用がある．HPV2の方がHPV4よりも高い抗体価が誘導される．なお，PCVやHPVワクチンでアジュバントを含むのは安価なワクチンを製造するためでもある．

ウイルス生ワクチン，全粒子不活化ウイルスワクチン，結合型ポリサッカライドワクチンでは，自然免疫系を刺激し効果的な免疫が誘導される．なお，麻疹や水痘では，感染からの回復や発症予防に$CD8^+$細胞（キラーT細胞）が関与している．$CD8^+$細胞を誘導するためには，生きたウイルス感染が関係しているMHC class Iを動かす必要がある．キラーT細胞を誘導するためには生ワクチンが必須である．

(2) 集団免疫

ヒトからヒトに感染する感染症では，多くの人が免疫を持つことでその感染症の流行を抑制し，ワクチンの接種できない人，ワクチンを受けていない人を守る作用がある[3)]．この作用が集団免疫効果である．また，多くの人が

表 5 流行抑制のための集団免疫率

感染症	基本再生産数 (R_0)	集団免疫率 (H_0, %)
麻疹	16～21	90～95
百日咳	16～21	90～95
水痘	8～10	90～95
ムンプス	11～14	85～90
風疹	7～9	80～85
ポリオ	5～7	80～86
天然痘	5～7	80～85
ジフテリア	6～7	85
インフルエンザ	2	50 *

*小学校における集団免疫率，コミュニティでは約 33%である.
集団免疫率とは集団における流行を排除するための免疫率であり，目標とするワクチン接種率でもある．基本再生産数 (R_0) とは，1人の発症者が周囲の免疫がない人に感染させる数であり，集団免疫率＝(1−1/R_0)× 100 の関係がある.
(庵原俊昭．日本産婦人科・新生児血液学会誌．2013; 22: 13-24)[3)]

ワクチンを受け，免疫率を高めると流行を排除する効果がある．この流行を排除する免疫率が集団免疫率である．集団免疫率は対象とする感染症により異なっている（表 5)．各ワクチンの目標となる接種率は，集団免疫率を超える接種率である．集団免疫率を下回る中途半端な接種率を維持していると，感染症の流行間隔は延長するが，一度その感染症が流行すると発症者に占める成人や 1 歳未満児，ワクチンを受けていた人の割合が高くなる[3)]．2012～2013 年にかけて本邦で認めた風疹流行は，20 代から 40 代の男性や女性の接種率が中途半端なことに起因した結果であった.

ワクチンの保管（表 6)

本邦のワクチンは，−20℃で保管する経口ポリオワクチン（oral polio vaccine: OPV）を除き，4℃で保管するよう製造されている[8)]．ワクチンの保管には温度計がついた専用薬品庫で保管することが勧められている．アルミニウムアジュバントを含むワクチンを凍結させると，融解時にアルミニウムとの結合が外れ，力価が低下する危険性があるため，一度凍結したアジュバントを含むワクチンは用いるべきではない.

MR ワクチン，水痘ワクチンは日光（紫外線）に弱いワクチンであり，開閉する機会が多い冷蔵庫の扉に保管すべきではない．長期間保存するときは，

表 6　ワクチンの保管条件

ワクチンの種類	ワクチン	保管条件
生ワクチン		
液状	ポリオ（生）	−20℃以下
	ロタ（RV1，RV5）	遮光して 2 〜 8℃
凍結乾燥	麻疹，風疹，MR，ムンプス，水痘	遮光して 5℃以下*
	BCG	10℃以下
不活化ワクチン		
沈降	DPT，DT，DPT-IPV，HB，沈降インフルエンザ H5N1	遮光して 10℃以下
	PCV	8℃以下
液状	季節性インフルエンザ，HPV，Hib，IPV	遮光して 2 〜 8℃
凍結乾燥	日本脳炎，HA，狂犬病	遮光して 10℃以下

RV1：1 価ロタウイルスワクチン，RV5：5 価ロタウイルスワクチン，MR：麻疹風疹混合ワクチン，DPT：ジフテリア・百日咳・破傷風ワクチン，DT：ジフテリア・破傷風ワクチン，DPT-IPV：ジフテリア・百日咳・破傷風・不活化ポリオ混合ワクチン，HB：B 型肝炎，HPV：ヒトパピローマウイルスワクチン，Hib：インフルエンザ菌 b 型ワクチン，PCV：肺炎球菌結合型ワクチン，IPV：不活化ポリオワクチン，HA：A 型肝炎

*長期間保存するときは -20℃で保管することが望ましい

● アジュバントを含む沈降ワクチンは凍結融解すると免疫原性が低下するため凍結を避ける

可能ならば−20℃以下に保管する．

ワクチンの添加剤（表 7）

ワクチンには，力価を安定させるために添加される安定剤，ワクチンを感染から予防する保存剤，および一部のワクチンにはワクチンの抗原性を高めるためのアジュバントが含まれている[8)]．ウイルス生ワクチンや DPT ワクチンの安定剤としてゼラチンが以前用いられていたが，1990 年代にゼラチンアレルギーが話題となり，狂犬病ワクチン，黄熱ワクチン以外のワクチンからゼラチンが除去された．ゼラチンに代わって用いられている安定剤として，精製白糖やアミノ酸類がある．

2 人以上使用するワクチンには，防腐剤を添加することが法律上義務付けられている．この目的に使用されているのがチメロサールと 2- フェノキシエタノールである．チメロサールはエチル水銀であり，メチル水銀と比べて半減期は 7 日間と短く，神経毒性も認められていない[9, 10)]．しかし，世界保健機関は食品から摂取される水銀量を減らすことを求めており，同時にワクチンに含まれる水銀の量も減量することを求めている．本邦では不活化ワク

表 7 ワクチンに含まれる添加物

種類	成分
安定剤	タンパク質（アルブミン），糖類（乳糖，ソルビトール，ブドウ糖，精製白糖），アミノ酸（グルタミン酸塩，アルギニン酸塩など）
保存剤	抗菌薬（ストレプトマイシン，エリスロマイシン，カナマイシンなど）チメロサール（エチル水銀化合物），2- フェノキシエタノール
アジュバント	アルミニウム塩，MPL，MF59，AS03

MPL：monophosphoryl lipid A, アルミニウム塩と MPL から成り立っているアジュバントが AS04 である

MF59：ノバルティスが開発したスクアレン系（squalene-based）アジュバント

AS03：グラクソスミスクラインが開発したスクアレン系アジュバント（α -tocopherol, squalene, polysorbate 80 を含む）

チンからチメロサールを除去する（例：細胞培養由来日本脳炎ワクチン），または減量する試みが行われている．なお，ワクチンに含まれる抗菌薬は，病原体の増殖時に用いられる抗菌薬で，ワクチンの精製過程で多くは除去されるため，ワクチンに含まれる量は極めて微量であり，アナフィラキシーを誘発する濃度は含まれていない．

ここが知りたい Q&A

●抗体陰性は免疫がない？

特異免疫がなければ抗体は陰性であるが，抗体が陰性であっても抗体陰性者全員が，免疫記憶（細胞性免疫）がないとは断定できない．実際細胞性免疫を調べてみると抗体陰性でも免疫記憶のある人が多数いる．2009 年のインフルエンザ H1N1pdm の流行時に，多くの成人は 2009pdm ウイルスに対する抗体は陰性であったが，1 回の接種で効果的な免疫が誘導された．この結果は，当時季節性として流行していた A ソ連型（H1N1）で誘導されていた免疫が 2009pdm ウイルスと交叉反応したことを示している．抗体陰性者でも 1 回のワクチン接種で二次免疫応答を認めた場合，免疫をもっていたことを示している．免疫がないことの評価は，抗体陰性で評価すべきではなく，免疫記憶がないことで評価すべきである．水痘，風疹，ムンプスでも同様に抗体陰性で細胞性免疫がある人が多数あり，ワクチンで強いブースターが惹起されることがわかっている．免疫記憶のある人は罹患しないか罹患しても軽症と思われる．

■文献

1）Kennedy RB, Lane JM, Henderson DA, et al. Smallpox and vaccinia. In: Plotkin SA, et al. editors. Vaccine. 6th ed. Philadelphia: Elsevier/Saunders; 2013. p.718-45.
2）Amanna IJ, Slifka MK. Mechanisms that determine plasma cell lifespan and the duration of humoral immunity. Immunol Rev. 2010; 236: 125-38.
3）庵原俊昭．免疫学からみたワクチンの最前線．日本産婦人科・新生児血液学会誌．2013; 22: 13-24.
4）Raczniak GA, Thomas TK, Bulkow LA, et al. Duration of protection against hepatitis A for the current two-dose vaccine compared to a three-dose vaccine schedule in children. Vaccine. 2013; 31: 2152-5.
5）Einstein MH, Baron M, Levin MJ, et al. Comparative immunogenicity and safety of human papillomavirus（HPV）-16/18 vaccine and HPV-6/11/16/18 vaccine. Human Vaccines. 2011; 7: 1-16.
6）中山哲夫．ワクチンと免疫応答．In: 渡辺　博，編．小児科臨床ピクシス 4．予防接種　全訂新版．東京：中山書店; 2014. p.16-21.
7）林　正行，石井　健．ワクチン効果と自然免疫．臨床とウイルス．2013; 41: 187-95.
8）佐藤哲也，脇口　宏．ワクチンに関する基礎知識．In: 五十嵐　隆，編．小児用ワクチン Revision up 2014. 東京: 医歯薬出版; 2013. p.11-4.
9）中山哲夫．チメロサール．In: 渡辺　博，編．小児科臨床ピクシス 4．予防接種　全訂新版．東京：中山書店; 2014. p.26-7.
10）Offit PA, DeStefano F. Vaccine. safety. In: Plotkin SA, et al. editors. Vaccine. 6th ed. Philadelphia: Elsevier/Saunders; 2013. p.1464-80.

〈寺田喜平，庵原俊昭〉

2 世界と日本の予防接種制度

世界の予防接種制度

予防接種は世界各地，至る所で使用されている．まったく利用していないという国はないであろう．その実施にあたって共通点も多いが，異なるところもまた多い．その国の感染症の発生状況，医療・公衆衛生のレベル，文化的背景・宗教的背景，予算規模，ことに低所得国では海外から援助の有無，などによって異なる．貧困と戦争はこれに拍車をかけ，予防接種をすべての子どもたちにという建前はたちまちに崩れる．

我が国では，予防接種は予防接種法に基づいて行われる予防接種（定期接種）と，法律では決まっていないが感染症予防の観点から自主的に受けた方がよい予防接種（任意接種）とがある．定期接種は法律で接種を決めているため，基本的には公費による負担で行われる．米国では連邦政府による予防接種法はなく，米国疾病予防管理センター（CDC）の推奨に従って，各州ごとに定められている予防接種法および学校法によってワクチンが実施されている．英国ではもともとが「法」とは成文化された「法律」のことではなく，判例が第一次的な法源とされる不文法・慣習法のことであるところから，予防接種法というものが存在しない．フィンランドでは，予防接種はいわゆる任意の接種制度だが，国民によく理解を求めることによって高い接種率を維持しているといわれている．中国では予防接種法があり，国民の義務としている．

各国において小児に推奨されているワクチンなどの種類については，世界保健機関（WHO）がデータをまとめているので，国別・ワクチン別の状況についてはWHOのホームページを参照されるとよいであろう[1)]．

我が国の予防接種法は，かつて予防接種は国民の義務であるとして罰則規定を設けていたが，現在では国は強く勧め（勧奨）また本人あるいは保護者には努力義務があるA類と，高齢者のインフルエンザや肺炎球菌のように努力義務までは設けないやや緩い勧奨であるB類とがある．もちろん両者とも本人あるいは保護者の接種に対して「接種を受けない」という選択をする権利が確保されている．この制度が制定された時，WHOの会議などで日本方式は公衆衛生を考える際に甘い方法ではないか，という質問が出たりした．一方海外では，かつて我が国がそうであったように，予防接種を「義務」としている国も多い．

予防接種にかかわる費用は，通常は接種を受ける側にとっては費用負担がないようになっているが，「公衆衛生対策上必要な」ということがキーワードになっているので，すべてが無料で行われているわけではない．我が国でいう「定期接種」がこれに該当するが，法律に基づいているかどうかは，その国の制度によって異なることはすでに述べたところである．一方，個人個人が必要だと思えば，そのワクチンを受けようとする者が費用を負担する，ということはどの国でも共通である．したがって低所得国家であっても，富裕層は多くのワクチンを受けることが可能であるが，これは公衆衛生としての感染症対策としては本末転倒であるといえよう．米国は基本的にワクチンは無料で接種されているといわれる．一定の収入以下の層には政府による接種費用の補助があるが，多くの人々はそれぞれが加入している保険によって支払われており，結果的にはそれぞれが支払う保険料の負担となっている．しかし医療に関する支払いもこの保険によって支払われることが多いため，予防接種による医療費の軽減は目に見えている．英国・フィンランドなどでは，国が勧める国民に行うすべての予防接種は国の負担である，という大原則で行っている．ただしこの場合，ワクチンの種類（メーカー）などは国が交渉に当たるので，国内一律のワクチンが使用されることになる．

なお，多くの国では国内で使用されるワクチンは，その国の薬事法上の承認を得たものであることが基本となっているが，この基本そのものが確立されていない国，あるいは制度はあるものの実際には承認を受けていない海外産のワクチンが結構用いられている国もある．我が国では，定期接種はもちろん任意接種のワクチンもすべて薬事法上の承認を経たものが一般に使用されるが，個人の医師が個人の依頼によりという形式で，国内未承認のワクチンを用いる個人輸入によるワクチン接種（例：黄熱，腸チフス，ダニ媒介性脳炎など）は行われている．

予防接種には残念ながら極めてまれとはいいながらも，副反応発生という負の部分がある．熱が出る，腫れるという程度の放置しておいても自然に回復するものであれば問題ないが，なかには入院が必要であったり，さらにまれではあるが後遺症が残ったり死に至るという事故が生じ得る．リスクゼロのものではない．我が国では法律に基づいた接種であるため国・自治体がその責任も持つということで，定期接種による重大な副反応に対する救済制度がある．因果関係が明らかな場合は当然だが，その因果関係は不明だが否定する根拠・論拠がないような場合にも救済の対象となる．救済の額は国際的にみても高額な部類に入る．一方任意接種の場合には，国・自治体の責任ではないが，独立行政法人医薬品医療機器総合機構による救済制度がある．この場合は救済額としては，国・自治体による救済制度より低額になることが多い．これらの救済制度とは別に，その責任と国家賠償について司法判断を求めて被接種者側が提訴（裁判）することもある．

海外においては，その判断基準を緩くして高額ではないが幅広く救済あるいは賠償しようとするもの，財源も国家予算から充当するもの，製造販売業者などからの基金としてプールしてあるものの中から支払われるもの（ワクチンの代金に一定の額をその財源に充てている国もある），保険システムの中から支払うもの，国家予算でもたとえばたばこ税をこれに充てている国など，さまざまであるが，低所得国では救済・賠償制度そのものが確立していない国が多い．

WHO における Global Vaccine Action Plan (GVAP) 2011-2020 [2)]

すでに述べたように，予防接種は制度，内容などその国の状況に応じてかなりの相違はあるが，WHO はいずれの国おいても行われるべきものとして，ジフテリア・破傷風・百日咳・結核・ポリオ・麻疹・B 型肝炎を基本的な対象疾患とし，風疹・インフルエンザ b 型菌，肺炎球菌・ロタウイルス・ヒトパピローマウイルスなどは導入可能な国から実施すべきワクチンとしている．日本脳炎や黄熱などは，その国・地域にとって必要なワクチンとしている．WHO において，グローバルな観点でこの 10 年間の予防接種計画への到達戦略を GVAP として示している．その柱として

1. すべての国において予防接種は優先事項とする合意
2. 個人，コミュニティにおける予防接種の理解と要請

3. すべての人への利益の公平な到達
4. 良好な保健システムの中での強い予防接種制度
5. 長期的な資金の継続性
6. 予防接種の利益を最大とする，国・地域・地球規模での研究と発展

としている．

また具体的に行うべきこととして

1. ポリオ根絶の確認
2. 新生児破傷風の排除（elimination）
3. 少なくとも5つのWHO地域での麻疹排除（elimination）の達成
4. 少なくとも2つのWHO地域での風疹排除（elimination）の達成
5. 5歳以下の死亡率の明瞭な減少
6. 罹患と死亡の防止

などがあげられているが，多くが難航しているのも事実である．ポリオは，全野生ポリオ根絶の達成にはまだもう少しの時間がかかりそうであるが，2型ポリオに続いて3型ポリオの根絶を2019年に宣言しようという動きがある．新生児破傷風も排除を達成した国が増加してきている．

WHOは，世界の地域をアフリカ地域，地中海地域，ヨーロッパ地域，南北アメリカ地域，南東アジア地域，西太平洋地域（Western Pacific Region: WPR）の6地域に分けているが，日本を含む多くのアジア諸国（韓国・中国・モンゴル・インドシナ半島諸国・フィリピン・オーストラリア・ニュージーランド・南太平洋諸国など）が含まれるWPRでは，現時点での予防接種戦略のゴールとして

1. ポリオ根絶の維持
2. 2012年を目標にした麻疹elimination
3. 2017年までにHB抗原陽性率1%以下
4. 母・新生児の破傷風のelimination

およびWPRにおいてさらに付け加えるゴールとして

1. 風疹eliminationと先天性風疹症候群発生のelimination
2. 日本脳炎のコントロールの強化
3. 予防接種カバー率の新たな設定
4. エビデンスに基づいた新規ワクチンの導入

が掲げられている．我が国では，前記 WPR の示している「予防接種戦略の現時点でのゴール」の 1～4 をすでに達成している．

WPR における主な感染症と予防接種状況

WPR においては，ポリオ根絶状態は維持されている．不活化ポリオワクチン（IPV）切り替えの方向性は出たもののモンゴル，ベトナムなどでは導入が遅れており , 世界的な IPV 不足と相まって大きな課題となっている．

母・新生児の破傷風に関しては，フィリピン・パプアニューギニアを除いて排除（elimination）達成がなされている．

麻疹については，WPR 地域における 2014～15 年の麻疹の再流行は次第に収まり, 中国はかなり発生数が減少したが，フィリピンでは 2018～19 年ワクチン未接種者の間で再び急増しており，欧州，米国，カナダ，オーストラリアなどでも輸入例に端を発した国内流行の発生に手を焼いている．2018 年現在の WPR における麻疹排除認定国は，オーストラリア，ブルネイ，カンボジア, 香港, 日本, 韓国, マカオ，ニュージーランドとなっている．

風疹は elimination 活動の強化が大きなテーマとなっているが，風疹のウイルス学的診断，先天性風疹症候群のサーベイランスは実施されていない国が多く，実態がまだ不透明である．

HB については，出生児早期のワクチン接種を導入する国が増加し，多くの国が 5 歳以下の HB 抗原陽性率 1% 以下の目標を達成しつつある．

DPT については，WPR 全体で 3 回接種率 97.5% を達成しているが，マレーシア・ベトナム・フィリピンなどでは，地域的なジフテリアの発生がまだ見られている．

日本脳炎については，ワクチンが導入された国では発生が減少してきているが，フィリピン，パプアニューギニアは導入は計画段階であり，患者発生が見られている．

結核に関しては多くの国が人口 10 万対 30 以上の高い届出率となっており，アジア全体における課題である(日本は 14.4 で欧米の 10 以下に比べて高い)．

予防接種制度に関し，議論を行う場（日本と海外と）

国内では 2013 年 4 月，定期的・中長期的展望に立った予防接種に関する評価・検討組織の設立（厚生科学審議会 予防接種・ワクチン分科会）が行われた．設立にあたっては，米国のACIP（Advisory Committee on Immunization Practices）のような組織を作るべきである，という声が予防接種専門分野のみならず幅広い分野から寄せられていた．米国のみならず多くの国には予防接種に関する検討委員会が設置されているが，その組織内容は国によって様々である（表1，2）．たとえば，ACIPは事務局を米国CDC（Center of Disease Control and Prevention）におき，ドイツはRKH（Robert Koch Institute）においているが，仏・英をはじめ多くの国は，我が国の厚生労働省に相当する衛生省・保健省といったところにおいている．米国CDC，独RKHは我が国の国立感染症研究所（感染研）に相当する政府直轄の研究機関であるが，そのスケールは感染研とは比較にならないほど大きい．我が国において新たな予防接種に関する検討機関を設置する場合，国の外に置くか，国の中（厚生労働省の委員会）に置くかは多くの意見があり，国の外に置くべきという要望も多く寄せられていたが，国に対して直接提言を行うことができることが制度的に確立しているのは厚生労働省厚生科学審議会であるところから，それまでの予防接種部会を発展的に解消して新たな組織である予防接種ワクチン分科会をここに作るとしたものである．改正された予防接種法の中には「厚生労働大臣は，予防接種施策の立案に当たり，専門的な知見を要する事項について，厚生科学審議会の意見を聴かなければならない」とあり，また審議会は「厚生労働大臣に意見を述べる」とされている．

分科会は予防接種関係の専門家だけではなく，幅広く構成されている．一方分科会のもとに設置された3つの部会（予防接種基本方針部会，研究開発および生産流通部会，副反応検討部会）では専門的なことを集中して議論を行うという意味で，ワクチン・感染症関連の専門家がメンバーのほとんどを占めている．分科会においては，一般の代表として参考人を公募とし，応募された方々から1名を分科会に常時出席する参考人とした．参考人は，発言と提案ができるが，議決には加われない．会議は原則的に公開であり，あらかじめの登録は必要だが誰でも傍聴者として参加ができる．さらにこの分科会では，あらかじめ発言を希望して登録した傍聴人からの意見を聞く機会がある．傍聴者は発言はできるが，提言することと議決に参加することは

表 1 各国の予防接種に係る評価・検討組織について①

	米国		フランス	ドイツ	英国
名称	NVAC（National Vaccine Advisory Committee）（米国予防接種諮問委員会）	ACIP（Advisory Committee on Immunization Practices）（予防接種の実施に関する諮問委員会）	CTV（Comité technique des vaccinations）（予防接種技術委員会）	STIKO（Ständige Impfkommission）（常設予防接種委員会）	JCVI（Joint Committee on Vaccination and Immunisation）（予防接種に関する共同委員会）
機能	「全米ワクチン計画」の策定・実施について連邦保健・社会福祉省（DHHS）に助言	接種スケジュールについてDHHSおよび疾病管理・予防センター（CDC）に助言	接種スケジュールについて保健省に助言	接種スケジュールを策定・公表	接種スケジュールについて保健省に助言
勧告等の影響力	−	ACIPで勧告されたワクチンはVFC（Vaccine for Children計画）に採択される.	CTVの勧告を採択するかは，最終的に保健大臣が判断.	STIKOの勧告を採択するかは，各州の判断.	JCVIの勧告が実現可能なものであるならば，保健大臣は受諾し実行できるようにしなければならない.
（詳細）	●「全米ワクチン計画（NVP）」に基づき，連邦の関係省庁が，ワクチンの開発・改良，予防接種の安全性向上，情報提供，ワクチンの安定供給等の施策を進める ●DHHSが，NVPに基づき非政府機関との調整を行う.	●ACIPの勧告は，DHHSおよびCDCの審査後，公式な勧告としてCDCの感染症週報（MMWR）に掲載 ●ACIPの接種スケジュールの勧告は，米国小児科学会（AAP）および米国家庭医学会（AAFP）の勧告とも整合する.	●接種スケジュールは保健省のレベルで決定し全国一律に適用される	●接種スケジュールはSTIKOの勧告を参考に，州が定める. ●連邦共同委員会（G-BA）がSTIKOの勧告したワクチンを償還対象とするかどうか判断し原則疾病金庫の償還対象となる.	●保健大臣は，費用対効果の高いワクチンプログラムを導入するためのJCVIの勧告を受け入れ実施する責務がある. ●イングランドの国営医療サービス（NHS）の「NHS憲法」では患者はJCVIの勧告するワクチンの接種を受ける権利があることとされている.

表 2 各国の予防接種に係る評価・検討組織について②

	米国		フランス	ドイツ	英国
	NVAC	ACIP	CTV	STIKO	JCVI
開催頻度	年 3 回	年 3 回	年 8 回（追加開催あり）	年 2 回	年 3 ～ 4 回程度
会議の公開	公開（議事録等は公開）	公開	非公開（議事録等は不明）	非公開（議事録等は不明）	非公開（議事録等は公開）
行政関係者の参加	あり（投票権なし）	あり（原則投票権なし）	あり（投票権なし）	あり（投票権なし）	オブザーバー参加
その他の参加者	学会等の代表者	学会等の代表者	不明	不明	不明
利益相反	不明	あり	あり	あり	あり
省庁との関係（【 】は省庁を示す）	【連邦保健福祉省(DHHS)】 ↑助言・勧告 NVAC	【連邦保健福祉省】 | 【疾病管理・予防センター(CDC)】 ↑助言・勧告 ACIP	【厚生・スポーツ省】 ↑助言・提言 公衆衛生高等委員会（HCSP） | CTV	【連邦保健省】 | 【ロバートコッホ研究所】 | STIKO	【保健省】 ↑助言・勧告 JCVI
事務局	DHHS の全米ワクチン計画室	CDC の予防接種・呼吸器疾病センター	HCSP の書記室	ロバートコッホ研究所	保健省

できない．委員・参考人以外からも広く意見を聴き参考にするということがその真意であるが，傍聴者の発言が可能になる審議会は本分科会が初めてとなり，傍聴者にもそれなりの節度や責任も求められる．なお ACIP では傍聴人が議長の許可を得て発言することができ，今回の国内での委員会設立の参考としたところである．

我が国における予防接種制度の流れ

我が国で制度としての予防接種が確立されたのは，1948（昭和 23）年の予防接種法制定で，種痘，ジフテリア，腸チフス，パラチフス，発疹チフス，コレラなどの予防接種が国民の義務として行われるようになった．1951（昭和 26）年には結核予防法が制定され，BCG が行われるようになった．

予防接種法制定当時は，各種の感染症が日本全体に流行している状態であった．そのような中での感染症対策としての予防接種は，疾病による社会的，国家的損失を防止するまさに公衆衛生学的な有効的手段としてとらえられ，強力な社会防衛という観点から予防接種は国民への義務づけとなり，その結果として個人の費用負担はないが予防接種の会場を設定しての集団接種，違反者には罰則を課するという強制のもとでの接種(強制接種)としてスタートした．しかし，ワクチンの進歩，疾病構造や社会情勢の変遷，副反応の発生状況などによって，本法はこれまでに多くの見直しや改正が行われてきている．

1994（平成6）年には，①予防接種の努力義務化（勧奨接種: 受けなければならないという表現から，受けるように努めなければならないという表現への変化．個人の意志の反映が可能で，接種に対してNoといえる権利の確保)，②集団接種から個別接種，③予防接種による健康被害に対する救済制度の充実などの大きな改正が行われた．2001（平成13）年の改正では，定期接種が1類疾病，2類疾病に分けられ，それまでの定期接種で行われていたものは1類疾病に，2類疾病として高齢者を対象としたインフルエンザが規定された．また2006（平成18）年の改正では感染症法の改正および結核予防法の廃止に伴い，それまで結核予防法に基づいて行われていたBCGが，予防接種法1類疾病として行われるようになった．

最近で大きな法律改正が行われたのは2013（平成25）年4月である．この改正は，先進諸国と比べて公的に接種するワクチンの種類が少ないいわゆるワクチン・ギャップ問題の解消や，予防接種施策を総合的かつ継続的に評価・検討する仕組みの構築などのため予防接種制度について幅広い見直しを行う必要があること，などに関する議論について2012（平成24）年5月厚生科学審議会感染症分科会予防接種部会で取りまとめた「予防接種制度の見直しについて（第二次提言)」[3)]を踏まえ，行われたものである．

主な改正点として，以下のような点があげられる．

1）予防接種の総合的な推進を図るための計画（予防接種基本計画）を策定し，少なくとも5年に一度の見直しを行うこと（予防接種基本計画は2014（平成26）年4月1日から施行された）

2）定期接種の対象疾病の追加すなわちHibワクチン，小児用肺炎球菌ワクチン，ヒトパピローマウイルスワクチンの定期接種化，1類・2類疾病という呼称から，A類・B類疾病への呼称の変更，B類疾病については新たなワクチンの開発や感染症のまん延に柔軟に対応できるよう，政令で対象疾病を追加できるようにした（2014（平成26）年10月より，2回の水痘ワクチンが定期接種A類に，成人用23価肺炎球菌ワクチンが定期接種B類となり，2016（平成27）年10月よりすべての0歳児に対するB型肝炎ワクチンが定期接種A類となった．

3）副反応報告制度・評価制度の強化およびそれに伴う副反応報告（現在では「副反応疑い報告」とし，有害事象報告であることが明確にされた）を法定化し（医療機関・医師による報告の義務化），サーベイランスの強化をはかるとした）を法定化し（医療機関・医師による報告の義務化），サーベイランスの強化をはかるとした

4）定期的・中長期的展望に立った予防接種に関する評価・検討組織として，厚生科学審議会に予防接種・ワクチン分科会が設置された（前述）．

むすび

予防接種に関する国内外の政策・実施について概略を述べたが，グローバリゼーションとはいいながら，予防接種はそれぞれの国の背景によって大きく異なる．しかし，1国だけが国内の状況さえ解決すればいいというものではなく，まさにグローバリゼーションの中，世界共通の問題としての感染症対策，そのための連携，協力を行う必要がある．予防接種・ワクチンは，そのための重要なツールの1つである

■文献

1）WHOホームページ: WHO vaccine-preventable diseases: monitoring system. 2017 global summary. ⟨http://apps.who.int/immunization_monitoring/globalsummary⟩ ⟨http://apps.who.int/immunization_monitoring/globalsummary⟩

2）WHOホームページ: Global Vaccine Action Plan 2011-2020. ⟨http://www.who.int/immunization/global_vaccine_action_plan/GVAP_doc_2011_2020/en/⟩

3）厚生労働省ホームページ: 予防接種制度見直しに関する第二次提言 ⟨http://www.mhlw.go.jp/stf/shingi/2r9852000002b6r0-att/2r9852000002b6wl.pdf⟩

〈岡部信彦〉

3 予防接種の具体的な実施

予防接種は子どもだけが対象ではない．個人の一生を通して必要な時期に必要な接種を考える．また，居住地だけで一生を過ごすとはいえないし，誰でも海外へ出かける時代でもある．海外からの来日旅行者も従来とは比較にならないほど多くなってきた．海外への渡航や輸入感染症にも一段と配慮が必要になっている．一生という時間，地球規模の空間という座標軸で対策を講じることが必要である．

現在，日本で市販されるワクチンとそれによって予防できる疾患を表1，2に示す．

表1 ワクチンで予防できる疾患（1）細菌性疾患

	細菌感染症	予防ワクチン（略称，ワクチン名，有効成分など）	
1	ジフテリア	DTaP-IPV 沈降DT 成人用d	沈降精製百日せきジフテリア破傷風不活化ポリオ混合ワクチン 沈降ジフテリア破傷風混合トキソイド 成人用沈降ジフテリアトキソイド
2	百日せき	DTaP-IPV	沈降精製百日せきジフテリア破傷風不活化ポリオ混合ワクチン
3	破傷風	DTaP-IPV 沈降DT 沈降T	沈降精製百日せきジフテリア破傷風不活化ポリオ混合ワクチン 沈降ジフテリア破傷風混合トキソイド 沈降破傷風トキソイド
4	肺炎球菌感染症	Pc13 Pc23	沈降13価肺炎球菌結合型ワクチン（無毒性変異ジフテリア毒素結合体） 肺炎球菌ワクチン（莢膜ポリサッカライド）
5	インフルエンザb菌感染症	ActHIB	乾燥ヘモフィルスb型ワクチン（破傷風トキソイド結合体）
6	髄膜炎菌	MCV4	4価髄膜炎菌ワクチン（ジフテリアトキソイド結合体）
7	結核	BCG	乾燥BCGワクチン（経皮用）

注）不活化ポリオワクチンはソーク株またはセービン株

JCOPY 498-07117

表 2 ワクチンで予防できる疾患（2）ウイルス性疾患

	ウイルス感染症	ワクチン（略称，ワクチン名，有効成分など）	
1	A 型肝炎	A 型肝炎ワクチン	乾燥組織培養不活化 A 型肝炎ワクチン
2	B 型肝炎ワクチン	B 型肝炎ワクチン	組換え沈降 B 型肝炎ワクチン（酵母由来）
3	ヒトパピローマウイルス感染症	HPV ワクチン	組換え沈降（4 価，2 価）ヒトパピローマウイルス様粒子ワクチン（4 価は酵母由来）（2 価はイラクサギンウワバ細胞由来）
4	インフルエンザ	インフルエンザ HA ワクチン	A 型株 2 種＋ B 型株 2 種
5	日本脳炎	日本脳炎ワクチン	乾燥細胞培養日本脳炎ワクチン
6	麻疹	MR M	乾燥弱毒生麻しん風しん混合ワクチン 乾燥弱毒生麻しんワクチン
7	風疹	MR R	乾燥弱毒生麻しん風しん混合ワクチン 乾燥弱毒生風しんワクチン
8	ポリオ	ポリオワクチン	不活化ポリオ　ワクチン　（ソークワクチン） （セービン株ワクチン）
9	水痘	水痘ワクチン	乾燥弱毒生水痘ワクチン
10	ロタウイルス感染症	ロタウイルスワクチン	経口弱毒生ヒトロタウイルスワクチン 5 価経口弱毒生ロタウイルスワクチン
11	ムンプス	おたふくかぜワクチン	乾燥弱毒生おたふくかぜワクチン
12	狂犬病	狂犬病ワクチン	乾燥組織培養不活化狂犬病ワクチン
13	黄熱	黄熱ワクチン	17D-204 株

予診票

予診票は接種時の体調や接種の可否のチェックに欠かせないものになっている．

① 当日の接種以前に接種したワクチンがあれば，接種間隔をチェックする．

② 乳幼児・小学生を対象にした「様式第二」は定期接種用に作られている．それには，ジフテリア，百日せき，破傷風，急性灰白髄炎（ポリオ），麻疹，風疹，日本脳炎，結核，Hib 感染症，小児の肺炎球菌，水痘が含まれる．結核，麻疹，風疹，水痘ではその罹患歴のチェックが入る．結核以外では罹患歴や接種歴があっても接種しても免疫学的には問題ない．結核では家族歴があればコッホ現象がみられることもある．発育歴，乳児健診での異常の有無，内服の有無などもチェックする．

③ B 型肝炎は「様式第八」を使用する．何回目の接種か，ラテックスアレルギーの有無，出生から乳幼児健診での異常の有無もチェックする．

④ ヒトパピローマウイルス（HPV）ワクチンでは保護者同伴か既婚者では「様式第三」を同伴なしでは「様式第四」を使用し，妊娠や授乳の有無もチェックが入る．感染性のない不活化ワクチンであり，ワクチン自体は安全であると考えられるが，「原則接種しないこと」とされている．また，麻疹や風疹でも胎児への障害の報告はないが，同様に注意する．

⑤ 高齢者のインフルエンザは「様式第五」，23 価高齢者肺炎球菌は「様式第六」を使用する[1)]．

予診票の各項目の目的と確認方法

(1) 体温

37.5℃以上は明らかな発熱者として接種を中止する．

(2) 予防接種の効果や副反応

保護者あるいは本人が予防接種の効果や副反応，必要性を理解しているかどうかを確認する．理解されていなかったり，疑問が残ったりする項目については質問し，あるいは予診票の裏の説明を読んでもらう．2 価と 4 価の HPV ワクチンでは副反応の項目や頻度にかなりの相違がある．

(3) 発育歴

低出生体重児としての出生，分娩異常などの有無，健診での指摘などがあるかどうか見る．低出生体重児では母子免疫を充分にもらっていないため，接種開始を遅らせてはいけない．

(4) 今日の体調

接種可能かどうかの判断に必要な情報である．

(5) 最近 1 か月以内の病気

麻疹，風疹，水痘，ムンプスなど急性疾患にかかりやすく，罹患後の免疫能の回復が不十分である可能性がある．接種ワクチン（特にウイルス性の生ワクチン）への干渉などの影響も考慮し治癒後 2 ～ 4 週の間隔を考慮する．麻疹罹患の場合は免疫能の回復には 4 週程度を目安としてあける．

(6) 結核患者との接触歴

結核菌の感染をすでに受けてしまっていれば，BCG 接種によりコッホ現象を生じる．コッホ現象を生じても，結核が悪化することはないが，至急ツベルクリン反応（ツ反）などを実施し，保健所への連絡や治療のできる医療機関への紹介が必要になる．

(7) 1 か月以内の予防接種

生ワクチンを接種した翌日から起算して別の種類の予防接種を実施するまでの間隔は 27 日以上あける．不活化ワクチンまたはトキソイドの接種後は 6 日以上あける．つまり 4 週後，あるいは 1 週後の同じ曜日に次の接種が可能である．海外では生ワクチン同士の場合は同日でなければ 4 週あけるが，それ以外の制限はない．極論でいえば生ワクチン接種後に次の日から不活化ワクチンを毎日接種しても問題にならない．日本では特に定期接種の場合は日本だけのローカルルールに従うしかないが，早急に世界水準に合わせてほしいものである．

(8) ひきつけ（痙攣）

痙攣の既往がある場合，特に麻疹など発熱の頻度が高いワクチンでは，あらかじめ痙攣時の対応を指導しておく．未接種で罹患してしまうと，発熱から痙攣を起こすリスクが高く，接種してリスクを軽減すべきである．

(9) γグロブリン製剤や輸血

ガンマグロブリン（γグロブリン）は 1,000 人以上のプールされた血液から製造され，さまざまな感染症の抗体が含まれている．主成分が免疫抗体であるため，生のウイルスワクチン（麻しん，風しん，ムンプス，水痘，黄熱）を接種した場合に，中和反応によりワクチンの効果が減弱する．

「接種前3か月以内に輸血またはγグロブリン製剤の投与を受けた者は本剤（生ワクチン）の効果が得られない恐れがあるので3か月以上過ぎるまで接種を延期すること．またγグロブリンの大量療法，すなわち川崎病や特発性血小板減少性紫斑病などの治療において 200mg/kg 以上を受けたものは6か月以上（麻疹ワクチンの場合は，麻疹感染の危険性が低い場合は 11 か月以上）過ぎるまで接種を延期すること」となっている．

また生ワクチン接種後 14 日以内にγグロブリン製剤を投与した場合には，ワクチンの効果が得られないこともあるので，投与後3か月以上経過してから同じワクチンの再接種をすることが望ましい．なお，不活化ワクチンや BCG は影響がないのでγグロブリンとの間隔は考慮する必要がない．

近年，川崎病の報告が増加しており，その 90% にγグロブリンが大量投与されている．γグロブリンは 0.2～0.4g/kg の5日間あるいは 2g/kg 1回などが投与され接種間隔は 11 か月される．

なお日本より詳細な接種間隔の基準が米国のレッドブックに記載されている．

(10) ラテックス過敏症

MSD 社の B 型肝炎ワクチンはバイアルのゴム栓に天然ゴムを使用しておりラテックス過敏症では注意を要する．ラテックスのゴム手袋や交差反応のあるフルーツ（バナナ，栗，キウイ，アボガド，メロンなど）にアレルギーがある場合に注意．

(11) 医師記入欄

署名は直筆で行い，ゴム印で記名した場合は医師の押印を行う．

(12) 使用ワクチン名・実施医療機関名・接種医師名

ワクチン名とロット番号を記入またはシールを貼る．実施場所や医師名はゴム印でよい．

冷凍保存したワクチンや有効期間の短いワクチンが納品された場合などで有効年月日に注意[2)]．

接種の可否判断

従来，接種してはいけない「禁忌」という項目があったが，現在は「接種不適当者」と「接種要注意者」とがある．予防接種による健康被害や紛れ込みの可能性をできる限り少なくするために以下の項目をチェックする．

(1) 要注意者

……慎重に可否判断をする．時には専門医に紹介して可否判断を求める．

① 基礎疾患（心臓血管系，腎臓，肝臓，血液疾患，発育障害など）のあるもの

② 接種後2日以内の発熱や全身性発疹の既往

③ 痙攣の既往

④ 免疫不全

⑤ 接種液成分でのアレルギーまたはアナフィラキシーの既往

⑥ BCGでは結核患者との長期の接触

注）初回接種時に発熱した場合など，一過性の場合は免疫の獲得が強くなる利点も考慮[3)]．

(2) 不適当者

……本来，接種してはいけないが，個々のケースでは接種医が可否判断する．

① 明らかな発熱者

② 重篤な急性疾患罹患者

③ 接種成分でアナフィラキシーを起こした者

④ 麻疹，風疹の予防接種では妊娠中の者

⑤ BCG接種では，外傷などでケロイド体質が認められた者[4)]

(3) 接種方法

① 投与経路　経口，皮内，皮下，筋肉内，(経鼻，マイクロニードル)

② 投与方法　注射，飲む，噴霧，管針

日本では注射に用いる針は BCG 用の管針が特定されている．接種時の痛みは注射針の切れとワクチン液の内容による．一般に生ワクチンの方が痛みは少なく，不活化ワクチンでは添加物（特にアジュバント）による痛みが強いことが多い．

③ 接種部位

表 3 接種年齢別の接種部位と標準的な針の長さ・太さ[5)]

年齢	接種部位	標準的な針の太さ（ゲージ）	標準的な針の長さ（mm）
新生児	大腿前外側部	25	16
乳児（0 歳児）			25
幼児～年長児	上腕三頭筋中央部	23-25	16-25
	大腿前外側部		25-32

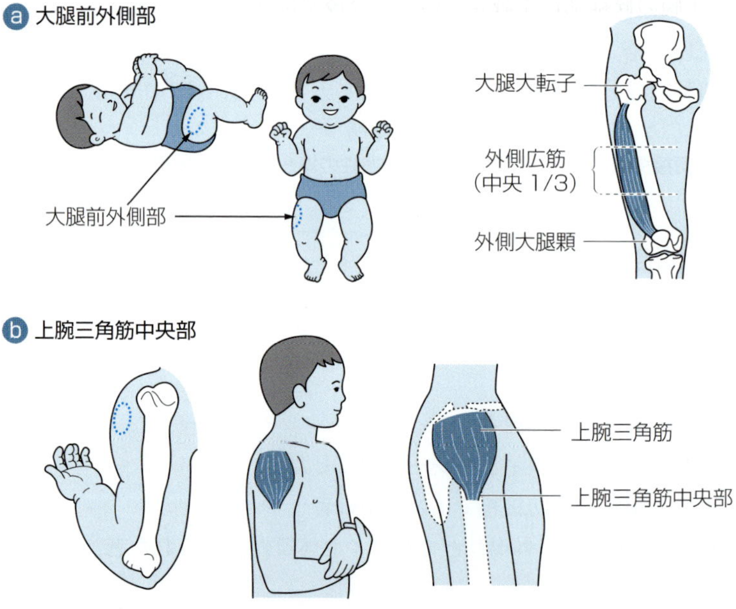

図 1 日本小児科学会が推奨する接種部位[5)]

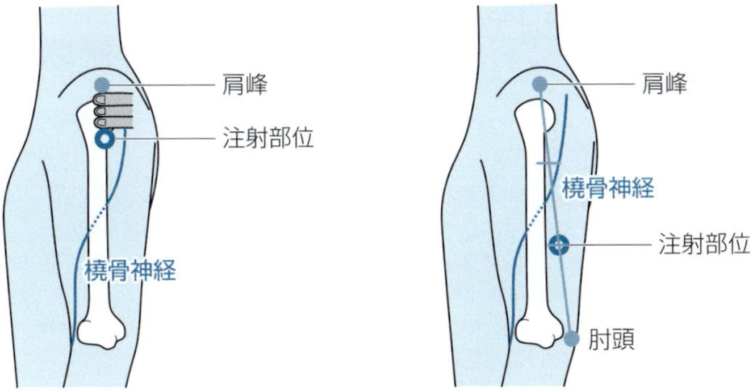

図2 参考 上腕の注射部位（橈骨神経の走行に注意）

添付文書では「原則として上腕伸側（外側）に皮下接種で行う」とされている．海外では乳児期は大腿部前外側に，多くは筋注で行われている．日本小児科学会は世界基準に合わせるようにと大腿部も推奨部位としている．また予防接種ガイドライン 2017 年度版には 25 頁に大腿部と上腕の候補部位を載せている．今後添付文書も順次筋注中心に改訂されていくものと思われる．

同時接種

(1) 定義と概要

日本では「2 種類以上のワクチンを同時に同一の接種対象者に行う同時接種は，医師が特に必要と認めた場合に行うことができる」と定期接種の実施要領や予防接種ガイドライン 2017 年度版にも記載されている．日本では緊急避難的な行為であり，日常的なものではない．「医師が特に必要と認めた場合」の解釈では文書による具体的な規定はない．現在では同時接種は日常的となり大多数の接種現場で実施されている．定期接種の場合，医療保険とは別の算定による委託料金であり，自治体によっては予防接種担当者の理解が得られない場合もあり，了解なしで接種すれば，委託料金の支払いを拒否されるケースがあるという．

一方で，同時接種は同時に接種することで初診料相当部分を減額しようという自治体の存在もある．減額されるなら同時接種せずに毎週接種する方が

表 4 同時接種に関する日本小児科学会の見解[6)]

① 複数のワクチン（生ワクチンを含む）を同時に接種して，それぞれのワクチンに対する有効性について，お互いのワクチンによる干渉はない.
② 複数のワクチン（生ワクチンを含む）を同時に接種して，それぞれのワクチンの有害事象，副反応の頻度が上がることはない.
③ 同時接種において，接種できるワクチン（生ワクチンを含む）の本数に原則制限はない.
④ 日本の子どもたちをワクチンで予防できる病気（VPD）から確実に守るためには，必要なワクチンを適切な時期に適切な回数接種することが重要である．そのためには，日本国内において，同時接種をより一般的な医療行為として行っていく必要がある.
⑤ 日本小児科学会は，ワクチンの同時接種は，日本の子どもたちをワクチンで予防できる病気から守るために必要な医療行為であると考える.

表 5 同時接種の利点（日本小児科学会の見解）[6)]

① 各ワクチンの接種率が向上する.
② 子どもたちがワクチンで予防される疾患から早期に守られる.
③ 保護者の経済的，時間的負担が軽減する.
④ 医療者の時間的負担が軽減する.

よいと考える現場も出てくる．単独接種することになればワクチンで予防できる疾病を早期に守ることができなくなり，親の通院の負担も重くなる.

(2) 接種時の注意事項

同時接種での基本として，同じ種類のワクチンを複数回接種する場合はそれぞれのワクチンに定められた接種間隔を守ること，複数のワクチンを接種現場で混合して 1 本のワクチンとしては接種しないことがあげられる．たとえばヒブと肺炎球菌，4 種混合，B 型肝炎をまとめて 1 本にして接種してはいけない．勝手に混合した場合，安全性と効果を保障するデータは存在しない.

表 6 同時接種する際の留意点（日本小児科学会の見解）[6)]

① 複数のワクチンを 1 つのシリンジに混ぜて接種しない.
② 皮下接種部位の候補場所として，上腕外側ならびに大腿前外側があげられる.
③ 上腕ならびに大腿の同側の近い部位に接種する際，接種部位の局所反応が出た場合に重ならないように，少なくとも 2.5cm 以上あける.

JCOPY 498-07117

表 7 同時接種の注意点
〔日本小児科学会の見解（登録：2011.1.19）（更新 2014.1.12）〕

① ワクチンの種類により接種間隔が異なる場合があり，それぞれに必要な接種間隔を設ける．
② 同時接種する場合の順序は自分なりのルールを決めておき，できるだけそれにしたがって進めていくのが間違いを起こしにくい．
③ 一人ずつあるいは1 本ずつトレーに入れて接種する順に並べておく．
④ 接種する前に保護者に接種するワクチン名を確認してもらい，接種対象者の確認を必ず行う．特に兄弟で接種ワクチンが異なる場合など要注意．
⑤ ワクチンによっては年齢で接種量が異なるものがあり（インフルエンザ，B 型肝炎，日本脳炎など）年齢と接種量の確認も怠らない．
⑥ 万一の健康被害を考えて，任意接種は定期接種と一緒にするのがよい．任意だけの接種では健康被害を生じた場合の補償が少なくなる可能性がある．

(3) 同時接種が可能なワクチンの種類

1995 年に WHO は生ポリオ，コレラ（注射），黄熱の 3 ワクチンは同時接種しないこととされたが，2010 年に同時接種の組み合わせで不都合なものはないと訂正した．ただし，以下の 2 点に留意する．

- 同じワクチンを含むものは同時に接種しない（例：MR と麻疹単独）．
- 混合ワクチンのあるものはそれを使用すること．

参考）英国では黄熱と MMR は同日接種不可（2014 年），米国では帯状疱疹ワクチン（生，ZOSTAVAX）と高齢者肺炎球菌（PNEUMOVAX 23）は同日接種不可（2010 年）との見解が出された．

(4) 接種間隔

2012 年 9 月に日本小児科学会から接種間隔を世界標準に合わせるべきだという要望書が出された．これには生ワクチン同士では同時でなければ 4 週間あけるが，次に接種する不活化ワクチンや BCG は制限しないことが要望され，また，その後の接種間隔指針作成に関する要望書も出された[7]．

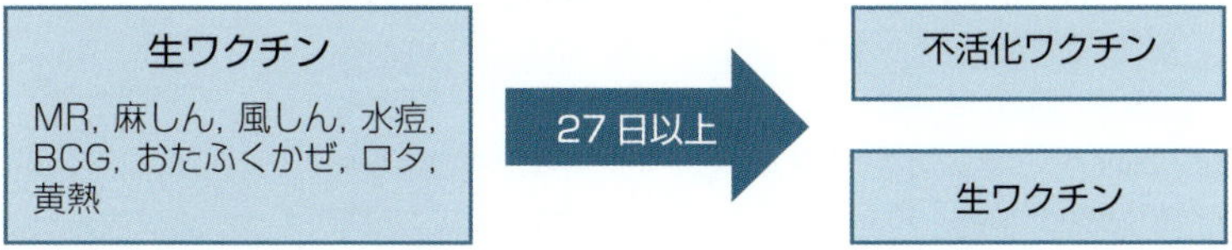
生ワクチン
MR，麻しん，風しん，水痘，BCG，おたふくかぜ，ロタ，黄熱
27 日以上
不活化ワクチン
生ワクチン

生ワクチン接種の翌日から起算して，他のワクチンを接種までは 27 日以上あける．

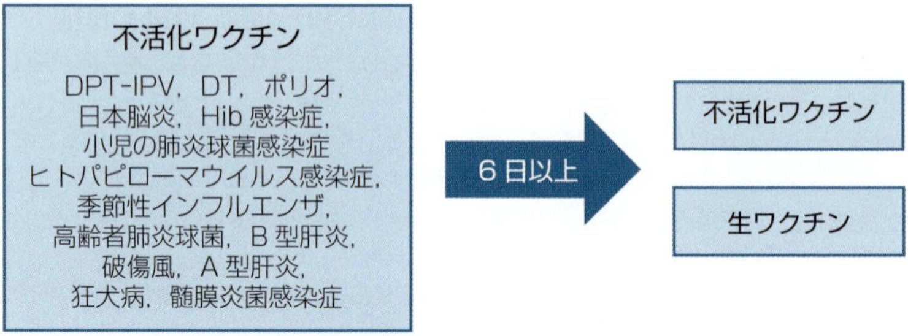

不活化ワクチン接種の翌日から起算して，他のワクチン接種までは 6 日以上あける[8)].

長期にわたり療養を必要とする疾病に罹患した場合の定期接種接種機会の確保は，予防接種ガイドライン p34-35 を参照.

(5) まちがい接種とスケジュール

まちがい接種では約半数が接種間隔に関して，2015 年 4 月 1 日から 2016 年 3 月 31 日までの期間に発生したまちがい件数は表 8 に示す．接種数は前年度同期が約 4467 万回.

まちがい接種が多いことは接種ワクチン数の増加とスケジュールの複雑さが多くの要因を占めていると考えられる．よりシンプルなスケジュールが望ましいし，可能なものは混合ワクチンに集約されることが検討されてもよい.

表 8 予防接種に関するまちがい[9)]

		件数	全体の割合	10 万回あたりの率
1	接種間隔をまちがえてしまった	2,991	48.50%	6.7
2	不必要な接種を行ってしまった	925	15.00%	2.07
3	対象年齢前の接種など	795	12.90%	1.78
4	期限の切れたワクチンを使用	671	10.88%	1.5
5	対象者を誤認して接種してしまった	487	7.90%	1.09
6	接種するワクチンをまちがえた	142	2.30%	0.32
7	接種量のまちがい	105	1.70%	0.24
8	接種部位・投与方法のまちがい	37	0.60%	0.08
9	その他	15	0.22%	0.03
合計		6,168	100.00%	13.81

0歳児でのHibと小児用肺炎球菌の接種間隔を統一し，DPT-IPVを2か月からスタートすれば，かなりシンプルになる．

北海道では日本脳炎が知事権限で接種されてこなかったが，2015年度から接種が開始された．同じ国内で接種されない地域が解消できたことは喜ばしい．

予防接種キャッチアップスケジュール

日本小児科学会は2017年1月15日付けで推奨されるキャッチアップスケジュールの改訂を同会ホームページ上に公開した．これは水痘ワクチン，B型肝炎ワクチンの定期接種開始と定期接種のワクチン間隔上限が 撤廃されたことを受け，4種混合，日本脳炎，ヒトパピローマウイルスワクチンの定期接種としての接種間隔記載の変更を受けたものである[10)]．

成人，高齢者への接種

予防接種は子どもだけが対象ではない．健康寿命を延長させることは少子高齢化時代の労働力確保に向けても重要な対策となる．インフルエンザと肺

表9 四種混合，日本脳炎，ヒトパピローマウイルスワクチンのキャッチアップスケジュール

ワクチン	1回目の最低年齢		定期接種の時期	最後の接種の最高年齢	最低の接種間隔		
					1回目と2回目	2回目と3回目	3回目と4回目
四種混合	3か月		3か月～7歳半	小児15歳未満（※1）	3週	3週	6か月
日本脳炎	6か月		（※2）	特になし	1週	1週（※3）	4週（定期接種範囲内で数年あける）
ヒトパピローマウイルス（HPV）	2価	10歳以上	12～16歳 小学6年～高校1年生相当	特になし	1か月	2か月半（※4）	―
	4価	9歳以上				3か月	

※1　15歳未満の小児が対象．それ以上の年齢に接種不可である科学的根拠はなく，接種に問題はない

※2　日本脳炎予防接種の特例に注意（別表）

※3　1期2回接種後の場合，最低半年あける．通常は1年あける．

※4　2価ワクチンでは1回目と3回目は5か月あける

表 10 日本脳炎の接種対象者[10)]

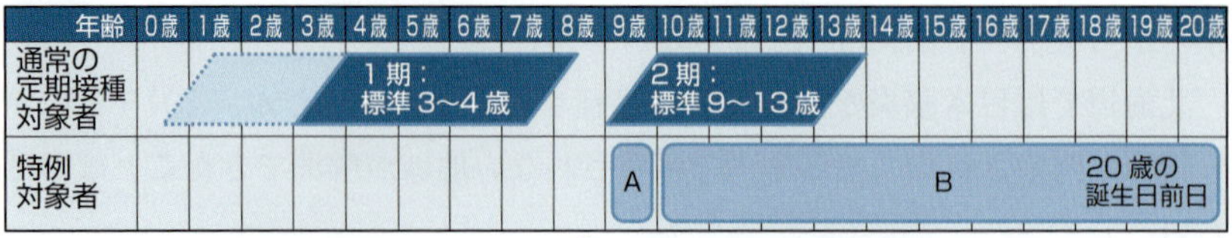

【今年度からの新規対象者】

A	⇒9 歳～13 歳の誕生日前日まで，1 期(3 回)の不足分を定期として接種できます	
全く接種していない方	6 日以上(標準：6～28 日)の間隔をおいて 2 回，2 回目接種から 6 カ月以上(標準：おおむね 1 年)の間隔をおいて 3 回目を接種	4 回目(2 期)は 9 歳から 18 歳になる誕生日の前日までの間で，3 回目から 6 日以上の間隔をあける
7 歳 6 カ月までに 1 回もしくは 2 回接種している方	6 日以上の間隔をおいて計 3 回のうちの不足分を接種	

【従来からの対象者】

B	⇒20 歳の誕生日前日まで，4 回の接種のうち不足分を定期として接種できます
全く接種していない方	6 日以上(標準：6～28 日)の間隔をおいて 2 回，2 回目接種から 6 カ月以上(標準：おおむね 1 年)の間隔をおいて 3 回目を接種 4 回目は 9 歳以上で接種し，3 回目との接種は 6 日以上おく
1～3 回接種している方	6 日以上の間隔をおいて計 4 回のうちの不足分を接種 ただし 4 回目は 9 歳以上で接種

表 11 その他のワクチンでの最後の接種の最高年齢[10)]

ワクチン	最後の接種の最高年齢
インフルエンザ菌 b 型	5 歳未満
小児用肺炎球菌（PCV13）	6 歳未満
BCG	5 歳未満
ロタ 1 価	生後 24 週未満
ロタ 5 価	生後 32 週
B 型肝炎，麻しん，風しん，水痘，おたふくかぜ，インフルエンザ，二種混合	特になし

炎球菌感染症対策に加え，帯状疱疹ワクチンの開発と実用化が現実のものになりつつある．また一般成人にも小児期に接種してこなかったワクチンを接種することや海外渡航で新たに必要とされるワクチンも見直されてきている．

(1) インフルエンザワクチン

毎年冬になると流行し，日本人の 5 ～ 10%（600 ～ 1200 万人）が罹患するといわれる．高齢者や基礎疾患がある場合にはインフルエンザ自体や引き続きの肺炎，または基礎疾患の重症化による死亡が多くなる．流行期に一致してインフルエンザや肺炎による超過死亡が多くなる（図 3）．超過死亡

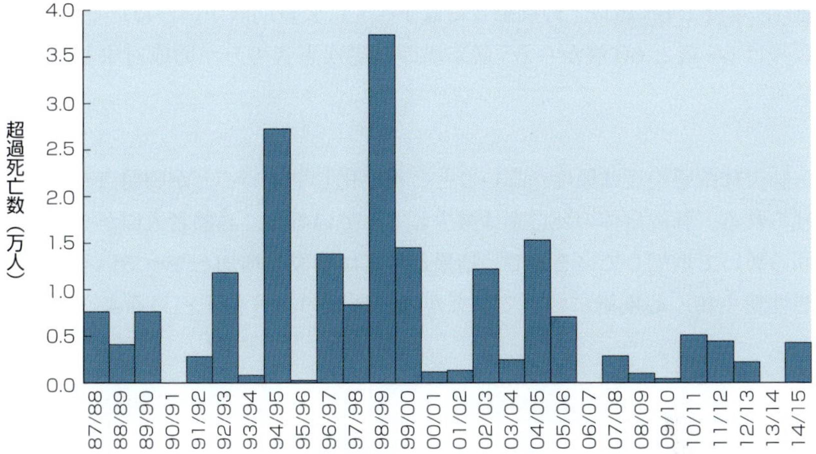

図 3 感染研モデルによる各シーズン毎の超過死亡者数の推定[11)]

は数千人から多い年で 3 万数千人にもなる．1962 年から勧奨接種になり，集団接種が学校で実施されてきた．接種率を 100％近くまで徹底してもなお流行は期待したほど収束せず，1994 年には定期接種から任意接種に変更され，以後接種率は激減した．その結果，超過死亡が増加した．老人施設でインフルエンザから死亡する事例がクローズアップされたこともあり，2001 年に高齢者での定期接種が復活し，接種は高齢者のみならず全年齢層で増加し，その結果として超過死亡も減少してきた．インフルエンザワクチンは超過死亡を減少させる効果があるといえる．

(2) 高齢者肺炎球菌ワクチン

① ニューモバックス®NP（PPSV23：23 価莢膜ポリサッカライド肺炎球菌）

② プレベナー®13（PCV13：13 価結合型肺炎球菌）

2014 年 10 月から，高齢者の肺炎球菌感染症の定期接種制度が開始された．65 歳以上でその年度に 65，70，75，80，85，90，95，100 の年齢層に達した人で，①をはじめて接種される場合に該当年度に公費助成が受けられる．また 60 歳から 65 歳未満で基礎疾患がある場合も該当者になる．

2018 年度で 65 歳以上の高齢者にはすべてに公費助成がいきわたる予定で，以後は 65 歳と 60 歳から 65 歳未満の基礎疾患者のみが助成対象となる見込み．

肺炎球菌感染症は頻度が高いことと重症化しやすいことが問題点としてあげられる．肺炎自体の死亡率は減少してきているが，高齢者人口がそれを上回る勢いで増加しているので，結果としては肺炎の増加となっている．近年，悪性新生物，心疾患についで肺炎が死亡原因の第 3 位を占めるようになっ

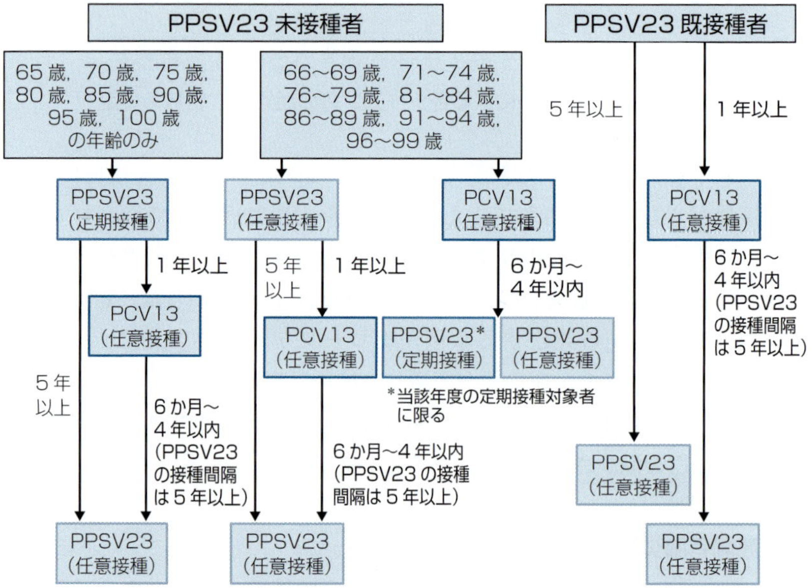

注意
#1．今回の考え方は PPSV23 の定期接種措置と米国 ACIP の推奨を参考に作成された．
#2．定期接種対象者が，定期接種による PPSV23 の接種を受けられるように接種スケジュールを決定することを推奨する．
#3．PPSV23 未接種者に対して両ワクチンを接種する場合には，上記の#2 を勘案しつつ，PCV13→PPSV23 の順番で連続接種することが考えられる．
#4．PCV13 と PPSV23 の連続接種については海外のデータに基づいており，日本人を対象とした有効性，安全性の検討はなされていない．
#5．定期接種は平成 26 年 10 月〜平成 31 年 3 月までの経過措置に準ずる．
#6．今回の考え方は平成 31 年 3 月までの適用とする．

図 4 65 歳以上の成人に対する肺炎球菌ワクチン接種の考え方（2017 年 10 月）
（日本感染学会 / 日本呼吸器学会合同委員会; 2017）[12)]

JCOPY 498-07117

てきた.

65歳以上では肺炎球菌が肺炎の原因菌の第1位を占めている. さらに近年では高齢者の重症肺炎の約50%が肺炎球菌性肺炎であり, 多剤耐性肺炎球菌が急増し (30～50%), 治療困難例も増加している.

ワクチンによる肺炎予防効果は薬剤感受性に影響されないので, 多剤耐性肺炎球菌に対しても有効であることが大きな利点としてあげられる. 2014年10月から, 高齢者の肺炎球菌感染症の定期接種制度が開始された.

インフルエンザに罹患した高齢者の1/4が細菌性肺炎を合併するといわれることから, インフルエンザと肺炎は両者合わせて予防することが重要である. 2014年6月に乳幼児で接種されている13価の結合型ワクチンが高齢者にも認可され, 23価で守備範囲を広く, 13価でより強力に予防することが可能になった. ①または②を接種後, もう一つのワクチンを1年後に接種するのが推奨される. 今後, 初めて接種する場合, 特に基礎疾患がある場合は②を先に接種するのがよいと思われる[13].

(3) 帯状疱疹ワクチン

① 乾燥弱毒生水痘ワクチン
② 不活化帯状疱疹ワクチン (製造販売承認申請中)

①の乾燥弱毒生水痘ワクチンは1987年から水痘の生ワクチンとして接種されてきたが, 2016年3月より50歳以上の帯状疱疹予防としての効能が追加された.

②の不活化帯状疱疹ワクチンは英国GSK社で帯状疱疹の不活化ワクチンとして開発されてきた. 2017年4月に帯状疱疹とその合併症の予防を目的としての製造販売承認申請が日本においても出された. この不活化ワクチンは帯状疱疹の発生減少と帯状疱疹後神経痛の発症減少を目的とし, 2～6か月の間隔で2回筋肉内に接種する. このワクチンは遺伝子組み換え型の非生ワクチンでアジュバントAS01Bが組みこまれている. 生ワクチンでは接種不適当とされる免疫機能低下ないし抑制者でも安全な接種が期待される[14].

■文献

1) 予防接種ガイドライン検討委員会．予防接種ガイドライン　2017 年度版．東京：予防接種リサーチセンター; 2017. p.17-8.
2) 予防接種ガイドライン　2017 年度版．東京：予防接種リサーチセンター; 2017. p.18-20.
3) 予防接種ガイドライン　2017 年度版．東京：予防接種リサーチセンター; 2017. p.17.
4) 予防接種ガイドライン　2017 年度版．東京：予防接種リサーチセンター; 2017. p.22-3.
5) 日本小児科学会．小児に対するワクチンの筋肉内接種法について．日本小児科学会ホームページ．2015.
〈https://www.jpeds.or.jp/uploads/files/20150519_kinnnikunaisesshu.pdf〉
6) 日本小児科学会．日本小児科学会の予防接種に対する同時接種の考え方（2011, 4. 更新: 2014, 1）．日本小児科学会ホームページ.
〈https://www.jpeds.or.jp/uploads/files/saisin_1101182.pdf〉
7) 日本小児科学会．異なるワクチンの接種間隔変更に関する要望書．日本小児科学会ホームページ．2012.
〈https://www.jpeds.or.jp/uploads/files/saisin_120921_4.pdf〉
8) 予防接種の接種間隔．In：予防接種ガイドライン等検討委員会, 監修. 予防接種ガイドライン 2017 年度版．東京：予防接種リサーチセンター; 2017. p.33.
9)「資料 2　予防接種に関する間違いについて」．第 10 回厚生科学審議会予防接種・ワクチン分科会資料（2016 年 10 月 31 日）.
10) 日本小児科学会．日本小児科学会推奨の予防接種キャッチアップスケジュールの主な変更点. 2005．日本小児科学会ホームページ.
11) 国立感染症研究所．2014/15 シーズンにおける超過死亡の評価．IASR. 2015; 11: 213-4.
12) 日本感染症学会 / 日本呼吸器学会合同委員会．65 歳以上の成人に対する肺炎球菌ワクチン接種の考え方（2017 年 10 月）．日本感染症学会ホームページ．2017.
〈http://www.kansensho.or.jp/guidelines/pdf/o65haienV/o65haienV_policy_201710.pdf〉
13) 日本感染症学会 / 肺炎球菌ワクチン再接種問題検討委員会．肺炎球菌ワクチン再接種のガイダンス，改訂版．2017.
14) ジャパンワクチン．新規帯状疱疹ワクチンに関する製造販売承認申請のお知らせ（2017 年 4 月 18 日）．ジャパンワクチン社ホームページ．2017.
〈japanvaccine.co.jp/news/pdf/20170418.pdf〉

〈及川　馨〉

4 リスクマネージメント

予防接種をまちがいなく接種するためには，過去にどのようなヒヤリハットや誤接種が経験されているかを知り，要領よくポイントを押さえてリスクマネージメントすることが重要である．ワクチンの温度管理が不十分であるとワクチンの品質保証ができなくなるので，重要なリスクマネージメントの1つであるが，このことは，1章総論「ワクチンの保管」の項（8頁）を参照してほしい．

ヒヤリハット・ニアミスと新聞記載の予防接種関連ミス

ヒヤリハットやニアミスのように事前に気がついた例やすでにまちがって接種して新聞記事となった例を紹介する．これらの報告は少し古く，発表された頃と最近の現状が変化しているので，そのまま参考にできない箇所もある．しかし，リスクマネージメントの核心的な箇所は同じように思われるので，紹介しておきたい．最近の事例は具体的な対応法のところで補充している．

(1) ヒヤリハットやニアミス

新潟県小児科医における予防接種に関連したヒヤリハット経験のアンケート調査結果を表1に示した[1)]．種類まちがい（ワクチンの取りちがえ）の原因で最も多いのは，看護師が注射器に誤充填が41.7%，兄弟の同時入室が

表1 予防接種のヒヤリハットやニアミス

種類まちがい	37.5%
接種量	35.0%
接種不適当者	13.8%
接種間隔	12.5%
期限切れ	6.3%
回数	5.7%

（鳥谷部真一，他．予防接種の間違い事故およびそのニアミスに関するアンケート調査. 2003. p.335-40）[1)]

表2 新聞報道された予防接種関連ミス

医療関係者	期限切れ	28件
	種類まちがい	22件
	接種量まちがい	17件
	方法	10件
	対象外接種	5件
市町村職員	対象外通知ミス	26件
保護者	思いちがい	6件

（住井清子，他．小児科診療．2006; 69: 255-8）[2)]

30%，別患者の入室が21.7%，別の患者のカルテや予診票，母子手帳を渡されたが16.7%，不馴れなスタッフが16.7%，忙しかったが11.7%，複数の注射器から誤選択が11.7%であった．次に接種量のまちがいでは，インフルエンザ58.9%，DTワクチン33.9%，日本脳炎10.7%であった．接種不適当者への接種は，発熱が50%，免疫抑制剤投与中22.7%，免疫グロブリン投与後18.2%であった．投与間隔のまちがいは，生ワクチン接種後が65%，麻疹などの感染後が60%，不活化ワクチン接種後が5%であった．回数のまちがい（規定回数より多い接種回数）は，DPTワクチンが66.7%，日本脳炎が11.1%であった．

(2) マスコミに掲載された予防接種関連ミス

過去10年間以上の期間で，マスコミ（読売，毎日，朝日新聞および共同通信）に掲載された予防接種関連ミスを表2に示した[2)]．医療関係者のミスは，多い順に期限切れ，種類まちがい，接種量のまちがい，方法のまちがい，対象外接種であった．種類まちがいの予防のため，ワクチンの箱の色と予診票の紙の色が同じとなるよう工夫されている．接種量まちがいは，DTワクチンの2期（12歳）の0.1mL接種を0.5mL接種することが多かった．そのほか，日本脳炎ワクチンが3歳未満では0.25mLと接種量が半量となることやインフルエンザワクチンでは年齢に応じて接種量が変わるので注意が必要である．方法まちがいは，BCG針の複数回使用が半数を占め，最も多かった．

市町村職員によるミスはまちがって通知していたもので，一度に多数の接種ミスが生じることが多かった．一方，保護者も思いちがいや思い込みで兄

JCOPY 498-07117

弟のなかで取りちがえての接種があった.

具体的な対応法

(1) 期限切れワクチン接種

定期的に冷蔵庫のワクチンの期限を調べること，期限が近いワクチンを前に置くなど手順を決めること，とくに予防接種外来日に再確認することが重要である．また看護師や薬剤師など，期限日をチェックする責任者を決めておくとよい．集団接種の場合には，とくに注意が必要である．また開業の実地医家では，問屋からこまめに最低必要本数だけ購入し，期限切れ防止に努めるとよい.

(2) ワクチン種類まちがい

ワクチンの種類をまちがって注射器に充填することがないように，予診票の紙の色とワクチンのラベルや箱の色が同一になっている．そのため，予診票の紙の色は，それぞれワクチンの種類により異なっている．予防接種外来で補助する看護師は，このことを意識することが大切である．とくに新人が補助する場合，このことを知らせてあげるべきである．また，できるだけワクチンが注射器に充填された pre-filled 型ワクチンを使用するとよい.

人の取りちがえによる接種まちがいも多い．呼んだ人と異なる人が入って来たりするので，入室時に繰り返しフルネームで呼び，接種するワクチンを保護者に再確認する．とくに忙しいときに兄弟が複数いる場合，まちがいが発生しやすいので，要注意である．ダブルチェックあるいはトリプルチェックが必要である.

(3) 接種量のまちがい

不活化ワクチンは，年齢によって接種量が変わる．まちがう要素は，年齢と接種量の 2 つある．年齢をまちがうと接種量をまちがうことになるので，電子カルテでない場合は受付でも年齢の確認をしておき，接種前に保護者に再確認しておく．またワクチンの必要量だけを充填しないと接種量をまちがえ，また次の患者に同じ注射器で接種するまちがいが発生する．接種量を再確認しやすくするために，診察室や処置室に「年齢とワクチン接種量」の表を貼っておくとよい．インフルエンザワクチンやHBワクチンは年齢で0.25ccと0.5ccを間違わないように注意を要する．また3歳未満で日本脳炎ワクチンを接種する場合も0.25ccとなる．

(4) 接種方法のまちがい

BCG針を異なる人に再使用していた例やBCG針を1回しか押さなかったり，溶解液のみで接種をしたり，臀部に接種したり，キャップをつけたままの誤接種などが報告されている．またツベルクリン反応をBCG液で実施したミスも発生している．BCGはまだ集団接種するところもあるが，とくに集団接種でまちがうと多数の誤接種が発生するので細心の注意が必要である．接種会場で開始前，接種手順と方法を改めて接種医に確認することで防止できる．できれば予防接種についての定期的な研修を実施する必要があると思われる．とくに新人が実施する場合，思いちがいや思い込みなどが発生しやすいので，慣れるまでサポート体制が必要である．また筋注すべきワクチンを皮下注することもないよう確認が必要である．

(5) 接種間隔や接種回数のまちがい

接種間隔は生ワクチンと不活化ワクチンの接種後で異なるが，同じワクチンである場合は別の規定がある．たとえば4混（DPT-IPV）は不活化ワクチンであるが，1期同士の間隔は7日ではなく20日以上の間隔で接種する．Hibワクチンや13価結合型肺炎球菌ワクチンは，接種開始年齢によって接種回数が異なる．またHibワクチンの追加接種は初回接種終了後7か月以上，13価肺炎球菌ワクチンの場合は初回終了後60日以上の間隔かつ生後12か月以上，と異なるので注意を要する．また接種回数のまちがいでは，予防接種手帳への不記載によって接種できていないと思い，回数が多くなる場合もある．予防接種手帳への記載を確実にすることも重要である．

(6) 接種対象者のまちがい

成人における麻疹や風疹の増加などから，成人へのワクチン接種を勧奨し接種が増加している．小児用ワクチンの予診票には妊娠の有無について質問項目が含まれないことが多い．風疹ワクチンの場合，とくに妊娠可能な女性

JCOPY 498-07117

に対して，妊娠していないことの確認や接種後2か月間の避妊を説明することが重要である．しかし，もしそのような誤接種が発生した場合でも，先天性風疹症候群の可能性は低く，人工中絶する必要はない．ロタワクチンは生後6か月以降腸重積が多くなるため，接種年齢の制限があるので順守する．ロタリックスは6～24週以内に2回，ロタテックは6～32週以内に3回接種と年齢と回数が異なる．これらを混同しないため，どちらかのワクチンだけを採用する．

■文献

1）鳥谷部真一，内山　聖．予防接種の間違い事故およびそのニアミスに関するアンケート調査．厚生科学研究医薬安全総合研究事業; 安全なワクチン確保とその接種方法に関する総合的研究 平成14年度研究報告書．2003. p.335-40.

2）住井清子，寺田喜平，岡　清美，他．新聞記事に見る予防接種関連ミスの分析．小児科診療．2006; 69: 255-8.

〈寺田喜平〉

5 ワクチンの安全性評価

有害事象と副反応

1. 有害事象と副反応の違い

予防接種後には好ましくない身体反応が起こることがある．ワクチンとの因果関係の有無に関係なく，接種後に生じたあらゆる好ましくない症状や徴候などの身体反応を有害事象（adverse event）という．

予防接種後の有害事象を大別すると，①ワクチンによる有害事象(副反応)と，②ワクチン以外の原因（原因が明らかでないものも含む）による有害事象（紛れ込み）がある．ワクチンと因果関係のある「副反応」は，予防接種後に一定の割合で不可避的に起こるものであり，予診を尽くし十分に注意を払っても，そのすべてを未然に防ぐことはできない．一方，ワクチンと因果関係のない「紛れ込み」は，予防接種後の一定期間内に偶発的に起こる有害事象を拾い上げているので，接種機会が増えれば，それに比例して増えることになる．

これらを峻別することは困難であるが，重篤な経過を呈するような症例において，ワクチンとは無関係の紛れ込みであるにも関わらず，ワクチンを原因とする副反応であると誤って認識されてしまうと，その後の勧奨や接種に支障をきたすことになる．さらに，報道や世論の動向によっては，いわゆる「社会問題」となり，予防接種施策が大幅に後退したり，長期間にわたって停滞したりする契機となることもあるので，重大な有害事象への対応には慎重さが必要とされる．

2. 副反応の種類とその対応

予防接種後の有害事象には，発熱や局所反応のような軽微なものから，アナフィラキシーや脳炎・脳症のように重大なものまで広範囲にわたる．接種部位に一致して起こる局所反応や，接種後の極めて短時間に発症するアナフィラキシーは，有害事象の中でも副反応として捉えることが容易であるが，発熱や脳炎・脳症のような有害事象は，副反応なのか紛れ込みなのかを峻別することは実際的には不可能である．

副反応を起こすワクチン成分は，①防腐剤，安定剤，抗生物質など製剤の製造に必要な成分と，②病原体由来の成分に大別される．前者は局所反応やアレルギー性の反応を起こしやすい．後者のうち弱毒生ワクチンではその疾患の症状に類似する反応が接種後数日から 2，3 週間後にみられる．病原体の増殖する時間が必要なためである．不活化ワクチンでは細菌成分，トキソイドの毒性やアレルギー性反応のため，通常は接種後 2，3 日までに起こる．

(1) 通常みられる軽微なもの： 通常は副反応疑い報告をする必要はない

a. 局所反応（発赤，疼痛，腫脹，硬結）

一般に不活化ワクチンに多い．数日で自然に消退するので経過観察でよいが，局所の冷湿布を行うこともある．アジュバントを含む製剤では硬結を作りやすいが，通常は放置してかまわない．次回接種時にはなるべく皮下深く接種する．

b. 発熱

不活化ワクチンや MR ワクチンに多く起こる．一般的な発熱時の対応（冷却，解熱薬の使用など）でよい．紛れ込みのことも多いので，随伴症状を含めた経過観察が大切である．

c. その他

MR ワクチン，水痘ワクチンによる発疹，おたふくかぜワクチンによる耳下腺腫脹など．通常は経過観察でよいが，自然感染の症状との鑑別が必要になることもある．

(2) 通常みられない重大なもの：副反応疑い報告の対象となることが多い

a. アナフィラキシー

ほとんどの場合，接種後 30 分以内に起こるので，接種後 30 分の待機と観察を怠らない．ショックを疑う場合は，躊躇なく 0.1％エピネフリン皮下注射，気道確保，酸素投与，血管確保などを行うと共に，ICU 施設への救急搬送を手配する．

b. 脳炎・脳症など中枢神経症状

接種から発症までの期間，神経症状の状況などの臨床経過や，血液・髄液，画像検査などによって，できる限り正確な診断を行う．

c. その他

対象疾患（ワクチン）毎の副反応疑い報告の対象となる症状と発生までの期間が，別紙様式 1（47 頁）の報告基準で定められている．

副反応疑い報告

1. 予防接種後副反応疑い報告制度[1)]

予防接種（予防接種法に定めのない任意接種も含む）を受けた者が一定の症状（副反応疑い）を呈していることを医師が知った場合には，予防接種法の規定に基づいて厚生労働省に報告しなければならない．

この予防接種後副反応疑い報告制度[1)]は，定期接種後に生じる様々な身体的反応や副反応疑いについて広く情報を収集し，ワクチンの安全性について管理・検討を行い，国民に情報を提供することや今後の予防接種行政の推進に資することを目的としている．

報告基準は，予防接種後の一定の期間内に現れた症状を報告するためのものであり，定期接種との因果関係や予防接種健康被害救済と直接に結びつくものではない．

また現在では，予防接種法に定めのない任意接種後の副反応疑い（旧薬事法上は「副作用」と呼ばれる）についても一定の条件を満たすものは，同じ様式で報告することになっている．

なお，国は従来から一貫して「有害事象」という用語を使わずに，「有害事象」の意味で「副反応」を使用している．混同しないよう注意する．

2. 報告の対象と基準（別紙様式 1 の報告基準）

予防接種後副反応疑いとして報告する義務があるのは，定期接種の場合は定期接種後の一定期間において，別紙様式 1 の報告基準に列挙されている症状を診断した場合である．

予防接種法に定めのない任意接種における報告対象となる情報は，ワクチンの使用による副作用，感染症の発生について，保健衛生上の危害の発生または拡大を防止する観点から報告の必要があると判断した情報（症例）である．具体的には，死亡や後遺障害など，軽微ではなく，かつ，添付文書などから予測できない未知の症例等の発生が該当する．

別紙様式1　予防接種後副反応疑い報告書

報告先：(独) 医薬品医療機器総合機構
FAX番号：0120-176-146

予防接種後副反応疑い報告書

予防接種法上の定期接種・任意接種の別			□　定期接種		□　任意接種		
患　　者 (被接種者)	氏名又は イニシャル	(定期の場合は氏名、任意の場合はイニシャルを記載)	性別	1　男　　2　女	接種時 年　齢	歳　　月	
	住　所	都道 府県	区市 町村	生年月日	T S H	年　　月　　日生	
報　告　者	氏　名						
		1　接種者　　2　主治医　　3　その他（　　　）					
	医療機関名			電話番号			
	住　所						
接種場所	医療機関名						
	住　所						

	ワクチンの種類 (②～④は、同時接種したものを記載)	ロット番号	製造販売業者名	接種回数
ワクチン	①			① 第　　期（　　回目）
	②			② 第　　期（　　回目）
	③			③ 第　　期（　　回目）
	④			④ 第　　期（　　回目）

接種の状況	接　種　日	平成　　年　　月　　日　午前・午後　　時　　分	出生体重	グラム (患者が乳幼児の場合に記載)
	接種前の体温	度　　分	家族歴	
	予診票での留意点(基礎疾患、アレルギー、最近1か月以内のワクチン接種や病気、服薬中の薬、過去の副作用歴、発育状況等) 1　有→（　　　） 2　無			

症　状 の　概　要	症　状	定期接種の場合で次頁の報告基準に該当する場合は、ワクチンごとに該当する症状に○をしてください。		
		報告基準にない症状の場合又は任意接種の場合（症状名：　　　）		
	発生日時	平成　　年　　月　　日　　午前・午後　　時　　分		
	本剤との 因果関係	1関連あり　　2関連なし　　3評価不能	他要因（他の疾患等）の可能性の有無	1　有→（　　　） 2　無
	概要（症状・徴候・臨床経過・診断・検査等）			
	○製造販売業者への情報提供：　1　有　　2　無			
症　状 の　程　度	1　重い→	1　死亡　　2　障害　　3　死亡につながるおそれ　　4　障害につながるおそれ 5　入院（病院名：　　医師名： 平成　　年　　月　　日　入院　／　平成　　年　　月　　日　退院） 6　上記1～5に準じて重い　　7　後世代における先天性の疾病又は異常		
	2　重くない			
症　状 の　転　帰	転帰日	平成　　年　　月　　日		
	1　回復　　2　軽快　　3　未回復　　4　後遺症（症状：　　　）　　5　死亡　　6　不明			
報告者意見				
報告回数	1　第1報　2　第2報　3　第3報以後			

	対象疾病	症　　状	発生までの時間	左記の「その他の反応」を選択した場合の症状
報告基準（該当するものの番号に「○」を記入）	ジフテリア 百日せき 急性灰白髄炎 破傷風	1 アナフィラキシー 2 脳炎・脳症 3 けいれん 4 血小板減少性紫斑病 5 その他の反応	4時間 28日 7日 28日 −	左記の「その他の反応」を選択した場合 a 無呼吸 b 気管支けいれん c 急性散在性脳脊髄炎（ADEM） d 多発性硬化症 e 脳炎・脳症 f 脊髄炎 g けいれん h ギラン・バレ症候群 i 視神経炎 j 顔面神経麻痺 k 末梢神経障害 l 知覚異常 m 血小板減少性紫斑病 n 血管炎 o 肝機能障害 p ネフローゼ症候群 q 喘息発作 r 間質性肺炎 s 皮膚粘膜眼症候群 t ぶどう膜炎 u 関節炎 v 蜂巣炎 w 血管迷走神経反射 x a～w以外の場合は前頁の「症状名」に記載
	麻しん 風しん	1 アナフィラキシー 2 急性散在性脳脊髄炎（ADEM） 3 脳炎・脳症 4 けいれん 5 血小板減少性紫斑病 6 その他の反芯	4時間 28日 28日 21日 28日 −	
	日本脳炎	1 アナフィラキシー 2 急性散在性脳脊髄炎（ADEM） 3 脳炎・脳症 4 けいれん 5 血小板減少性紫斑病 6 その他の反応	4時間 28日 28日 7日 28日 −	
	結核（BCG）	1 アナフィラキシー 2 全身播種性BCG感染症 3 BCG骨炎（骨髄炎、骨膜炎） 4 皮膚結核様病変 5 化膿性リンパ節炎 6 その他の反応	4時間 1年 2年 3か月 4か月 −	
	Hib感染症 小児の肺炎球菌感染症	1 アナフィラキシー 2 けいれん 3 血小板減少性紫斑病 4 その他の反芯	4時間 7日 28日 −	
	ヒトパピローマウイルス感染症	1 アナフィラキシー 2 急性散在性脳脊髄炎（ADEM） 3 ギラン・バレ症候群 4 血小板減少性紫斑病 5 血管迷走神経反射（失神を伴うもの） 6 疼痛又は運動障害を中心とする多様な症状 7 その他の反応	4時間 28日 28日 28日 30分 − −	
	水痘	1 アナフィラキシー 2 血小板減少性紫斑病 3 その他の反応	4時間 28日 −	
	B型肝炎	1 アナフィラキシー 2 急性散在性脳脊髄炎（ADEM） 3 多発性硬化症 4 脊髄炎 5 ギラン・バレ症候群 6 視神経炎 7 末梢神経障害 8 その他の反応	4時間 28日 28日 28日 28日 28日 28日 −	
	インフルエンザ	1 アナフィラキシー 2 急性散在性脳脊髄炎（ADEM） 3 脳炎・脳症 4 けいれん 5 脊髄炎 6 ギラン・バレ症候群 7 視神経炎 8 血小板減少性紫斑病 9 血管炎 10 肝機能障害	4時間 28日 28日 7日 28日 28日 28日 28日 28日 28日	

		11 ネフローゼ症候群	28日	
		12 喘息発作	24時間	
		13 間質性肺炎	28日	
		14 皮膚粘膜眼症候群	28日	
		15 その他の反応	–	
	高齢者の肺炎球菌感染症	1 アナフィラキシー	4時間	
		2 ギラン・バレ症候群	28日	
		3 血小板減少性紫斑病	28日	
		4 注射部位壊死又は注射部位潰瘍	28日	
		5 蜂巣炎（これに類する症状であって、上腕から前腕に及ぶものを含む。）	7日	
		6 その他の反応	–	

<注意事項>

1. 報告に当たっては、記入要領を参考に、記入してください。
2. 必要に応じて、適宜、予診票等、接種時の状況の分かるものを添付してください。
3. 報告書中の「症状名」には、原則として医学的に認められている症状名を記載してください。
4. 報告時点で、記載された症状が未回復である場合には「未回復」の欄に、記載された症状による障害等がある場合には「後遺症」の欄に記載してください。
5. 報告基準にある算用数字を付している症状については、「その他の反応」を除き、それぞれ定められている時間までに発症した場合は、因果関係の有無を問わず、国に報告することが予防接種法等で義務付けられています。
6. 報告基準中の「その他の反応」については、①入院、②死亡又は永続的な機能不全に陥る又は陥るおそれがある場合であって、それが予防接種を受けたことによるものと疑われる症状について、報告してください。なお、アルファベットで示した症状で該当するものがある場合には、○で囲んでください。
7. 報告基準中の発生までの時間を超えて発生した場合であっても、それが予防接種を受けたことによるものと疑われる症状については、「その他の反応」として報告してください。その際には、アルファベットで例示した症状で該当するものがある場合には、○で囲んでください。
8. 報告基準は、予防接種後に一定の期間内に現れた症状を報告するためのものであり、予防接種との因果関係や予防接種健康被害救済と直接に結びつくものではありません。
9. 記入欄が不足する場合には、別紙に記載し、報告書に添付してください。
10. 報告された情報については、原則として、患者（被接種者）氏名、生年月日を除き、厚生労働省、国立感染症研究所、独立行政法人医薬品医療機器総合機構、製造販売業者等と共有します。また、医薬品医療機器総合機構又は製造販売業者が報告を行った医療機関等に対し、詳細調査を行う場合があります。調査への御協力をお願いします。
11. 報告された情報については、ワクチンの安全対策の一環として、広く情報を公表することがありますが、その場合には、施設名及び患者のプライバシー等に関する部分は除きます。
12. 患者に予防接種を行った医師等以外の医師等も予防接種を受けたことによるものと疑われる症状を知った場合には報告を行うものとされています。なお、報告いただく場合においては、把握が困難な事項については、記載いただかなくて結構です。
13. ヒトパピローマウイルス感染症の予防接種に関する注意事項は以下のとおりです。
   - 広範な慢性の疼痛又は運動障害を中心とする多様な症状を呈する患者を診察した際には、ヒトパピローマウイルス感染症の定期の予防接種又は任意接種を受けたかどうかを確認してください。
   - ヒトパピローマウイルス感染症の定期接種にあっては、接種後に広範な慢性の疼痛又は運動障害を中心とする多様な症状が発生する場合があるため、これらの症状と接種との関連性を認めた場合、報告してください。
   - ヒトパピローマウイルス感染症の任意接種にあっては、接種後に広範な慢性の疼痛又は運動障害を中心とする多様な症状が発生した場合、医薬品、医療機器等の品質、有効性及び安全性の確保等に関する法律第68条の10第2項の規定に基づき、薬局開設者、病院若しくは診療所の開設者又は医師、歯科医師、薬剤師その他の医薬関係者は、速やかに報告してください。

3. 報告の流れ（図1）

医療機関の報告事務を簡素化するために，予防接種法に基づく定期接種の副反応疑い報告と，医薬品医療機器等法（旧薬事法）に基づく任意接種の副作用等報告は，その送付先が独立行政法人医薬品医療機器総合機構（以下，PMDA）に一元化されている．

報告を受けた副反応疑い報告の個別事例についての情報整理や調査は，厚生労働省からPMDAに委託されている．

厚生科学審議会が薬事・食品安全審議会と連携して副反応疑い報告に係る評価を行った上で，厚生労働省が必要な措置を講ずる．

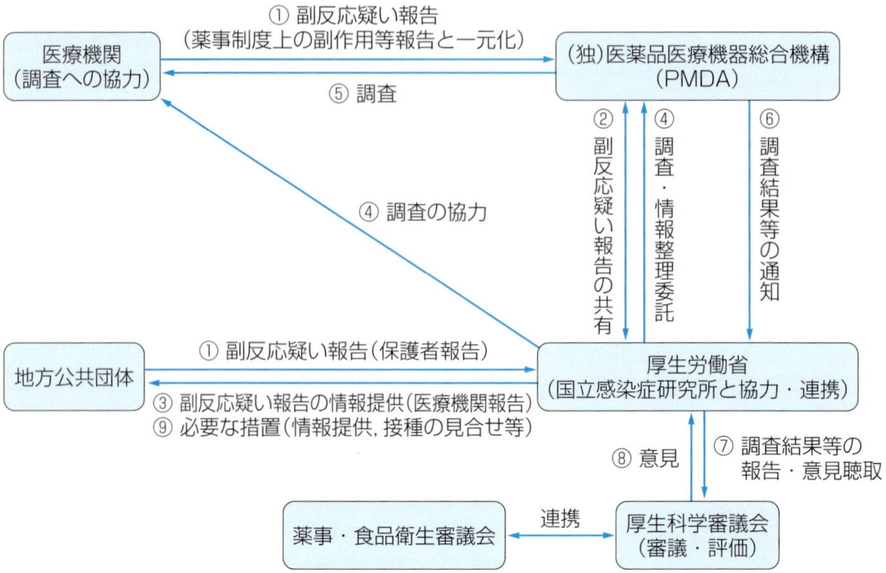

図 1　報告の流れ

4. 報告方法

予防接種後副反応疑い報告書（別紙様式 1 または国立感染症研究所ホームページからダウンロードできる入力アプリにて作成した別紙様式 2）に必要事項を記載の上，FAX にて下記の送付先に報告する．

送付先：	独立行政法人医薬品医療機器総合機構安全第一部情報管理課 〒 100-0013　東京都千代田区霞が関 3-3-2　新霞が関ビル FAX：0120-176-146

なお，市町村が保護者等から定期接種後に発生した健康被害に関し直接相談を受けた場合には，保護者等が記入する別の報告様式（別紙様式 3. 51 頁）が定められている．都道府県を通じて，厚生労働省健康局結核感染症課に FAX（FAX 番号：0120-510-355）にて報告する．

健康被害救済制度

1. 予防接種健康被害救済制度

予防接種は原則として健康な者に対して行われる予防的医療行為であり，

 予防接種後に発生した症状に関する報告（保護者報告用）

予防接種後に発生した症状に関する報告書（保護者報告用）

<table>
<tr><td rowspan="3">患　者
（予防接種を受けた者）</td><td>氏　名</td><td></td><td>性別</td><td>1 男　2 女</td><td>接種時年齢</td><td>歳　　月</td></tr>
<tr><td>住　所</td><td colspan="3"></td><td>生年月日</td><td>T S H　年　月　日生</td></tr>
<tr><td>保護者氏名</td><td></td><td>電話番号</td><td colspan="3"></td></tr>
<tr><td rowspan="3">予防接種を実施した者
（医師名等）</td><td>氏　名</td><td colspan="5"></td></tr>
<tr><td>医療機関名</td><td colspan="3"></td><td>電話番号</td><td></td></tr>
<tr><td>住　所</td><td colspan="5"></td></tr>
<tr><td rowspan="3">今回報告する症状を診断した医師
（※）接種者と異なる場合</td><td>氏　名</td><td colspan="5">
1 主治医　　2 その他（　　　　　　　　）</td></tr>
<tr><td>医療機関名</td><td colspan="3"></td><td>電話番号</td><td></td></tr>
<tr><td>住　所</td><td colspan="5"></td></tr>
<tr><td rowspan="4">接種の状況</td><td>接 種 日</td><td colspan="3">平成　年　月　日 午前・午後　時　分</td><td>出生体重</td><td>グラム
（患者が乳幼児の場合に記載）</td></tr>
<tr><td>接種したワクチンの種類</td><td colspan="3"></td><td>ワクチンのロット番号</td><td></td></tr>
<tr><td>同時接種したワクチン</td><td colspan="3"></td><td>同時接種したワクチンのロット番号</td><td></td></tr>
<tr><td colspan="6">予防接種前の問診時での留意点（アレルギー・基礎疾患・発育・最近1カ月以内のワクチン接種や病気等）
1 有→（　　　　　　　　）
2 無</td></tr>
<tr><td rowspan="3">今回報告する症状の概要</td><td>診断名</td><td colspan="5"></td></tr>
<tr><td>発生時刻</td><td colspan="5">平成　年　月　日　午前・午後　時　分</td></tr>
<tr><td colspan="6">概要（症状・徴候・臨床経過・診断・検査等）</td></tr>
<tr><td>予　後</td><td colspan="6">1　死亡（剖検所見　　　　　　　　）
2　入院（病院名:　　　　入院日　・　・　　退院日　・　・　）
3　後遺症（　　　　　　　　）
4　その他（　　　　　　　　）</td></tr>
<tr><td>回復状況</td><td colspan="6">1 回復している　　2 まだ回復していない　　3 不明</td></tr>
</table>

通常の医療行為より安全性が担保されなければならない．しかし，どのように予診を尽くしても，接種後に起こる不可避の健康被害を完全に防ぐことはできない．

予防接種に対する国民の不安を軽減し，予防接種事業を円滑に進めていくためには，予防接種に起因する重篤な健康被害の救済が迅速にかつ適切に行われる必要がある．予防接種健康被害救済制度を整備しておくことで，被接種者に安心して接種を受けられる環境を提供することができる．

我が国においては，予防接種法と独立行政法人医薬品医療機器総合機構法（以下，「PMDA 法」という）に基づく 2 つの制度が並立する．また，それを補完する全国市長会の団体保険がある．

2. 予防接種法に基づく救済制度[2]（表 1，図 2）

予防接種法に定められた予防接種によって健康被害を受けた場合には，予防接種法に基づく健康被害救済制度による給付を受けることができる．

健康被害を受けた人が救済措置の給付申請を行えば，市町村長の責任において救済手続がなされ，厚生労働大臣が審査会の審議を基に認定をし，市町村長が請求者に対し認定された給付の支給を行うという流れになっている．

給付の内容は，入院通院時にかかる費用に充てる「医療費」，「医療手当」，一定の後遺障害が残れば「障害児養育年金」（18 歳未満），「障害年金」（18 歳以上），被接種者が死亡した場合には「死亡一時金」，「遺族年金」，「遺族一時金」，「葬祭料」が支給される．

定期接種の対象疾患は A 類疾病と B 類疾病に区分されている．小児を対象とする定期接種はすべて A 類疾病であり，高齢者を対象とするインフルエンザと肺炎球菌は B 類疾病である．給付水準は疾病類型によって異なっている．

3. PMDA 法に基づく救済制度[3]（表 1，図 3）

任意接種によって健康被害を受けた場合には，PMDA の「生物由来製品感染等被害救済制度」による給付を受けることができる．

ワクチンを適正に使用したにもかかわらず，一定レベル以上の健康被害が生じた場合に諸給付が行われる．給付の種類としては，予防接種法と同様，

表 1 予防接種による健康被害に対する救済制度の比較（2017 年 4 月 1 日現在）

区　分	予防接種法	医薬品医療機器総合機構法
医療手当 医療費の支給を受けている者に対し，入院通院等に必要な諸経費として月を単位に支給する．	**【A 類疾病】【B 類疾病】** 通院　月 3 日未満 通院　月 3 日以上 入院　月 8 日未満 入院　月 8 日以上 同一月の入通院	 （月額）34,300 円 （月額）36,300 円 （月額）34,300 円 （月額）36,300 円 （月額）36,300 円
医療費	健康保険の例により算定した額のうち自己負担額相当額	
障害児養育年金 予防接種を受けたことにより，一定の障害の状態にある 18 歳未満の者を養育する者に対し，障害の程度に応じて支給する．	1 級（年額）　1,549,200 円 介護加算後　2,390,200 円 2 級（年額）　1,239,600 円 介護加算後　1,800,200 円	1 級（年額）　860,400 円 2 級（年額）　688,800 円
障害年金 予防接種を受けたことにより，一定の障害の状態にある 18 歳以上の者に対し，障害の程度に応じて支給する．	**【A 類疾病】** 1 級（年額）　4,954,800 円 介護加算後 5,795,800 円 2 級（年額）　3,966,000 円 介護加算後 4,526,600 円 3 級（年額）　2,974,800 円 **【B 類疾病】** 1 級（年額）　2,752,800 円 2 級（年額）　2,203,200 円	1 級（年額）　2,752,800 円 2 級（年額）　2,203,200 円
死亡一時金 予防接種を受けたことにより，死亡した者の遺族に対して支給する．	**【A 類疾病】**　43,400,000 円	
遺族年金 予防接種を受けたことにより，死亡した者が生計維持者の場合，その遺族に対して支給する．	**【B 類疾病】**　2,408,400 円 （10 年間を限度とする）	2,408,400 円 （10 年間を限度とする）
遺族一時金 予防接種を受けたことにより，死亡した者が生計維持者でない場合，その遺族に対して支給する．	**【B 類疾病】**　7,225,200 円	7,225,200 円
葬祭料	206,000 円	206,000 円

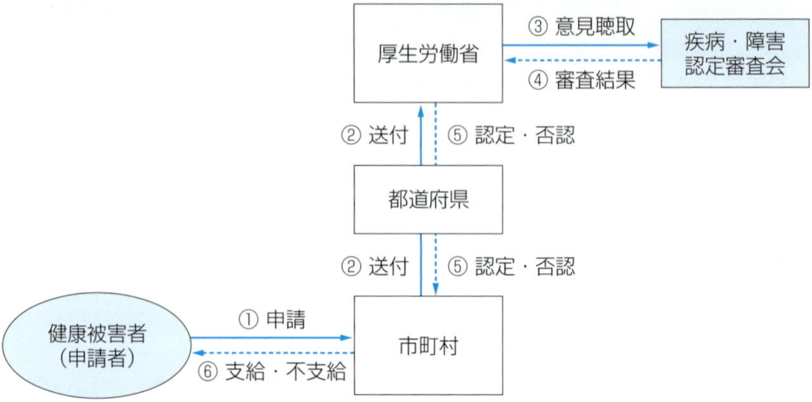

図2 予防接種法による健康被害救済給付の概要

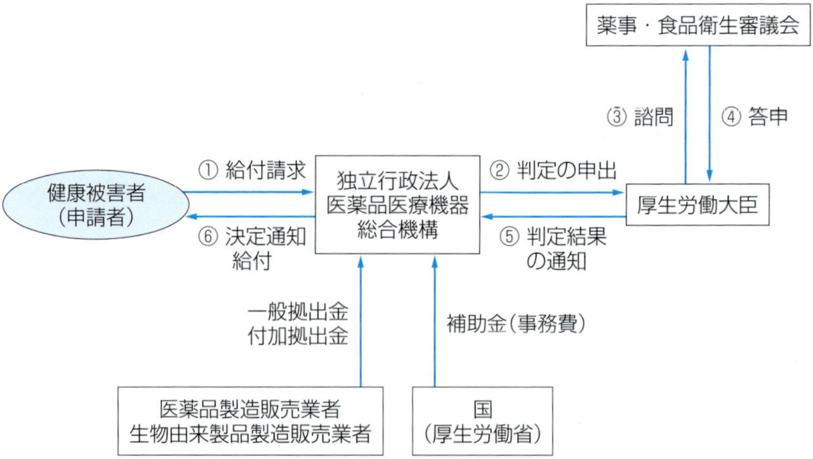

図3 独立行政法人医薬品医療機器総合機構による救済給付の概要

「医療費」,「医療手当」,「障害年金」,「障害児養育年金」,「遺族年金」,「遺族一時金」および「葬祭料」がある.給付の内容は,高齢者対象のB類疾病の定期接種と同程度である.

医療費等の給付の請求は,健康被害を受けた本人または遺族が,請求書と医師の診断書等の添付資料をPMDAに送付することにより行う.給付の種類に応じて，添付書類の種類や請求の期限が定められている．

4. 全国市長会予防接種事故賠償補償保険制度[4)]（図 4）

全国市長会には予防接種の健康被害救済給付のための急な出費に対応するために，費用補填のための団体保険があり，多くの市が契約している．

本保険制度は以下の A，B，C の 3 つの保険により構成されている．市が実施する任意接種（行政措置接種）によって生じた重篤な健康被害に対する保険は C 保険である．

A. 予防接種賠償責任保険

予防接種を行う上での過失によって健康被害が起こったときに，市または委託医が法律上の賠償責任を被った場合の損害を填補する保険．

B. 法定救済措置費用保険

予防接種法に基づく健康被害救済措置により市が負担する費用を填補する保険．

C. 行政措置災害補償保険

予防接種法に基づかず市が自らの判断で行政措置として行う予防接種によって生じた健康被害に対し，予防接種法に基づく救済措置と同程度の補償を行うためにかかる費用を填補する保険．死亡時や障害 1 級の場

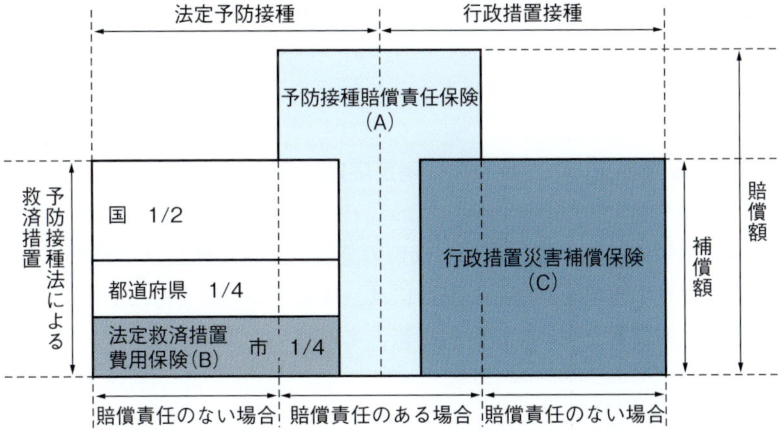

図 4 全国市長会予防接種事故賠償補償保険制度

合，4,340 万円が市に支払われ，それを原資にして住民への給付を行う．

契約種類によって保険料分担金が異なっている．A 保険のみの I 型では，住民 1 名当たり 0.20 円，A 保険と B 保険のⅡ型は住民 1 名当たり 1.20 円，A 保険，B 保険，C 保険のすべてを契約するⅢ型は住民 1 名当たり 1.90 円である．

なお，町村については，全国町村会総合賠償補償保険という総合保険の中に予防接種事故賠償補償保険制度が組み込まれている．

ここが知りたい Q&A

(1)「有害事象」と「副反応」のどちらを使用するのがよいのでしょうか？

厚生科学審議会予防接種・ワクチン分科会において，審議会の委員である医師などは，状況が正確に伝わるように「有害事象」を使用することを提案しているが，厚生労働省は「副反応」を使用する姿勢を変えていない．現時点では公的には「副反応」を使わざるを得ないが，国が公表している予防接種後の副反応疑い報告には予防接種と因果関係のないものも多く含まれていることを知っておく必要がある．

(2) 副反応を心配する保護者にはどのようにしたらよいでしょうか？

現在でも治療法がなかったり，治療が困難であったりする病気を防ぐためなのだから，発熱や局所反応などの軽い副反応が起こるのは想定内のことであり，心配する必要がないことを前もって丁寧に説明しておくと，保護者の不安をある程度は軽減することができる．

(3) BCG 接種後のコッホ現象は副反応疑い報告をしなくてよいのでしょうか？

コッホ現象は副反応に該当しないので副反応疑い報告は不要であるが，医師はコッホ現象を診断した場合には，保護者の同意を得た上で，コッホ反応事例報告書を用いて市町村に報告する．

(4) 複数ワクチンの同時接種で副反応が起こった場合は，予防接種法，PMDA 法のどちらの救済制度の適用を受けるのでしょうか？

全身反応や痙攣・麻痺など神経系の症状などは，紛れ込みも含め，どのワクチンによるものかを特定することはほぼ不可能である．このような場合，定期接種を含む同時接種であれば，より補償の手厚い予防接種法による健康被害救済制度で申請する[5)]．任意接種だけの同時接種であれば，PMDA 法による救済制度で申請することになる．

■文献

1) 予防接種後副反応疑い報告制度．厚生労働省ホームページ．〈http://www.mhlw.go.jp/bunya/kenkou/kekkaku-kansenshou20/hukuhannou_houkoku/〉
2) 予防接種健康被害救済制度．厚生労働省ホームページ．〈http://www.mhlw.go.jp/bunya/kenkou/kekkaku-kansenshou20/kenkouhigai_kyusai/〉
3) 独立行政法人医薬品医療機器総合機構．同ホームページ．〈http://www.pmda.go.jp/〉
4) 平成 29 年度版「全国市長会」予防接種事故賠償補償保険の手引．2017.
5) 庵原俊昭．Hib ワクチンと他のワクチンとの同時接種．日本医事新報．2010; 4485: 83-4.

〈藤岡雅司〉

6 アナフィラキシー

アナフィラキシーの定義

アナフィラキシーとは，皮膚粘膜，呼吸器系，循環器系および消化器系の症状のうち2臓器以上の症状が突然出現し，しかもその症状が急速に進行する状態である．ワクチン後のアナフィラキシーの多くは，ワクチンに含まれる成分に対するIgE抗体が関与するI型アレルギー反応である．肥満細胞や好塩基球に結合しているIgE抗体にワクチン成分が結合し，IgE抗体が架橋形成（bridging）することで肥満細胞や好塩基球が活性化され，ヒスタミンなどのケミカルメデイエーターが放出され臨床症状が出現する．

各臓器別の代表的な症状を表1-1，1-2に示した[1)]．皮膚粘膜症状としては，全身性蕁麻疹または紅斑，局所性または全身性の浮腫，発疹を伴う全身瘙痒感などがある．呼吸系症状としては，持続性乾性咳嗽，喘鳴，嗄声，呼吸窮迫などがあり，循環器系症状としては，末梢性循環の減少，血圧低下，頻脈，意識レベルの低下などがある．消化器症状としては，下痢，腹痛，悪心，嘔吐などがある．ワクチンの副反応を定義する国際機関であるブライトン委員会のアナフィラキシーの症例定義によると，レベル3以上がアナフィラキシーである．皮膚粘膜，呼吸器および循環器の3臓器のうち2臓器以上でmajor基準を満たす症状を呈した場合は，より確実である．厚生審議会予防接種・ワクチン分科会副反応部会でも，アナフィラキシーの症例定義にブライトン委員会の定義が用いられている．

ワクチン後のアナフィラキシーの多くは，皮膚の発疹，蕁麻疹などの皮膚粘膜症状から始まり，ついで乾性咳嗽，嗄声，喘鳴といった呼吸器症状となり，重篤な場合には意識障害，循環不全に進行していくが呼吸器症状が先行する場合もある．一般的に接種後30分以内に注意が必要とされているが，米国の報告では30分未満が24%，30分から2時間未満が24%，2時間から4時間未満が30%とされているため，院内でしばらく経過観察した後

表 1-1 アナフィラキシーの症例定義（ブライトン委員会）

必須条件　①突然の発症
②徴候および症状の急速な進行
③ 2 つ以上の多臓器の症状

臓器	Major 基準	Minor 基準
皮膚・粘膜	● 全身性蕁麻疹または紅斑 ● 血管浮腫（局所または全身性） ● 発疹を伴う全身性瘙痒感	● 発疹を伴わない全身性瘙痒感 ● 全身がちくちくと痛む感じ ● 接種局所の蕁麻疹 ● 有通性眼充血
循環器系	● 測定された血圧低下 ● 非代償性ショックの臨床症状（3 症状） 頻脈 毛細血管再充満時間（≧3 秒） 中枢性脈拍減弱 意識レベル低下または消失	● 末梢性循環の減少（≧2 症状） 頻脈 血圧低下を伴わない毛細血管再充満時間（≧3 秒） 意識レベルの低下
呼吸器系	● 両側性の喘鳴（気管支痙攣） ● 上気道性喘鳴 ● 上気道腫脹（唇，舌，喉，口蓋垂，喉頭） ● 呼吸窮迫（≧2 項目） ・頻呼吸　・努力呼吸 ・陥没呼吸　・チアノーゼ ・喉音発生	● 持続性乾性咳嗽 ● 嗄声 ● 咽喉閉塞感 ● くしゃみ，鼻水 ● 喘鳴または上気道喘鳴を伴わない呼吸困難
消化器系		● 下痢，腹痛，悪心，嘔吐
臨床検査値		● 肥満細胞トリプターゼ上昇

（岡田賢司．日本臨牀．2011; 69: 1639-43[1] より改変）

表 1-2 アナフィラキシー：ブライトン分類

レベル 1	1 つ以上の major 皮膚症状および 1 つ以上の major 循環器症状 （または / および 1 つ以上の major 呼吸器症状）
レベル 2	
2-1	1 つ以上の major 循環器症状および 1 つ以上の major 呼吸器症状
2-1	1 つ以上の major 循環器症状（または 1 つ以上の major 呼吸器症状） および異なる器官で 1 つ以上の minor 症状
2-2	1 つ以上の major 皮膚症状および 1 つ以上の minor 循環器症状 （または / および 1 つ以上の minor 呼吸器症状）
レベル 3	1 つ以上の minor 循環器症状（または呼吸器症状）および 2 つ以上の異なる器官 / 分類から 1 つ以上の minor 症状
レベル 4	十分な情報が得られておらず，症例定義に合致すると判断できない
レベル 5	アナフィラキシーでない（診断の必須条件を満たさないことが確認されている）

*随伴症状を考慮したうえ，報告された事象に対してほかに明らかな診断がつかない場合に適用
*レベル 1 ～ 3 をアナフィラキシー
*接種後早期とは限らない（遅発型のアナフィラキシーも考慮）
*血管迷走神経反射と鑑別

（岡田賢司．日本臨牀．2011; 69: 1639-43[1] より改変）

でも接種をした受けた施設で被接種者または保護者が直ちに医師と連絡をとれるようにしておくことが望まれる[2)].

アナフィラキシー時の対応

アナフィラキシーと診断した場合または強く疑われる場合は，大腿部中央の前外側に 0.1%アドレナリン（1：1000; 1mg/mL）0.01mg/kg を直ちに筋肉注射する．蕁麻疹などの皮膚症状や粘膜症状を軽減させるには H_1 抗

1 バイタルサインの確認
循環，気道，呼吸，意識状態，皮膚，体重を評価する．

2 助けを呼ぶ
可能なら蘇生チーム（院内）または救急隊（地域）．

3 アドレナリンの筋肉注射
0.01 mg/kg（最大量：成人 0.5 mg，小児 0.3 mg），必要に応じて 5〜15 分ごとに再投与する．

4 患者を仰臥位にする
仰向けにして 30 cm 程度足を高くする．呼吸が苦しいときは少し上体を起こす．嘔吐しているときは顔を横向きにする．突然立ち上がったり座ったりした場合，数秒で急変することがある．

5 酸素投与
必要な場合，フェイスマスクか経鼻エアウェイで高流量（6〜8 L/ 分）の酸素投与を行う．

6 静脈ルートの確保
必要に応じて 0.9%（等張 / 生理）食塩水を 5〜10 分の間に成人なら 5〜10 mL/kg，小児なら 10 mL/kg 投与する．

7 心肺蘇生
必要に応じて胸部圧迫法で心肺蘇生を行う．

8 バイタル測定
頻回かつ定期的に患者の血圧，脈拍，呼吸状態，酸素化を評価する．

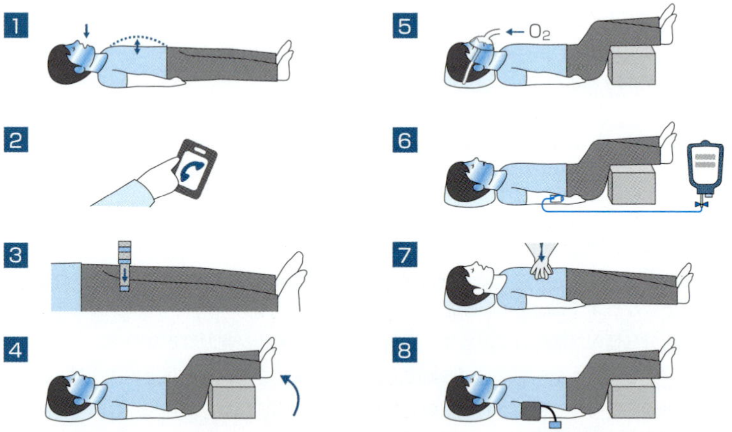

図 1 アナフィラキシーの治療手順
（日本アレルギー学会．アナフィラキシーガイドライン[3)] より改変）

ヒスタミン薬を使用する．β_2アドレナリン受容体刺激薬は喘鳴，咳嗽，息切れなどの下気道症状に有効であるが，上気道閉塞などの症状には無効である．グルココルチコイドは作用発現に数時間を要するため救命効果はないが，二相性アナフィラキシーを予防する可能性がある．しかしその効果は立証されていない[3)]．図1にアナフィラキシー時の初期対応の手順を示す．

ワクチン接種後4時間以内に発症したアナフィラキシー例を経験した医療機関は，定期接種，任意接種に関わらず所定の用紙またはオンラインから得られるアプリを用いて医薬品医療機器総合機構（PDMA）へ報告する（予防接種後副反応疑い報告制度）[4)]．

2013年の予防接種法の改正により，ワクチンの重篤な副反応をメーカーに連絡する必要はなくなったが，医療機関から届けられた情報は，厚生労働省からメーカーに送られ，メーカーからの調査が行われること，アナフィラキシーの原因究明は臨床的に重要であることなどから，アナフィラキシー例を経験した場合はメーカーへの連絡も大切である．

ここが知りたい Q&A

(1) 卵アレルギー児とワクチン接種

卵アレルギー児がワクチンによってアナフィラキシーを起こすオボアルブミンの投与量は600～700ng以上であるが，本邦の麻しん風しん混合（MR）ワクチンやムンプスワクチンに含まれるオボアルブミン濃度は1ng/mL以下，インフルエンザワクチンに含まれる濃度は1ng/mL程度である[5)]．理論上，卵アレルギー児に本邦のMRワクチン，ムンプスワクチン，インフルエンザワクチンを接種してもアナフィラキシーを誘発しない．

(2) 血管迷走神経反射とアナフィラキシーの違い

血管迷走神経反射は，接種直後，時には接種前から認める反応で，症状は顔面蒼白，血圧低下，意識消失などである．注射に対する不安感から迷走神経が興奮し，末梢血管が拡張した結果症状が出現する．皮膚症状や呼吸器症状を認めないのが特徴である．起立性調節障害児では発症するリスクが高い．

(3) ゼラチンアレルギー

1990 年代までは，DPT ワクチンや各種生ワクチンの安定剤としてゼラチンが用いられていた．DPT ワクチン歴がある児に麻しんワクチンや水痘ワクチンを接種した後，一部の児にアナフィラキシーが出現した．その後の検討で，ゼラチンの感作に DPT ワクチンが，アナフィラキシーの誘発に麻しんワクチンや水痘ワクチンが関与していることが明確となり，DPT ワクチン，麻しんワクチン，水痘ワクチンなどからゼラチンが除去され，ゼラチンアレルギーによるアナフィラキシーは消失した．なお，黄熱ワクチンや本邦の狂犬病ワクチンには微量のゼラチンが含まれている．

■文献

1) 岡田賢司．予防接種時の注意点と副反応．日本臨牀．2011; 69: 1639-43.
2) McNeil MM, Weintraub ES, Duffy J, et al. Risk of anaphylaxis after vaccination in children and adults. The Journal of allergy and clinical immunology. 2016; 137(3): 868-78.
3) 日本アレルギー学会，監修．アナフィラキシーガイドライン．2014.
4) 庵原俊昭．予防接種後副反応の報告．In: 渡辺　博，編．小児科臨床ピクシス④予防接種（全訂新版）．東京: 中山書店; 2014. p.40-2.
5) 庵原俊昭．基礎疾患をもつ人への予防接種．日本小児アレルギー学会誌．2010; 24: 193-202.

〈長尾みずほ，庵原俊昭〉

7-1 基礎疾患を持つ児への予防接種 アレルギー児への予防接種(卵アレルギーなどを含む)

小児のアレルギー疾患有病率は，乳児期のアトピー性皮膚炎や食物アレルギーで10%前後，幼児期の喘息で5～15%と，たいへん頻度が多く，予防接種にあたっての健康状態評価においては，第一に留意すべき疾患といえる．一方，予防接種副反応としてのアナフィラキシーはときに致死的であり，備えを忘れてはならない．本稿では，予防接種を頻回に行う乳幼児期におけるアレルギー疾患の特徴について述べた後，副反応としてのアナフィラキシーへの対処，アレルゲン別（鶏卵，ゼラチン，ラテックス）の留意点，正しい診断のためのブライトン分類について概説する．

乳幼児期のアレルギー

予防接種が始まる生後2か月は，ちょうどアトピー性皮膚炎が発症する時期に一致する．皮疹は顔面から始まることが多く，徐々に体幹に及ぶのが特徴である．そして，これらの児はしばしば食物アレルゲンに感作されており，「食物アレルギーの関与する乳児アトピー性皮膚炎」[1) といわれている．この時期の食物アレルギーは未摂取（離乳食前）ながら，すでに感作が成立しており，初めてその食物を食べたときに即時型アレルギー反応（蕁麻疹など）を起こしたり，母が食べたアレルゲンを母乳経由で継続的に摂取して，皮膚炎悪化という症状につながったりする．食物が皮膚炎悪化の原因かどうかの診断にあたっては，まず通常のスキンケアやステロイド外用を行い，改善しないときに，母親が疑わしい食物を除去して症状が改善するかどうか（除去試験），再度母親が摂取して経母乳で悪化させるかどうか（経母乳負荷試験）などをみる．特異的IgE抗体陽性は必ずしも原因であることを意味しないが，高値の場合は即時型アレルギー反応を起こす可能性が高いので除去を指示する．原因アレルゲンとしては，鶏卵，牛乳，小麦の順に頻度が高いが，後に述べるように鶏卵アレルギー児ということでワクチンのリスクが高いわけではない.

喘息の頻度も多い. しかし, 様々な原因で喘鳴を起こしやすい乳幼児期では, 診断は必ずしも容易でない. それでも, 気道感染後に咳が長引く, 朝夕の咳がある, 走ったり大泣きすると咳き込みやすい, などといった症状がある場合には喘息の可能性を考えてもよい. 喘息のコントロールが不安定であると, 少し啼泣するだけで, 咳込んだり喘鳴が出現するので, ワクチン接種で啼泣したときに副反応と混同してしまうことがある. そのため, 接種はコントロール良好のときにすべきである.

予防接種副反応としてのアナフィラキシー

アレルギー児が予防接種後にアナフィラキシーを起こす頻度は, 非アレルギー児に比べると若干は多いと考えられるが, 当然, すべてではないのでアレルギーがあるだけでは予防接種禁忌にはならない. ただし, アトピー性皮膚炎や喘息のコントロールが悪いときには副反応が起こりやすいので, 適切な治療でコントロールが安定してから接種を行う.

予防接種後のアナフィラキシーショックは一般的に約 100 万接種に 1.31 回程度とされ, けっして頻度は高くない[2]. しかし, いつ起こるのかは予想できないので, いつでも「起こりえる」として, 常に備えをすべきである. アドレナリン（ボスミン®）筋注はアナフィラキシーショックの第一選択であり, 投与量を確認しておくとともに, 直ちに打てるように常備する. 抗ヒスタミン薬, 気管支拡張薬, ステロイド薬なども準備しておく.

アナフィラキシーでは蕁麻疹など皮膚症状を伴うことが高いが, 必ずしも先行するとはいえず, 先に呼吸器症状がみられることもある. 咳き込み, 喘鳴が現れたときは皮膚に所見がなくとも, 速やかな対応が求められる.

そして, 接種後 30 分ほどは医療機関に留まらせ, 観察する. しかし, 1～2 時間後, とくに 1 時間後にアナフィラキシーが起きることもあるので, 過去に軽微でも予防接種後の蕁麻疹などを呈したことのある児などでは, 長めの経過観察が望ましい.

鶏卵アレルギー児へのインフルエンザワクチン

(1) 現在の指針

インフルエンザワクチンは，孵化鶏卵にワクチン株を接種して培養されることから，微量の卵白アルブミンが混入する可能性があり，鶏卵アレルギー児の接種には要注意となっていた．しかし，近年鶏卵アレルギー児に対するインフルエンザワクチン接種の安全性について報告が散見されており，英国の多施設での検討や[4] システマティックレビューにおいても鶏卵アレルギーがあることでインフルエンザワクチン接種に重篤なアレルギー症状は起きていない[3]．CDC においても，鶏卵アレルギーのために接種を避けるのではなく，重症児の場合のみアレルギー専門施設で進めていくことが提唱されている[5]．

また，インフルエンザワクチン接種後のアナフィラキシー患者の解析では，鶏卵アレルギーはなく，HA 抗原に対して感作がみられており，鶏卵培養でなく細胞培養の HA 抗原についても感作がみられていたという報告もある[6]．

また，WHO 基準では，インフルエンザワクチンにおける卵白アルブミンの含量は 10 μg/mL 以下とされているが，日本のインフルエンザワクチンにおいては定量限界の 0.8ng/mL 未満であり，はるかに少ないことがわかっている．以前のインフルエンザ予防接種ガイドラインでは，「鶏卵摂取で強い即時型反応の既往がある場合や，主治医や家族の不安が強いときなどには，皮内テストを考慮する」という記載があったが，2017 年版の予防接種ガイドラインでは「鶏卵アレルギーのため，鶏卵完全除去中や鶏卵摂取後にアナフィラキシーを起こした病歴がある児など，接種可否の判断が困難な症例の場合は専門施設へ紹介する」と変更されている．これらのことより，日本においても鶏卵アレルギーのために接種を控える必要はないが，鶏卵アレルギーが重症であれば，アレルギー素因が強いことが多いため，アナフィラキシーが起こった際の対応がより速やかにできる状況で接種を検討する．また，皮内反応は，10 倍，100 倍希釈しても原因であればアナフィラキシーを起こすリスクもあるため，皮膚テストを行うとすれば，プリックテストの方が安全である．Kelso らは，皮膚テストが陽性の場合など，リスクが高いと思われる場合には，少量から漸増接種していく分割法を提唱している[7]．

(2) 筆者らの経験から

筆者らは，2009 年に H1N1pdm のインフルエンザが流行したときに，鶏卵アレルギー児に対してインフルエンザワクチンを積極的に接種した．当院でインフルエンザワクチンを接種した 1,209 名の内，鶏卵アレルギーは 41 名（男：女＝22：19，平均 46.0±40.6 か月）であった．対象の内訳は，鶏卵の除去レベルとして，完全除去，つなぎに含まれている程度の微量摂取，加熱卵の少量摂取，非加熱卵のみの除去に分けられ（図 1），そのうち 14 名は，鶏卵摂取によるアナフィラキシー既往例や乳幼児の特異的 IgE 高値

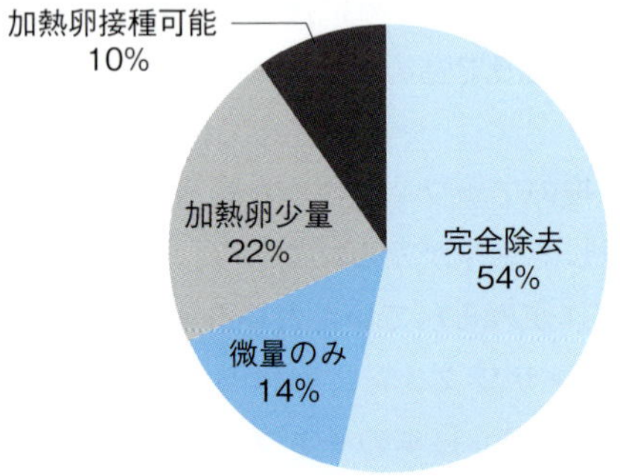

図 1　鶏卵アレルギー児の重症度

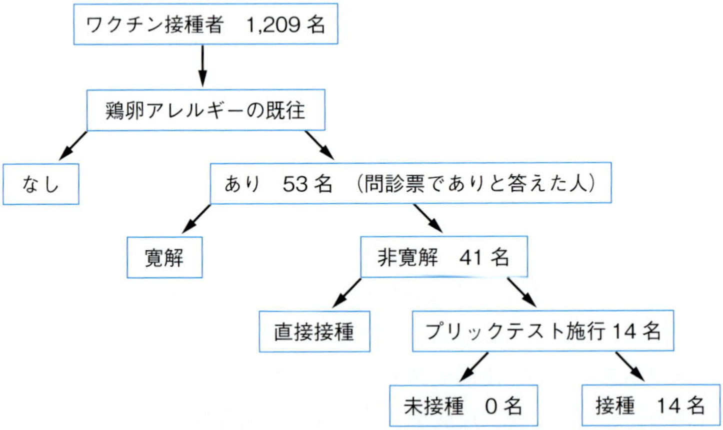

図 2　2009 年の当院におけるインフルエンザワクチン接種者

例といった重症鶏卵アレルギーであった．卵白特異的 IgE 抗体は 28.8±39.5 (0.34-214) UA/mL であった．接種にあたって，重症鶏卵アレルギーの 14 名には，接種前にプリックテストを行った（図 2）ところ，1 名のみ陽性であったが軽度であり，全員に接種を行った．その結果，別の 1 名に接種部位の発赤がみられたが，全身症状をきたした症例はなかった．そこで，現在では重症鶏卵アレルギー児であっても事前にプリックテストなどは施行せずに直接接種しているが，これまで局所の発赤など軽微な症状がときに起こるのみで，すべて安全に接種できている．

ゼラチンアレルギー

かつては，ゼラチンがワクチンの安定剤の 1 つとして使用されているものがあったため，DPT で初回感作をうけ，その後の MMR ワクチンでアナフィラキシーを起こす患者が散見された．原因の 1 つがゼラチンであることが判明して以来，ゼラチンが安定剤としてこれらのワクチンに入らなくなってからアナフィラキシーの頻度が著しく減少している[8)]．現在では黄熱ワクチンには添加されているが，接種者は限定されており，大きな問題とはなっていない．

ラテックスアレルギー

重篤なラテックスアレルギーの患者は，手術の際に手袋が誘因となってアナフィラキシーショックをきたすような場合がある．ワクチンのバイアルはゴム栓であるが，ほとんどのワクチンは合成ゴムであるため，リスクはない．B 型肝炎ワクチンのヘプタバックスは天然ゴムのゴム栓であるため理論上は注意が必要だが，ラテックスアレルギーがあり，ワクチン接種によりアナフィラキシーをきたした症例は非常に稀であり，一般的なラテックスアレルギーの頻度よりもはるかに少ない．そのためワクチンがラテックスアレルギーに与える影響はあったとしてもごくわずかであると考えられている[9)]．

紛らわしい反応を除外する：ブライトン分類

アナフィラキシーと見間違う反応に血管迷走神経反射がある．予防接種の接種後に顔面蒼白となり，失神してしまう場合などが該当する．他に見られる症状としては血圧低下と徐脈，失禁，意識消失などといったもので，悪心やめまいもみられるときがある．そのため，循環器症状のみではアナフィラキシーとしないが，鑑別にはブライトン分類を参考にするとよい[10, 11]．詳細は総論のアナフィラキシーの項を参照されたい．

この基準に照らし合わせれば，迷走神経反射を除外することは十分可能である．迷走神経反射であれば，臥位にて接種する，接種後しばらく安静にする，などといった対応で接種が可能であるため，そのときはアナフィラキシーショックを疑ったとしても冷静に判断されたい．

おわりに

鶏卵アレルギーがあることでインフルエンザワクチン接種を控える必要はないが，アレルギー児は，非常に稀ながらアナフィラキシーを起こす可能性はあると考えて常に備えを怠らないことが重要である．アドレナリン（ボスミン®）などの緊急薬剤の準備はもちろんのこと，リスクが高いと思われるときに接種後の長めの経過観察も重要である．

■文献

1) 海老澤元宏，伊藤浩明，藤澤隆夫，監．日本小児アレルギー学会食物アレルギー委員会，作成．食物アレルギー診療ガイドライン 2016．東京: 協和企画; 2016.
2) McNeil MM, Weintraub ES, Duffy J, et al. Risk of anaphylaxis after vaccination in children and adults. The Journal of allergy and clinical immunology. 2016; 137: 868-78.
3) Des Roches A, Paradis L, Gagnon R, et al. Egg-allergic patients can be safely vaccinated against influenza. J Allergy Clin Immunol. 2012; 130: 1213-6. e1.
4) Turner PJ, Southern J, Andrews NJ, et al. Erlewyn-Lajeunesse M, Investigators SS. Safety of live attenuated influenza vaccine in atopic children with egg allergy. The Journal of allergy and clinical immunology. 2015.
5) Centers for Disease Control and Prevention. Prevention and control of influenza with vaccines: recommendations of the Advisory Committee on Immunization Practices (ACIP) --United States, 2012-13 influenza season. MMWR Morb Mortal Wkly Rep. 2012; 61: 613-8.
6) Nagao M, Fujisawa T, Ihara T, et al. Highly increased levels of IgE antibodies to vaccine components in children with influenza vaccine-associated anaphylaxis. The Journal of allergy and clinical immunology. 2016; 137: 861-7.
7) Kelso JM, Greenhawt MJ, Li JT, et al. Adverse reactions to vaccines practice parameter 2012 update. J Allergy Clin Immunol. 2012; 130: 25-43.
8) Nakayama T, Aizawa C. Change in gelatin content of vaccines associated with

reduction in reports of allergic reactions. J Allergy Clin Immunol. 2000; 106: 591-2.
9) Russell M, Pool V, Kelso JM, et al. Vaccination of persons allergic to latex: a review of safety data in the Vaccine Adverse Event Reporting System (VAERS). Vaccine. 2004; 23: 664-7.
10) 岡田賢治. 予防接種時の注意点と副反応. 日本臨牀. 2011; 69: 1639-43.
11) Ruggeberg JU, Gold MS, Bayas JM, et al. Anaphylaxis: case definition and guidelines for data collection, analysis, and presentation of immunization safety data. Vaccine. 2007; 25: 5675-84.

〈長尾みづほ〉

7-2 基礎疾患を持つ児への予防接種 悪性疾患患児への接種

近年，造血細胞移植を含めた集学的治療の進歩により，小児血液悪性腫瘍疾患の生命予後は改善したが，それに伴い長期生存者のQOL向上が新たな重要な課題となってきている．予防接種は，患児が社会生活に復帰する過程において重要な位置を占めており，治療終了後は可能な限り早期に実施することが望ましいと考えられる．しかしながら，血液悪性腫瘍疾患では治療後もしばらくの間，原疾患および治療に関連した免疫不全を認めることが多く[1-3]，ワクチンの有効性と安全性に関して充分考慮した上で接種時期を決定する必要がある．

本稿では，血液悪性腫瘍患児の治療後における予防接種に関して，留意すべきいくつかの点について述べることとする．なお，造血細胞移植後に関しては，本書「移植患児への接種」を参照のこと．

治療に伴う免疫抑制および回復過程

小児がん発症時には，多くの場合免疫能は正常であり，血清免疫グロブリン濃度やワクチン抗原に対する特異的抗体も正常範囲内である[1-3]．化学療法開始とともに免疫能は急激に低下する．臨床的な免疫能評価項目として，液性免疫評価には血清IgG値，細胞性免疫評価にはCD4陽性T細胞数，CD4/CD8比，リンパ球幼若化検査などが一般に実施されている．

血清IgG濃度は，治療終了後6～9か月までにほぼすべての症例において正常化することが報告されている[4-6]．末梢血リンパ球数は一般的に治療終了後3か月以内に回復する．T細胞サブセット別解析では，CD8陽性T細胞数は，治療終了後3～6か月以内に正常化するが，CD4陽性T細胞数およびCD4/CD8比の回復はより遅延すると報告されている．平均12～18か月時点では，CD4陽性T細胞数は約90％が正常化するが，CD4/CD8比逆転は20～40％に残存している[6, 7]．PHA刺激によるリンパ球幼若化反応は治療終了後6～9か月までにほぼ100%正常化するとされている[7,8].

特異的抗体価の変化

化学療法前に予防接種もしくは感染によって獲得された病原体特異的抗体は，化学療法により減衰あるいは消失することがある．本邦の小児急性リンパ性白血病53例の検討では，化学療法後平均9か月時点での抗体陽性率は，麻疹42%，風疹44%，ムンプス44%，水痘68%であった[4]．海外の血液悪性腫瘍症例の化学療法後では，抗体陽性率が麻疹29～77%，風疹64～76%，ムンプス29～79%，百日咳27～77%，ジフテリア17～88%，破傷風20～100%，ポリオ11～100%，Hib 87%であった[1-3,5,7,9]．患者年齢が若く，特に初回予防接種スケジュールを中断してしまった場合は，特異的免疫が感染防御レベル以下に低下している可能性が大きいとの報告もある[6].

血液悪性腫瘍疾患の診断以前に予防接種スケジュールを開始していた場合，あるいは終了していた場合の対応に関して，理論的には種々のワクチンを新たに追加接種すべきかどうかを決定する最良の方法は，残存している病原体特異的免疫能を検査することであろう．しかしながら，すべてのワクチン抗原に対する抗体価を測定することは，必ずしも可能ではない．またある場合では，抗体価と感染予防との相関が明確ではなく，さらに低抗体価が必ずしも感染防御能の喪失を示しているとはいえないことも報告されている[1,2,5,7,9].

ワクチンの適切な接種時期および有効性・安全性

化学療法終了後のワクチン接種に関しては，多数の報告がなされている[1,2,4,9]．ワクチンの種類，接種時期などにより抗体陽転率は異なるものの，特異的免疫の獲得は期待できると考えるが，健常児に比べ抗体陽転率が低い場合もあり注意が必要である．副反応に関しては，特に生ワクチン接種によるリスクが懸念されるが，適切な時期の接種においては重篤有害事象の報告はない．しかしながら，他の免疫抑制状態の児と同様に，経口ポリオワクチン接種は避けることが望ましい.

上述したように，液性免疫能は治療終了後6～9か月で回復してくるが，細胞性免疫回復はさらに遅延する．接種時期に関しては，生ワクチンは治療終了後3～6か月，不活化ワクチンは維持化学療法中ないし治療終了後3～6か月で実施されている報告が多い．これらのエビデンスおよび各種ガイドラインを総合して判断すると，不活化ワクチンは治療終了後3～6か月，生ワクチンは治療終了後6か月以降での接種が推奨されると考える．ただし，インフルエンザなど当該疾患の流行状況に鑑みて，より早期の接種を考慮してもよいであろう．

治療終了後の再接種に関しては，いくつかの戦略が提案されている．①初回接種から，すべて再接種を行う，②残存免疫に関わらず，すべての患児にブースター接種を行う，③種々の特異抗体測定を実施した後，感染防御レベル以下の場合のみ再接種を行う，④特異抗体検査を実施せず，年齢に従った接種スケジュールでキャッチアップ接種を行う，などである[8, 10]．それぞれの戦略に対しては，費用対効果，リスク対ベネフィットの評価，当該感染症の地域での疫学状況，臨床的重症度などに関して十分検討した上で，個々に判断すべきである．

■文献

1) Zignol M, Peracchi M, Tridello G, et al. Assessment of humoral immunity to poliomyelitis, tetanus, hepatitis B, measles, rubella, and mumps in children after chemotherapy. Cancer. 2004; 101: 635-41.
2) Ercan TE, Soycan LY, Apak H, et al. Antibody titers and immune response to diphtheria-tetanus-pertussis and measles-mumps-rubella vaccination in children treated for acute lymphoblastic leukemia. J Pediatr Hematol Oncol. 2005; 27: 273-7.
3) Ek T, Mellander L, Andersson B, et al. Immune reconstitution after childhood acute lymphoblastic leukemia is most severely affected in the high risk group. Pediatr Blood Cancer. 2005; 44: 461-8.
4) 菅　秀. 血液疾患と予防接種. 小児感染免疫. 2007; 19: 413-9.
5) Brodtman DH, Rosenthal DW, Redner A, et al. Immunodeficiency in children with acute lymphoblastic leukemia after completion of modern aggressive chemotherapeutic regimens. J Pediatr. 2005; 146: 654-61.
6) Haining WN, Neuberg DS, Keczkemethy HL. Antigen-specific T-cell memory is preserved in children treated for acute lymphoblastic leukemia. Blood. 2005; 5: 1749-54.
7) Feldman S, Andrew M, Norris M, et al. Decline in rates of seropositivity for measles, mumps, and rubella antibodies among previously immunized children treated for acute leukemia. Clin Infect Dis. 1998; 27: 388-90.
8) Patel SR, Ortín M, Cohen BJ, et al. Revaccination of children after completion of

standard chemotherapy for acute leukemia. Clin Infect Dis. 2007; 44: 635-42.
9) Nilsson A, De Milito A, Engström P, et al. Current chemotherapy protocols for childhood acute lymphoblastic leukemia induce loss of humoral immunity to viral vaccination antigens. Pediatrics. 2002; 109: e91-6.
10) Fioredda F, Plebani A, Hanau G. Re-immunisation schedule in leukemic children after intensive chemotherapy: A possible strategy. Eur J Haematol. 2005; 74: 20-3.

〈菅　秀〉

7-3 基礎疾患を持つ児への予防接種 免疫不全児への接種

免疫不全は，原発性および続発性免疫不全に大別される．後者については，本書の他の項において述べられているため，ここでは原発性免疫不全症候群患者への予防接種に関して記述する．

原発性免疫不全症候群（primary immunodeficiency diseases: PID）は，先天的に免疫系のいずれかの部分に異常がある疾患の総称である．これまで300種類近くに及ぶ疾患が報告されており，200以上の責任遺伝子が解明されている[1)]．通常は，感染症の発症年齢，感染症・病原体の種類，治療経過，家族歴などの臨床像からPIDを疑い，免疫学的精査の結果，確定診断がなされる．PIDでは生ワクチン接種により重症感染症を起こす可能性があるため，PIDが疑われる場合には確定診断が行われるまで予防接種を見合わせる必要がある．それに対して，予防接種の制約をする必要がないPIDも存在する．

PIDにおいて病型別に予防接種を行った際の有効性，および副反応の種類や頻度に関するエビデンスは少ない．したがって，各疾患の病態を考慮してそれぞれのワクチンの有効性，安全性，必要性を判断し，予防接種計画を立てなければならず，必要に応じて専門家へのコンサルトを行うべきである．

(1) 生ワクチンが禁忌であり，不活化ワクチンが無効あるいは有害となる可能性がある疾患

a. 重症複合免疫不全症

PIDの中では最重症であり，細胞性免疫と液性免疫不全を合併しているため，広範な病原体に対する易感染性を呈し，救命のためには早期の造血幹細胞移植が必要である．本症に対する生ワクチン接種後に，ワクチン病原体による感染症の発症が多く報告されている[2-5)]．したがって，本症では生ワ

クチンは禁忌であり，不活化ワクチンに関しても効果が期待できない．

b. X 連鎖無ガンマグロブリン血症

Bruton tyrosine kinase 遺伝子異常により起こり，末梢血 B リンパ球数および血清ガンマグロブリン値は著しい低値を示す．経口ポリオワクチンによる VAPP やウイルス遷延性排泄が多数報告されており，基本的に生ワクチンは全て禁忌である[1, 6]．ただし液性免疫以外に異常がないことが確認されている場合は，BCG 接種を禁忌とする理論的根拠はない．不活化ワクチンは効果が期待できない．

c. 高 IgM 症候群

B 細胞クラススイッチに異常がある疾患である．細胞性免疫異常を伴う場合と伴わない場合がある．生ワクチンは禁忌であり[6]，不活化ワクチンの効果は期待できない．ただし，特異抗体を産生できる軽症例の場合は，不活化ワクチンを考慮してもよい．

d. 家族性血球貪食症候群

細胞障害性 T 細胞や NK 細胞の細胞障害に重要な働きをする分子の欠損により発症する．ウイルス感染などを契機として，高サイトカイン血症，血球貪食症候群を呈する．細胞性免疫の障害があること，予防接種による血球貪食症候群の誘発可能性があること，免疫抑制剤による治療が必要であることなどから生および不活化ワクチンは禁忌である．

e. Chédiak-Higashi 症候群

細胞性免疫異常があるため，生ワクチンは禁忌である．不活化ワクチンも疾患活動性に影響する可能性が否定できないため，基本的には実施しない．

(2) 生ワクチンが禁忌であるが，不活化ワクチンは考慮すべき疾患

a. Wiskott-Aldrich 症候群

血小板減少，湿疹，易感染性を 3 主徴とする．細胞性免疫能，NK 活性が低下し，液性免疫の異常も認められ，悪性腫瘍の合併頻度も高い．本症での生ワクチン接種による感染症の報告はないが，細胞性免疫不全状態であるため，生ワクチンは禁忌である[6]．不活化ワクチン接種は考慮すべきであるが，十分な効果が得られるとは限らないため[7]，抗体価の上昇を確認する必要がある．

b. 高 IgE 症候群

湿疹，黄色ブドウ球菌による感染症，高 IgE 血症を 3 主徴とし，病因として STAT3 遺伝子異常，DOCK8 遺伝子異常，TYK2 欠損の 3 つが報告されている．いずれの病型でも細胞性免疫異常があるため，生ワクチンは禁忌である．特に BCG による重症感染症のリスクに注意する．不活化ワクチンは接種可能であるが，効果が不十分である可能性がある．

c. 分類不能型低ガンマグロブリン血症

ほとんどの患者で責任遺伝子は不明であり，複数の病態が混在している．細胞性免疫の異常が認められることがあるので，生ワクチンは禁忌である．不活化ワクチンは接種可能であるが，効果が不十分である．

(3) BCG 接種が禁忌と考えられる疾患

a. 重症先天性好中球減少症

基本的にいずれの予防接種も可能であり，重症副反応の報告はない．しかし，BCG 接種に関しては BCG 感染症発症の可能性や，接種部位の二次感染症の可能性が否定できないため，禁忌と考えるべきである[8)]．

b. 慢性肉芽腫症

活性酸素産生能欠損により好中球殺菌能の異常を呈する疾患である．BCG 接種による播種性 BCG 感染症の報告があり，BCG は禁忌である．それ以外の予防接種は積極的に行う．

c. Mendelian susceptibility to Mycobacterial disease（MSMD）

結核菌，非結核性抗酸菌やサルモネラ菌などの細胞内寄生菌に対して易感染性を示す．BCG は禁忌であるが，接種以前に本疾患を疑うことは困難であることが多いため，BCG 接種後の BCG 感染症の罹患から診断に至ることがほとんどである．他のワクチン接種は全て接種可能である．

(4) すべてのワクチンを接種可能な疾患

a. 毛細血管拡張性小脳失調症

液性および細胞性免疫能が正常あるいは正常に近い状態であれば，起こり得る副反応およびワクチン不全の可能性に関する十分なインフォームドコンセントを取得した上で，すべての予防接種を実施可能である[9)]．

b. DiGeorge 症候群

著しい細胞性免疫低下がなければ，すべてのワクチンの接種が可能である．持続的な抗体価が得られない可能性があることに注意すべきである．細胞性免疫能が明らかに低下している場合は，生ワクチンは禁忌である．

c. 選択的 IgA 欠損症

ほとんど易感染性を示さず，抗体産生能も正常であるため，通常通りの予防接種が可能である．

d. 乳児一過性低γグロブリン血症

特異抗体産生能はほとんど正常であるが，一部の症例で低い場合が報告されているので，接種後の抗体価の確認が望ましい．

e. 慢性皮膚粘膜カンジダ症

すべてのワクチンが接種可能である．

f. 補体欠損症

すべてのワクチンが接種可能であるが，ステロイドや免疫抑制薬の内服がなされている場合は，投与量・期間などを考慮して可否を判断する．

g. 自己炎症性疾患

発熱間欠期に予防接種を実施する．ただし，ワクチンによる発熱発作誘発の可能性があり，専門医へのコンサルトが必要である．また生物学的製剤使用時には，生ワクチンは禁忌である．

■文献

1) Al-Herz W, Bousfiha A, Casanova JL, et al. Primary immunodeficiency diseases: an update on the classification from the international union of immunological societies expert committee for primary immunodeficiency. Front Immunology. 2011; 2: 54.
2) Patel NC, Hertel PM, Estes MK, et al. Vaccine-acquired rotavirus in infants with severe combined immunodeficiency. N Engl J Med. 2010; 362: 314-9.
3) Culic S, Kuzmic I, Culic V, et al. Disseminated BCG infection resembling Langerhans cell histiocytosis in an infant with severe combined immunodeficiency: a case report. Pediatr Hematol Oncol. 2004; 21: 561-70.
4) Monafo WJ, Haslam DB, Roberts RL, et al. Disseminated measles infection after vaccination in a child with a congenital immunodeficiency. J Pediatr. 1994; 124: 273-6.
5) Khetsuriani N, Prevots DR, Quick L, et al. Persistence of vaccine-derived polioviruses among immunodeficient persons with vaccine-associated paralytic poliomyelitis. J Infect Dis. 2003; 188: 1845-52.

6) National Center for Immunization and Respiratory Diseases. General recommendations on immunization - recommendations of the Advisory Committee on Immunization Practices (ACIP). MMWR Recomm Rep. 2011; 60: 1-64.
7) Sullivan KE, Mullen CA, Blaese RM, et al. A multiinstitutional survey of the Wiskott-Aldrich syndrome. J Pediatr. 1994; 125: 876-85.
8) Donadieu J, Fenneteau O, Beaupain B, et al. Congenital neutropenia: diagnosis, molecular bases and patient management. Orphanet J Rare Dis. 2011; 6: 26.
9) Davies EG. Update on the management of the immunodeficiency in ataxia-telangiectasia. Expert Rev Clin Immunol. 2009; 5: 565-75.

〈菅　秀〉

7-4 基礎疾患を持つ児への予防接種 移植患児への接種

移植は，固形臓器移植と造血幹細胞移植に大別される．固形臓器移植を受けた患者は，原疾患や免疫抑制剤の投与の影響を受けて，易感染状態にある．造血細胞移植においては，免疫担当細胞そのものがドナー由来のものに入れ替わり免疫系が再構築されるが，移植前処置や移植片対宿主病（GVHD）などによる傷害も加わるため免疫不全状態が遷延することが多い．したがって，移植患児においては種々の感染症が容易に重症化するリスクが高く，生命予後に直結するためその予防が非常に重要である．

固形臓器移植

(1) 移植前の予防接種

移植前の小児は，それぞれの原疾患にかかわる禁忌事項がない限り，通常のスケジュールに従い予防接種を行うべきである．移植前の予防接種による移植後の感染症予防効果を直接検討した報告は少ないが，移植後もそれぞれのワクチンによる抗体が，ある程度残存していることが報告されている[1)]．

移植前に機会が限られる中で多数のワクチン接種を行うことは困難である．したがって，基礎疾患ごとの疾病の重症度，感染症の流行状況や接触のリスク，移植後の接種機会，などを考慮して，ワクチンの優先順位を決定する．

種々のvaccine preventable diseases（VPD）のなかでも，麻疹・水痘は重症度が高く，死亡例の報告もあるため，水痘ワクチン，麻疹・風疹（MR）ワクチンを優先させるべきである．ワクチン接種をいつまでに実施すべきかについて，あるいは移植前のワクチン接種や接種時期と移植後の有害事象に関して検討した報告は存在しない．年齢的な接種時期については，原則的に定期接種としての推奨接種時期や添付文書における接種対象年齢に従う．しかしながら，接種による有益性が不利益を上回ると判断される場合には，それ以外の年齢でも接種を考慮する．ただし，高用量ステロイド（プレドニゾロン換算で 2mg/kg/day または 20mg/day 以上）の内服中は接種を避けることが望ましい．

(2) 移植後の予防接種

生ワクチン接種に関する報告は限られている．ワクチン株ウイルスそのものによる感染症をはじめ，拒絶なども副反応を起こす可能性を考慮して，原則として禁忌とされている．しかしながら，本邦においては MR，水痘，ムンプスの罹患リスクは低くないため，一部の施設では移植臓器の機能や全身状態が安定しており，免疫抑制薬が最小限になっていることを条件に，移植後の生ワクチン接種を行っている．生ワクチン接種の有効性と安全性を担保する条件については確立しておらず，各報告で独自の基準が設けられている[2)]．実施に当たっては臨床研究として倫理委員会などで検討を行い，十分なインフォームドコンセントを得ることが必要である．

不活化ワクチンに関する報告は，インフルエンザワクチン接種によるものが多く，有効性と安全性が確認されている[3)]．その他のワクチンについては，観察研究における抗体価と副反応について限られたエビデンスがある．接種後には抗体価の上昇が認められ，重篤な副反応の報告はなく，また接種と拒絶を結びつける根拠も存在しない．したがって，通常の予防接種スケジュールに基づいて実施が可能であり，接種開始時期は患者の状態が安定していることを前提として，インフルエンザワクチンで移植後 6 か月以降，その他のワクチンは移植後 1 年をめどとする．

▶ 造血幹細胞移植

(1) 移植後の免疫能再構築

移植後の免疫回復過程は，移植細胞ソース，前処置，年齢などの宿主要因，免疫抑制薬の使用，GVHD の合併などの影響を受けるため，予防接種にあたっては個々の症例で免疫能を評価することが望ましい．ここでは，一般的な免疫能回復過程について簡単に述べる．

T 細胞数は移植後 3 か月までは低値であり，細胞性免疫が完全に回復するのは年単位の時間を要する[4)]．B 細胞数は移植後 1～3 か月で回復してくるが，しばしば未熟 B 細胞の形質を示す．小児では B 細胞数は 6 週～6 か月で回復するが，成人では 1 年と遅れる．ポリクローナルな特異的液性免疫能が回復するためには，1 年以上を要する[5]．

(2) 移植後の予防接種時期，有効性と副反応

患者が移植前処置開始までに獲得していた細胞性免疫および液性免疫は，それぞれの免疫担当細胞が前処置で駆逐されることによって失われる．ドナーの移植片中に存在した抗原特異的抗体産生能は，移植後 1 年で検出されなくなる[6]．移植後の感染症は重症化しやすく，本邦の麻疹自然罹患の調査では 37 例中 3 例が死亡したと報告されており，ワクチン接種の必要性は非常に高い．

移植後のワクチン接種開始時期について，造血細胞移植ガイドラインでは以下の内容を示している[7]．不活化ワクチンは，移植後 6 ないし 12 か月を経過して慢性 GVHD の増悪がなければ接種可能である．生ワクチンは，移植後 24 か月を経過し，慢性 GVHD を認めず免疫抑制薬の投与が行われていなければ接種可能である．

接種後の抗体上昇に関する種々の報告はあるが，ワクチンあるいは症例により異なるため，接種後に抗体価を確認することが重要である．副反応については，適切な時期の接種においては問題となっていないが，今後も症例を蓄積して有効性とともに検証していく必要がある．

■文献

1) Kano H, Mizuta K, Sakakihara Y, et al. Efficacy and safety of immunization for pre- and post-liver transplant children. Transplantation. 2002; 74: 543-50.
2) Shinjoh M, Miyairi I, Hoshino K, et al. Effective and safe immunizations with live-attenuated vaccines for children after living donor liver transplantation. Vaccine. 2008; 26: 6859-63.
3) Kumar D, Morris MI, Kotton CN, et al. Guidance on novel influenza A/H1N1 in solid organ transplant recipients. Am J Transplant. 2010; 10: 18-25.
4) Roux E, Dumont-Girard F, Starobinski M, et al. Recovery of immune reactivity after T-cell-depleted bone marrow transplantation depends on thymic activity. Blood. 2000; 96: 2299-303.
5) Storek J, Saxon A. Reconstitution of B cell immunity following bone marrow transplantation. Bone Marrow Transplant. 1992; 9: 395-408.
6) Lum LG. The kinetics of immune reconstitution after human marrow transplantation. Blood. 1987; 69: 369-80.

7）日本造血細胞移植学会．造血細胞移植ガイドライン第 1 巻〔4〕予防接種．〈https://www.jshct.com/guideline/pdf/04m_vaccination.pdf〉

〈菅　秀〉

7-5 基礎疾患を持つ児への予防接種 腎疾患患児への接種

予防接種ガイドライン2017年度版[1]には，日本小児腎臓病学会の見解（2015年11月）が以下のように掲載されている．

小児腎疾患患児は，感染症に罹患しやすく重症化しやすいことが多いため，原則的には積極的に予防接種は行うべきである．ただし下記の状況では接種を控える．

(1) プレドニゾロン2mg/kg/日以上内服中のワクチン接種(生ワクチン・不活化ワクチンとも).

(2) プレドニゾロンまたは免疫抑制薬内服中の生ワクチン接種（注1・2).

(3) 急性期のワクチン接種.

(4) その他，医師が不適当と判断した時.

注1: 生ワクチンのうち水痘ワクチンについては，「免疫抑制薬を使用せず」プレドニゾロン連日投与1mg/kg/日（20mg/日）未満，または隔日投与2mg/kg/日（40mg/日）未満であれば接種は可能.

注2: 周囲の感染状況などに応じて医師の判断により接種可能.

- その他の注意点
  - 移植予定者は抗体価獲得まで複数回の生ワクチン接種が必要である.
  - ステロイドや免疫抑制薬内服中の不活化ワクチン接種は，その後の抗体価をモニターし必要に応じて追加接種が必要である.
  - 通常，術前1か月前のワクチン接種は控えられている．腎臓疾患を有する者は腎尿路系や移植などの手術を受けることが多いため留意を要する.

小児の臓器移植および免疫不全状態における予防接種ガイドライン2014[2]に，日本小児腎臓病学会の考え方が詳述されている．以下に概要をまとめた.

1. 不活化ワクチン

不活化ワクチンはステロイド薬や免疫抑制薬の内服中であっても有効かつ安全に接種できると考えられ，接種することが望ましい．ただし，症状の増悪期は接種しない．とくに，ネフローゼ症候群患児やステージの進行した慢性腎臓病（CKD）患児などは，低免疫状態にあり注意が必要とされている．

23価多糖体肺炎球菌ワクチン（PPSV）の適応は，ネフローゼ症候群や慢性腎不全を含む低免疫状態の患者ではあるが，現時点では脾摘後患者にのみ保険適用があることに留意が必要である．

2. 生ワクチン

ステロイド薬または免疫抑制薬の使用中は，原則として生ワクチンは接種しない．ただし患児の状態，流行の状況により接種の是非について個別に判断する．

水痘ワクチン以外の生ワクチンについても，感染症の流行時や，移植や透析導入の可能性がある患児など，ワクチン接種による有益性が不利益を上回ると考えられる場合には接種を考慮する．ただし，高用量のステロイド薬（プレドニゾロン換算，2mg/kg/日または体重が10kg以上の児であれば20mg/日以上）の内服中は接種を避けることが望ましい．

■文献

1）予防接種ガイドライン等検討委員会．予防接種ガイドライン2017年度版．東京: 予防接種リサーチセンター; 2017. p.96-7.
2）小児感染症学会，監修．小児の臓器移植および免疫不全状態における予防接種ガイドライン2014．東京: 協和企画; 2014. p.70-6.

〈岡田賢司〉

7-6 基礎疾患を持つ児への予防接種 早産児・低出生体重児への接種

基本指針

早産児・低出生体重児は出生直後から集中治療を要し，長期入院になることが多く，また副反応や免疫効果に対する担当医や家族の懸念などから，予防接種が遅れることが多い[1)]．一方，退院後は免疫機構の未熟性からワクチンで予防可能な疾患（VPD: vaccine preventable diseases）を含めて多くの感染症に罹患し重症化するおそれがある．米国小児科学会は，医学的に安定した状態にある早産児・低出生体重児は，修正年齢ではなく暦年齢に従って正期産児と同じスケジュールで予防接種を行うのが原則であり，遅らせるべきではないと勧告している．その際，減量や分割をせず，規定量を接種することが勧められており，正期産児と同様，同時接種も問題ないとしている[1-3)]．日本の予防接種ガイドラインにも日本新生児成育医学会による同様の見解が載っており，この原則に従って予防接種が行われている[4)]．

開始時期の遅れなどで接種可能な時期が限られている早産児・低出生体重児は，適切な時期にできるだけ多くの予防接種ができるように，スケジュールを立ててVPDを予防することが大切である．早産児の2歳時の予防接種の達成率はNICU退院前にワクチン接種を開始していた児で有意に高かったとの報告もあり[5)]，入院中でも接種時期を迎えた児には積極的にワクチン接種を開始するよう，担当医は家族に予防接種の意義および安全性を十分に説明することが必要である．

早産児・低出生体重児の免疫応答

早産児は免疫機構の未熟性で感染症が重篤化しやすい．抗体移行のピークは妊娠33週とされ，早産児では抗体価が低い．正期産児と比較してT細胞，B細胞，ヘルパーT細胞を含めたリンパ球の絶対数が少なくCD4/8比も低値で，B細胞レセプターはより少ない種類の抗原しか認識できない[6)]．

低出生体重児の予防接種の有効性・安全性

在胎25～29週の早産児でも，出生後よりB細胞分化は進み，在胎40週に相当する時期には正期産児よりも多くの環境抗原に対する抗体を保有しているとの報告がある[7]．早産児のワクチンに対する免疫応答は，在胎週数よりも子宮外（出生後）の生存期間に規定される[8]．

極低出生体重児や在胎29週未満の早産児では，一部のワクチン抗原に対して免疫応答の減弱が指摘され，有効性の明確なエビデンスがないものもあるが，大部分のワクチンは規定回数の接種により感染予防に十分な防御抗体を獲得するとされている[1, 2, 9]．

NICUでの治療の影響

慢性肺疾患に対するステロイド投与中でも抗体は誘導されるため，接種を遅らせる理由にならない[2]．γグロブリン製剤，血液製剤による治療を行った場合も，不活化ワクチン，BCG，経口ロタウイルスワクチンでは，接種時期を遅らせる必要はない．ただし，麻疹，風疹，ムンプス，水痘などの生ワクチンに関しては，日本では通常3か月（γグロブリンの大量療法（200mg/kg以上）では6か月以上）の間隔をあけて接種を行っている[4]．

有害事象

同じ暦年齢で接種した正期産児と比較して，早産児のワクチン接種による有害事象は増加しないとされ，多くは安全に接種できる[2, 8]．ただし，極低出生体重児ではワクチン接種後の低酸素飽和度を伴う無呼吸，徐脈を伴う心肺機能異常が報告されている．接種24時間以内に無呼吸発作を認めた場合や接種時の体重が2,000g未満である場合は，接種後48時間は慎重な監視が必要である[2]．早産児での予防接種と乳児突然死症候群との関連は立証されていない．

具体例

(1) DPT-IPVワクチン

破傷風，ジフテリア，ポリオに対しては，初回3回接種において，早産児で正期産児よりも抗体応答は低いが，感染防御レベル以上の抗体を獲得する[6, 9]．百日咳に対しては早産児の抗体反応が正期産児に比較して有意に低かったが，抗体上昇率は同等であった[10]．DPT ワクチンは早産児で無呼吸や徐脈などの副反応が起こりやすいとされているが多くは一過性であり接種を遅らせる理由にはならない[1]．

(2) Hib ワクチン，肺炎球菌ワクチン

肺炎球菌ワクチンは初回 3 回接種で十分な抗体を獲得する[9]．Hib ワクチンは早産児への初回 3 回接種で十分な抗体反応が得られないとする報告がある[11]．

(3) B 型肝炎ワクチン

出生体重 2,000g 未満の低出生体重児は HB ワクチンに対する免疫応答の未熟性から 3 回の HB ワクチンでは母子感染予防に十分な抗体価が得られないことが明らかになっている[2, 3]．それゆえ，出生時，生後 1 か月，6 か月時の接種以外に，現時点で添付文書に記載はなく保険適用はないが，生後 2 か月時の接種を加えた計 4 回の接種が医学上必要と日本小児科学会では考えている[12, 13, 14]．なお，定期接種については正期産児と同様のスケジュールで投与する[15]．

(4) ロタウイルスワクチン

早産児における免疫応答と安全性は確認されており，暦週齢 6 週以降 24 週以内に接種する．ワクチン株の水平伝播を防ぐために NICU 退院時または退院後に接種することが推奨されているが，在胎 29 週以下の早産児・極低出生体重児では初回接種期限の生後 14 週 6 日までに退院できないことが多く，今後の課題である[16]．

(5) インフルエンザワクチン

すべての早産児はインフルエンザ罹患時の合併症の懸念が大きいことから，暦年齢で生後 6 か月以降の児では接種すべきとされている[2]．

早産児ではワクチン株に対する細胞性免疫応答は低下しているものの，抗

体反応は十分に得られたという報告がある[1]. また, 早産児の同居家族においても接種が勧められる.

(6) パリミズマブ

早産児では特に慢性肺疾患を有する児においてRSウイルス感染症が重症化しやすく, 予防が重要である. パリビズマブはモノクローナル抗体であるため, 不活化ワクチン・生ワクチンの接種間隔と無関係に投与する事ができる. 保険適用のある在胎36週未満の早産児, 慢性肺疾患を有する児, 先天性心疾患・免疫不全症を有する児, ダウン症候群の児に対して, RSウイルス流行期に1か月ごとに投与する.

■文献

1) Saari TN. Immunization of preterm and low birth weight infants. American Academy of Pediatrics Committee on Infectious Diseases. Pediatrics. 2003; 112: 193-8.
2) Immunization in Preterm and low birth weight infant. In: Pickering LK, et al. editors. Red Book 30th 2015. American Academy of Pediatrics. 2015; p.68-70.
3) Simultaneous administration of multiple vaccines. In: Pickering LK, et al. editors. Red Book 30th 2015. American Academy of Pediatrics. 2015; p.35-6.
4) 予防接種ガイドライン等検討委員会. 予防接種ガイドライン2017年度版. 東京: 予防接種リサーチセンター; 2017. p.1-93.
5) Denizot S, Fleury J, Caillaux G, et al. Hospital initiation of a vaccinal schedule improves the long-term vaccinal coverage of ex-preterm children. Vaccine. 2011; 29: 382-6.
6) Czajka H, Lauterbach R, Pawlik D. Vaccination of preterm infants by polyvalent vaccines: immunogenicity and safety-review of litelature. Dev Period Med. 2014; 18: 360-6.
7) Bauer K, Zemlin M, Hummel M, et al. Diversification of Ig heavy chain genes in human preterm neonates prematurely exposed to environmental antigens. J Immunol. 2002; 169: 1349-56.
8) Kroger AT, Atkinson WL, Pickering LK. General aspect of vaccination: Special considerations: Vaccination of preterm infants. In: Plotkin SA, et al. editors. Vaccine 6th ed. Philadelphia: Elsevier; 2013. p.104-5.
9) Esposito S, Serra D, Gualtieri L, et al. Vaccine and preterm neonates: Why, when, and with what. Early Hum Dev. 2009; 85: S43-5.
10) Schloesser RL, Fischer D, Otto W, et al. Safety and immunogenicity of an acellular pertussis vaccine in premature infants. Pediatrics. 1999; 103: e60.
11) Tsuda K, Iwasaki S, Horiguchi H, et al. Immune response to *Haemophilus influenzae* type b conjugate vaccine in preterm infants. Pediatr Int. 2012; 54: 64-9.
12) Saari TN. Immunization of preterm and low birth weight infants. Pediatrics. 2003;

112: 193-8.
13) Mast EE, et al. A comprehensive immunization strategy to eliminate hepatitis B infection in the United States, Recommendation of the Advisory Committee on the Immunization Practice (ACIP) part I: immunization of infants, children, and adolescents. MMWR Recomm Rep. 2005; 54 (RR-16): 1-31.
14) 日本小児科学会. B型肝炎ワクチン接種時期の変更に伴う母子感染予防指針　低出生体重児等の特別な場合に対する日本小児科学会の考え方. 日本小児科学会ホームページ. 2014. 〈http://www.jpeds.or.jp/uploads/files/hbboshikansen.pdf〉
15) Hepatits B. In: Pickering LK, et al. editors. Red Book 30th 2015. American Academy of Pediatrics. 2015; p.400-23.
16) Stumpf KA, Thompson T, Sanchez PJ. Rotavirus vaccination of very low birth weight infants at discharge from the NICU. Pediatrics. 2013; 132: e662-5.

〈松永友佳，岡田賢司〉

7-7 基礎疾患を持つ児への予防接種 重症心身障がい児への接種

副反応と「紛れ込み」

重症心身障がい児はふだんから，発熱や低体温，痙攣などが一般小児より頻繁に見られることも多い．予防接種後にこれらが起こっても，真の副反応と区別する方法がないため，すべて副反応として数えられることになる．いわゆる「紛れ込み」である．「紛れ込み」を可能な範囲で減らすため，その子にしては落ち着いた状態で，「紛れ込み」の頻度も最低レベルに近い状態でワクチン接種してほしいという要請が，この「重症心身障がい児への予防接種における注意点」全体の主旨である．

接種にあたっての基本的事項（表1の(1)[1]）

(1) 接種可能な予防接種

重症心身障がい児は集団生活の機会が多く，また運動機能の制約などから感染症罹患時に重症化しやすい傾向もある．一般に接種される予防接種はすべて重症心身障がい児にとっても必要性の高いものである．また国内で通常

表1 重症心身障がい児への予防接種における注意点

(1) 基本的事項
- すべての予防接種は接種可能である．
- ワクチンの有用性と副反応に関する説明と同意を得る．
- 発熱時，痙攣時の対策を指導する．

(2) 全身状態およびてんかん発作
- 状態が落ち着いていれば，接種して差し支えない．
- 発作が安定していることが確認されれば，接種して差し支えない．

(3) 原疾患が特定されていない乳幼児期の障がい児
- 予防接種との因果関係をめぐり，混乱を生じる可能性がある．
- 事前に保護者への十分な説明をし，予診票で同意を確認する．

(4) 接種対象年齢の超過
- 過ぎていても，有用性あれば，接種して差し支えない．

(予防接種ガイドライン等検討委員会．予防接種ガイドライン 2017 年度版．p.97-8[1] を基に作成)

接種されているワクチンで重症心身障がい児への接種に制約のあるものはない.

(2) 説明と同意

ワクチンの有用性と副反応に関する説明はすべての予防接種時に求められ,通常は冊子「予防接種と子どもの健康」[2] に目を通すことでこの説明に代えられている. 重症心身障がい児に対する予防接種の際もこの形で問題ない. ただし紛れ込みを含む副反応発生の可能性は高くなることから, その旨説明しておくとよいだろう.

(3) 発熱時・痙攣時の対策

重症心身障がい児の保護者は, 発熱時, 痙攣時の対応に関してすでに習熟している場合も多いであろう. 一般の発熱時, 痙攣時と対応は変わらないことを伝える. 痙攣の既往がない場合は, あらかじめ抗痙攣薬を処方する必要はないであろう.

▶ 接種時の全身状態やてんかん発作の状況に関する注意点 (表1の (2)[1])

この注意の趣旨は,「紛れ込み」の副反応が起こる可能性の低そうな時期に接種することで, 低めの副反応頻度を目指すことである. その児にしては比較的よい状態の時期での接種を目指し, ふだんより痙攣が増えている状況下での接種を避けるよう心がければ, この要件は満たされる.

▶ 原疾患が特定されていない乳幼児期の障がい児に対する予防接種時の注意点 (表1の (3)[1])

この規定も前項と同様, 主な目的は可能な範囲での「紛れ込み」の防止である. 原疾患が特定されない, あるいは原因が特定されていない障がい児は多数存在する. 疾患の特徴や自然経過が解明されていないことも多い. そのため診断が確定された障がい児以上に, ワクチン接種後に発症した有害事象がワクチン接種が原因で発生したと誤解される可能性も高くなる (前後関係と因果関係の錯誤). ワクチン接種の必要性は変わらないので, 接種前に状況を説明して理解を得, 予診票で同意を得た上で接種を実施するよう心がける.

接種対象年齢を超過した場合の対処法 (表 1 の (4)[1])

重症心身障がい児は長期入院，痙攣持続などの事情から定期接種が規定の時期に実施されず，受けずじまいになっていることが珍しくない．ロタウイルス，Hib，小児用肺炎球菌，BCG 以外のワクチンは，接種年齢が遅れても未罹患者は接種を受けることが望ましい．

以前は定期接種でも規定の年齢を過ぎた場合，自費接種を余儀なくされていた．しかし 2013 年 1 月 30 日の定期接種実施要領改正に伴い，特定の疾病に罹患して接種が受けられない状況が続いていた場合，その事情がなくなってから 2 年以内は基本的に定期接種として接種が受けられることになった．特定の疾患には神経疾患，筋疾患，先天代謝異常症なども含まれている．該当が考えられる場合は一度行政に問い合わせるとよいだろう．

■文献

1）予防接種要注意者の考え方－ 1. オ. 重症心身障害児（者）. In: 予防接種ガイドライン等検討委員会，監. 予防接種ガイドライン 2017 年度版. 東京: 予防接種リサーチセンター; 2017. p.97-8.
2）予防接種ガイドライン等検討委員会，監. 予防接種と子どもの健康 2017 年度版. 東京: 予防接種リサーチセンター; 2017.

〈渡辺　博〉

7-8 基礎疾患を持つ児への予防接種 痙攣やてんかん患児への接種

副反応と「紛れ込み」

熱性痙攣やてんかんの既往のある小児は一般小児より痙攣が見られる頻度は高い．予防接種との前後関係で集計される副反応としての痙攣頻度も，このような小児では当然高くなる．表1，表2のような注意書きが示されているのは，副反応の中の「紛れ込み」の部分を可能な範囲で小さくしたいという願いからである．

表1 熱性痙攣の既往のある者に対する予防接種時の注意点

（1）基本的事項
- すべての予防接種は接種可能である．
- ワクチンの有用性と副反応に関する説明と同意を得る．
- 発熱時，痙攣時の対策を指導する．

（2）接種基準
- 当日の体調に留意して，すみやかに接種可能
- 最終発作後の経過観察期間は長くても2～3か月程度に留める．
- ワクチンによる発熱で熱性痙攣が誘発される可能性がある場合の予防基準は，発熱時の熱性痙攣予防に準じて行う．
- すなわち，熱性痙攣の既往のある小児において，以下の基準1）または2）を満たす場合にジアゼパムを投与する．

1）遷延性発作（持続時間15分以上）
2）次のⅰ～ⅵのうち2つ以上を満たした熱性痙攣が2回以上反復した場合．
ⅰ．焦点発作（部分発作）または24時間以内に反復する
ⅱ．熱性痙攣出現前より存在する神経学的異常，発達遅滞
ⅲ．熱性痙攣またはてんかんの家族歴
ⅳ．12か月未満
ⅴ．発熱後1時間未満での発作
ⅵ．38℃未満での発作

（予防接種ガイドライン等検討委員会．予防接種ガイドライン2017年度版．東京: 予防接種リサーチセンター．2017; p.99-101[1] を基に作成）

表 2 てんかんの既往のある者に対する予防接種時の注意点

A. コントロール良好なてんかんや良性乳児痙攣，軽症胃腸炎に伴う痙攣などの無熱性痙攣をもつ小児の場合
- (1) 基本的事項
  - ●すべての予防接種は接種可能である.
  - ●ワクチンの有用性と副反応に関する説明と同意を得る.
  - ●発熱時，痙攣時の対策を指導する.
- (2) 最終発作からの観察期間
  - ●2 ～ 3 か月程度おけば接種可能である.
  - ●病状・体調が安定している時期に接種する.

B. コントロール良好でないてんかんを持つ小児
- (1) 基本的事項: 上記と同様
- (2) 最終発作からの観察期間
  - ●主治医（接種医）が適切と判断した時期に接種する.
  - ●病状・体調が安定している時期に接種する.

* ACTH 療法後の予防接種は 6 か月以上（変更可能）おいて接種する.
*免疫グロブリン投与後の生ワクチン接種は一般の場合と同様の間隔を置く.
(予防接種ガイドライン等検討委員会. 予防接種ガイドライン 2017 年度版. 東京: 予防接種リサーチセンター. 2017; p.99-101[1] を基に作成)

接種にあたっての基本的事項（表 1 の (1), 表 2 の A (1), B (1)）

(1) 接種可能な予防接種

一般に接種される予防接種はすべて熱性痙攣やてんかんの既往のある者にとっても必要性の高いものである．国内で使用されているワクチンで，熱性痙攣やてんかんの既往者への接種に制約のあるものはない．

(2) 説明と同意

一般の予防接種と基本的に同様で，冊子『予防接種と子どもの健康』通読の上，同意署名を得る．痙攣の副反応に関しては「紛れ込み」が入る分，頻度増加の可能性があるので，その旨説明しておくとよい．

(3) 発熱時・痙攣時の対策

熱性痙攣やてんかんの既往のある小児では，発熱時，痙攣時の対応法はすでに説明を受けている場合も多いであろう．発熱時，痙攣時の対応は予防接種後も一般の場合と同様でよい．発熱時の対応法は予防接種ガイドラインにも示されている[1]．以下はその概略である．

・予防接種後，発熱しやすい時期に発熱を認めたらジアゼパム坐剤を予防

的に投与する.

・用量: 0.4~0.5mg/kg/回（最大10mg/回）

・用法: 37.5℃以上の発熱を目安に，速やかに直腸内に挿入する．初回投与後8時間経過後もなお発熱が持続するときは，同量を追加する．

最終発作からの観察期間（表1の(2)，表2のA(2)，B(2)）

予防接種にあたり最終発作からの観察期間に注目する理由は，やはり「紛れ込み」としての痙攣の副反応を可能な範囲で低く抑える目的からである．

てんかん既往者の場合は痙攣発作のふだんからの頻度・様子を把握するための目安として「2~3か月程度」の観察期間が提唱されている．要はふだんの様子を把握した上で，比較的落ち着いた時期に接種してほしいとの要望である．状況は一人ひとり異なるので，「2~3か月程度」の数字にこだわる必要がないことも付記されている．

熱性痙攣既往者の場合は「すみやかに」とされ，もし観察期間を置いても2~3か月程度に留めるよう注意されている．

ACTH療法後の予防接種

ACTH療法は主に点頭てんかんの治療として実施される．治療後に免疫抑制状態となり，ワクチン接種時の効果と副反応に影響を及ぼす．

このリスク回避のため，ACTH療法後の予防接種はすべて原則6か月以上の間隔を置いて接種することが推奨される[1]．ただしこの間隔は，主治医（接種医）の判断で変更可能である．

■文献

1) 予防接種要注意者の考え方－2. 過去にけいれんの既往のある者. In: 予防接種ガイドライン等検討委員会, 監. 予防接種ガイドライン2017度版. 東京: 予防接種リサーチセンター; 2017. p.99-101.

〈渡辺　博〉

7-9 基礎疾患を持つ児への予防接種 心臓血管系疾患を有する児への接種

心臓血管系疾患を有する児への予防接種につき，予防接種ガイドライン2017年度版[1)]には，日本小児循環器学会の見解（2015年11月）が掲載されている.

原則的には，予防接種を行うべきである．ただし，次に述べる状況，病態においては，接種前，接種後に十分な観察を行い，注意を払う.

(1) 重篤な心不全がある者

(2) 低酸素発作を有する者

痛みによって発作が誘発されないよう注意すること.

(3) 現在，心筋炎，心膜炎，川崎病，心内膜炎，リウマチ熱の急性期にある者

(4) 川崎病罹患後は，過去の輸血またはγグロブリン製剤投与はBCGを除く生ワクチンの効果を減衰させる可能性があるため，注意を要する.

(5) 無脾症候群　　肺炎球菌ワクチンの適応である

(6) 慢性の心疾患を有する小児では，インフルエンザによるリスクが高いゆえ，インフルエンザワクチンの接種が望ましい.

無脾症患者および摘脾手術

小児の臓器移植および免疫不全状態における予防接種ガイドライン2017[2)]に詳述されている．以下にその概要と現状をまとめた.

無脾症患者では，肺炎球菌など莢膜を有する細菌による敗血症のリスクが高い．このため，適切な抗菌薬予防投与とともにワクチン接種が必須である．結合型肺炎球菌ワクチン（PCV）および多糖体肺炎球菌ワクチン（PPSV），Hibワクチン，髄膜炎菌ワクチンが推奨されている．毎年のインフルエンザワクチン接種は，細菌による二次感染の可能性を最小限にする意味でも推奨される.

(1) 不活化ワクチン

5歳以上でもPCV13かPPSV23のいずれかの接種が推奨されている[3]．米国予防接種諮問委員会（ACIP）では，成人無脾症患者に対してPCVとPPSVの接種を推奨している．国内でも可能なら，まずPCVを接種し，8週間以上の間隔でPPSV23を接種する．PPSV23の再接種はさらに5年後には可能となっている．Hibワクチンは，未接種の無脾症患者や脾摘患者では単回でも接種しておくことが望ましい[2]．

脾摘の予定が決まっている場合は，手術の少なくとも2週間前に追加接種を完了しておくことが望ましい[2]．なお，脾摘患者のPPSV23の接種は健康保険適用である．

(2) 生ワクチン接種時の注意点

無脾症患者や脾摘患者は細胞性免疫が低下している可能性がある[2]．可能な限り個々の症例毎にCD4/CD8比やリンパ球芽球化反応などで免疫能を評価し，著しい異常がなければ，接種可能であり効果も期待できる．

■文献

1）予防接種ガイドライン等検討委員会．予防接種ガイドライン2017年度版．東京: 予防接種リサーチセンター; 2017. p.112-8.
2）小児感染症学会，監修．小児の臓器移植および免疫不全状態における予防接種ガイドライン2014．東京: 協和企画; 2014. p.112-8.
3）American Academy of Pediatrics. Immunization in special clinical circumustances. In: Pickering LK, et al. editors. Red Book: 2012 Report of the committee on infectious diseases. 29th ed. Elk Grove Village: American Academy of Pediatrics; 2012. p.88-90.

〈岡田賢司〉

8 海外へ行く者の予防接種

グローバル時代をむかえて海外渡航はきわめて通常のこととなり，業務，観光，留学，研修などで海外へでかける者の数は大幅に増え，2015 年の出国日本人数は 1621 万人まで増加した．海外から日本を訪れる者（インバウンド）の増加が著明なことも近年の特徴である（図 1）[1]．

予防接種は，国内でも海外でも，私たちの健康を守るためになくてはならない存在であるが，我が国ではワクチンで疾病を予防するという認識が欧米諸国より乏しく，海外渡航に備えての予防接種（トラベラーズワクチン）についても往々にして無頓着である．渡航者に対する適切な予防接種が普及することを目的に，日本渡航医学会による「海外渡航者のためのワクチンガイ

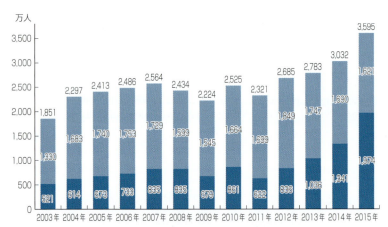

図 1　訪日外国人旅行者数・出国日本人数の推移

（国土交通省観光庁．統計情報・白書「出入国者数」国土交通省ホームページ．2016 年 1 月 29 日更新．〈http://www.mlit.go.jp/kankocho/siryou/toukei/in_out.html〉，2017 年 7 月 30 日アクセス）

ドライン 2010」[2)]が刊行されているが，その内容や他の資料[3-10)]も参考にして海外渡航時の予防接種について概説する．

また，日本から渡航する者ばかりではなく，海外滞在中に一部の接種を行ってから帰国した日本人・来日した外国人に対しても，適切な接種の継続を実践できることが望まれる．

途上国への渡航

途上国では感染症のリスクが高く，生活環境や医療資源の貧困も影響してしばしば生命に関わる．長期滞在はもちろん，短期旅行においても，楽しい旅を辛い思い出にしないためにも万全の準備を心がけたい．また，黄熱や髄膜炎菌のように，国や渡航目的によって入国時に接種を要求されるワクチンもある．

途上国への渡航者が，自らの健康管理に特に気をつけたい理由は２つある．１つは「個人防衛」で，自らの健全な心身状態を保つことは，環境厳しい途上国での生活を円滑に行うために不可欠である．もう１つは，「海外から我が国への病気の持ち込みを防ぐこと」である．病気に罹って帰国し，自分の周囲の者を新たな輸入病原体の危険に曝すようなことは避けたいものである．

途上国では，A 型肝炎や腸チフスなど，我が国では公衆衛生の向上により制御された病気がいまだ猛威をふるっているところが多い．島国に住む私たち日本人はこれらの病気に対してあまり知識や経験がない場合が多い．かからないように注意していたつもりでも，知らぬ間に病気になってしまうことが往々にして起きる．途上国で流行する感染症の中にはワクチンで予防できる病気が数多く存在し，予防手段として有効に活用すべきである．

しかし，我が国のトラベラーズワクチンは十分に整備されているとはいい難い．海外で広く使われる腸チフスやコレラのワクチンは，未承認である．また，年長児や成人に対する接種の指針が我が国では見当たらない．成人へのキャッチアップ接種に関して，いくつかのワクチンについて基本的な考え方を示す．

(1) B 型肝炎ワクチン

渡航者はB型肝炎ウイルス感染のリスクが高い．途上国では，医療機関における器具の消毒などが徹底されてないところも多い．また，医療機関以外にも，血液や体液による汚染が憂慮される機会は想定され，髭剃りのカミソリやピアスの穴開け，タトゥーなどがある．さらに，性感染症として伝播することもしばしばである．未接種者には3回の1シリーズ，少なくとも出発までには2回の接種を行いたい．

(2) 破傷風トキソイドワクチン

破傷風菌は世界中の土壌や動物の消化管に広く分布する．我が国では1968年頃からDPTワクチンとして，破傷風トキソイドが小児期定期接種に導入され，現在の破傷風患者の大多数は，破傷風トキソイドの接種を受けていない40代後半以降の世代である．小児期に基礎免疫を受けていない世代に対しては，計3回の接種（2回の初回免疫と1回の追加免疫）を行う．基礎免疫が完了している者への追加免疫は，10年を経過したら1回の追加接種を行う．

(3) 日本脳炎ワクチン

アジアの流行地域へ渡航する者については，トータルで3回（2回の初回免疫と1回の追加免疫）以上の接種が推奨され，最終接種から10年以上経過していたら1回の追加接種を行う．過去に未接種の場合は，流行地へ渡航するまでに最低2回の接種を済ませておくことを推奨する．日本脳炎を媒介する蚊が多く発生する雨季の滞在や，農村部で戸外活動の機会が多ければ，感染のリスクはより高いと考えられる．

(4) ポリオワクチン

我が国は2012年8月まで経口生ポリオワクチン（OPV）の2回接種という世界標準よりも少ない接種回数だったこともあり，流行地への渡航に際しては，確実な予防を心がけることが大切である．また，1975年（昭和50年）～1977年（昭和52年）生まれの者は，ポリオウイルス1型について，他の世代と比べて中和抗体陽性率の低い集団であることが血清疫学調査の結果より指摘されている．現在は不活化ポリオワクチン（IPV）が用いられるが，過去に2回のOPV接種歴があれば，IPVを1回追加接種することで良好な免疫誘導が期待できる．過去の接種歴がないか回数が不十分な成人に対しては，ポリオワクチンとしてトータルの接種回数が3回以上（最低2回の初回免疫と1回の追加免疫）となるように接種を行う．

(5) MR（麻疹・風疹混合）ワクチン

近年の麻疹や風疹流行の発端は，海外からのウイルス持ち込みである．渡航者がウイルスに感染し，潜伏期間を経て日本で発症すれば他人に伝播する感染源となる．MRワクチンは，渡航者に対して推奨されるワクチンである．明らかな罹患既往がある者を除いて，1歳以降で2回の接種を済ませていることを推奨する．現在渡航する機会の多い世代は，定期接種制度で2回の接種を受ける機会のなかった者が多いので，忘れずに接種を推奨したい．

先進国への渡航

先進国へ渡航する小児に対しても予防接種が必要な場合は多く，学校への編入学や留学に際して，たとえば米国のように，その国のスケジュールに沿ったワクチンを済ませていることが条件として要求される国がある．未接種の場合は接種を勧告される．もちろん，体質や宗教上の理由によりワクチンを接種することができない，家族が拒否するなどのケースは想定されるが，その際は書類を提出することが必要である．我が国と比較して，集団生活における予防医学の手段としてのワクチンの意義付けが重視されている．

我が国はこれまで，欧米諸国と比べて定期接種されるワクチンの種類や回数が少なかったため，渡航に際して追加の接種が必要となることが多い．諸外国の予防接種スケジュール掲載サイトを表1に示した．

一方，BCGは我が国では定期接種であるが，米国などのように実施していない国もある．そのような場合にも注意事項があり後述する．

表 1 諸外国の予防接種スケジュール　掲載サイト

国 / 地域	ホームページ	URL
EU/ EEA	European Centre for Disease Prevention and Control（ECDC）：Vaccine Schedule （EU/EEA の各国のスケジュールが年齢層別にみられる）	http://vaccine-schedule.ecdc.europa.eu/Pages/Scheduler.aspx
Australia	Immunise Australia Program（Department of Health and Ageing, Australian Government）：National Immunisation Program Schedule	http://www.immunise.health.gov.au/internet/immunise/publishing.nsf/Content/about-the-program
Canada	Public Health Agency of Canada: Immunization Schedules	http://www.phac-aspc.gc.ca/im/is-vc-eng.php
	-Routine Schedule for Infants and Children	http://www.phac-aspc.gc.ca/im/ptimprog-progimpt/table-1-eng.php
US	Center for Disease Control and Prevention（CDC）：Immunization Schedules	http://www.cdc.gov/vaccines/schedules/
	-Birth-18 Years and "Catch-up" Immunization Schedules	http://www.cdc.gov/vaccines/schedules/hcp/child-adolescent.html

（中野貴司．治療．2013; 95: 1423-7[5)]）

参考 米国の予防接種推奨スケジュールの概略

- BCG は定期接種としては推奨せず．
- DPT は乳児期に 3 回接種（2，4，6 か月）を行い，15～18 か月で追加接種．その後の追加接種は 4～6 歳．11～12 歳の追加接種では Tdap（年長児や成人用の DPT ワクチン）を用いる．
- Tdap は，百日咳対策のために，妊婦や高齢者を含めて広く成人に対する接種が推奨されている．
- 受傷時を含む破傷風対策として Td の追加接種が推奨されている．
- IPV は生後 2 か月，4 か月，6～18 か月と 3 回接種し，4～6 歳で追加接種．
- B 型肝炎ワクチンは定期接種として，生下時，1～2 か月，6～18 か月の 3 回接種．
- ロタウイルスワクチンは，定期接種として 2 か月，4 か月，6 か月（6 か月は 3 回目接種が必要なワクチンのみ）に接種．
- Hib ワクチンは，2 か月，4 か月，6 か月，12～15 か月の 4 回接種．

- **小児の肺炎球菌結合型ワクチン**は，2か月，4か月，6か月，12～15か月の4回接種.
  - **成人の肺炎球菌ワクチン**は，65歳以上高齢者とハイリスク者に推奨．2014年から高齢者のスケジュールが変更され，まず**13価肺炎球菌結合型ワクチン**を接種し，その後6か月から12か月の間隔を開けて**23価肺炎球菌莢膜多糖体ワクチン**の接種を推奨.
  - **4価髄膜炎菌ワクチン**を，11～12歳と16歳で2回接種.
  - **MMRワクチン**は，12～15か月と4～6歳の2回接種.
  - **MMRワクチン**の成人に対する接種推奨は，1957年以降の出生者では明らかな免疫を保有する場合以外は1回の接種，医療関係者や大学生，海外渡航者には2回の接種.
  - **水痘ワクチン**は，12～15か月と4～6歳の2回接種.
  - **水痘ワクチン**の成人に対する接種推奨は，免疫のない者に対して2回の接種.
  - **帯状疱疹ワクチン**は60歳以上の者に推奨.
  - **HPVワクチン**は，11～12歳の男児・女児ともに接種を推奨.
  - **A型肝炎ワクチン**は，12～23か月児に接種を推奨.
  - **インフルエンザワクチン**は，生後6か月以上のすべての者に接種を推奨.

予防接種証明書

(1) 国際保健規則（IHR）に基づくもの～黄熱ワクチン

黄熱ワクチンは，流行国への入国，あるいは当該国が流行国でなくても，流行地を経由しての入国者に対して接種が要求される場合がある．アフリカや南米への渡航に際しては，注意が必要である．黄熱の流行国と各国の入国時の黄熱ワクチンの要求に関する事項は厚生労働省検疫所のホームページに情報が掲載され，順次更新されている[9]．黄熱ワクチンに関する規定は，国際保健規則（International Health Regulations: IHR）に則ったものであるが，かつては天然痘やコレラに対するワクチンも規定されていた．天然痘はワクチンの普及により根絶が達成され，その必要がなくなったことは大きな恩恵である.

IHRに則り，黄熱ワクチンの接種は各国の保健官署によって管理された施設で行うこととされ，我が国では検疫所など指定された機関が接種，および接種証明書の発行を担当している．我が国の指定接種機関の数は諸外国に比べて少ない．とくに地方では遠隔地まで接種に出かけなければならない場合がしばしばである．なお，接種証明書は接種10日後から生涯有効である.

IHRに基づく他の例としては，2014年に国境を越えてのポリオ伝播が懸念され，パキスタン，カメルーン，シリアの住民と1か月以上の長期滞在者に対して，ポリオワクチンの接種とIHRで規定された接種証明書の発行が要求された[10].

参考 政府によるビザ発給の条件～髄膜炎菌ワクチン

IHRに則ったものではないが，渡航に際して髄膜炎菌ワクチンの接種が必要となる場合がある．メッカ巡礼ではイスラム教の聖地に世界中から信徒が集まり，人口過密な場を介して髄膜炎菌感染症が世界各地へ伝播した事例が何度も報告された．近年ではメッカ巡礼のビザ発給の条件として，髄膜炎菌ワクチンを接種していることが，サウジアラビア政府によって要求されている．加えて，最近はさらにインフルエンザワクチンの接種が推奨されている．メッカ巡礼目的での渡航に対応する時期は，日本ではインフルエンザワクチンが入手できない時期でもあり，対応が苦慮されている.

(2) 入学に際して提出が求められる予防接種証明書

米国では学校への編入学に際して，過去の接種歴を記載した文書の提出を求められる場合がほとんどである．接種済みの予防接種や罹患した疾病，各種抗体価を記載する書式は，州や学校で定型のものがあればそこに記入するが，書式が定められていなければ各自準備する．記載すべき事項が漏れなく網羅された英文証明書を作成すれば問題ないが，書式をダウンロードすることが可能な参考文献7）もある．英文予防接種証明書の実例を図2に示した[7,8].

Kawasaki Hospital ①
Kawasaki Medical School
2-1-80, Kakasange, Kita-ku, Okayama, 700-8505, Japan
Tel: +81-86-225-2111, Fak: +81-86-232-8343

CERTIFICATE OF PREVIOUS VACCINATION AND RECORDS OF DISEASES

Date: April 8, 2012 ②

Name: ③ **Date of birth**: January 14, 2007 ④ **Gender** : Female

1) Records of Vaccination

Type of Vaccination	Date ④
DaPT[1)] 1st ⑤	April 20, 2007
DaPT 2nd	May 18, 2007
DaPT 3rd	June 15, 2007
TOPV[2)] 1st ⑤	June 22, 2007
TOPV 2nd	October 23, 2007
MR[3)] ⑤	January 15, 2008
Varicella	February 19, 2008
JE[4)] 1st	March 24, 2010

⑤ 1) DaPT: diphtheria, acellular pertussis, tetanus combined vaccine
2) TOPV: trivalent live attenuated oral polio vaccine
3) MR: measles, rubella combined vaccine 4) JE: japanese encephalitis vaccine

2) Records of Past History

Name of Disease	Date
Mumps	April 20, 2010

3) Results of Serum Antibody Titer

Name of Disease	Date of Samplin⑥	Antibody Titer⑥	Determination⑥
Measles	March 3, 2011	1 : 512, poisitive ⑦	PA ⑧
Rubella	March 3, 2011	less than 1 : 8, negative ⑦	HI ⑧
Mumps	March 3, 2011	23.5 EU(EIA Unit), positive ⑦	EIA-IgG ⑧
Varicella	March 3, 2011	1 : 32, positive ⑦	IAHA ⑧

This is to certify that these data come from our medical investigations and records.

⑨
Takashi Nakano, M.D.

⑩ **Department of Pediatrics, Kawasaki Hospital, Kawasaki Medical School**
2-1-80, Nakasange, Kita-ku, Okayama, 700-8505, Japan
Tel: +81-86-225-2111, Fax: +81-86-232-8343
e-mail: ○●○●○●
⑪

図2 英文予防接種証明書の実例

① レターヘッドに医療機関名や住所，連絡先，ロゴマークなどを記載.
② 書類を発行した日は必ず記載する．米国は〈月/日/年〉，その他の国は〈日/月/年〉の順に記載することが一般的.
③ 姓名の記載は，ローマ字綴りなどパスポート記載と同一にすることが望ましい.
④ 生年月日や接種日などの日付は西暦で記載する．米国は〈月/日/年〉，その他の国は〈日/月/年〉の順に記載することが一般的.
⑤ ワクチンや疾患名はできる限り略称にしない方が望ましいが，略す場合には脚注を付す.
例：DaPT（ジフテリア・無細胞型百日咳・破傷風混合ワクチン），DT（ジフテリア・破傷風混合ワクチン），TOPV（3価弱毒化経口生ポリオワクチン），IPV（不活化ポリオワクチン），MR（麻しん・風しん混合ワクチン），MMR（麻しん・ムンプス・風しん混合ワクチン），JE（日本脳炎ワクチン）
⑥ 血清抗体価については，抗体価のみならず，測定日，測定に用いた方法も記載する.
⑦ 抗体価について，測定値「512倍」は「1:512」と記載する．「8倍未満」は「less than 1:8」となる．測定方法が酵素免疫法（enzyme immunoassay, EIA）の場合は，絶対値（EIA単位）を記載する．結果の解釈（陽性，陰性）も併せて記載する.
⑧ 抗体測定に用いた方法を記載する.
例：赤血球凝集抑制法（hemagglutination inhibition, HI），中和法（neutralization test, NT），酵素免疫法（enzyme immunoassay, EIA；IgG抗体やIgM抗体など免疫グロブリン分画別の抗体価が測定できる），粒子凝集法（particle agglutination, PA），免疫粘着血球凝集反応（immune adherence hemagglutination, IAHA），化学発光免疫測定法（chemiluminescent immunoassay, CLIA）など
⑨ 医師名の印字とともに，必ず署名をする.
⑩ 医療機関名，診療科，所在地，電話番号，FAX，e-mailなどを記載する.
⑪ 押印の習慣がない国も多いが，英文の病院印があるとよい.

（中村安秀，他，編．小児科外来医療英語．東京：診断と治療社．2012[7]，中野貴司．医学のあゆみ．2013; 244: 42-8[8]）

参考 BCGについて

BCGを接種していない米国の学校へ編入学や留学する際，ツベルクリン反応（以下，「ツ反という」）の結果を記載するよう指示される場合があるが，その際には注意点がある．我が国の小児は乳児期にBCGを済ませており，ツ反は通常陽性である．一方BCGを実施していない米国では，ツ反は結核菌感染の有無を調べるための検査であり，「ツ反陽性」の判定は結核菌感染を意味する．すなわち，陽性という結果の解釈

JCOPY 498-07117

についてしばしば誤解が生じ，結核菌感染者と診断され抗結核剤を投与される場合さえある．彼らが誤解を受けることがないように，BCG 接種によるツ反陽転であることを説明した文書を渡航時に持参させることが望ましい．その例文を文献[7,8]をから引用して表 2 に示した．

ツ反の判定法や解釈にも，国によって差異があることも認識しておく必要がある．米国では発赤ではなく硬結の径を測定し，宿主の要件（結核患者への曝露歴，基礎疾患，年齢など）によって陽性と判定するツ反硬結径が異なる．

表 2　BCG 接種とツベルクリン判定結果に関する例文

【例文 1】
（日本文）
本児は現在 5 歳だが，生後 6 か月時に BCG を接種した．日本では，乳児に対して BCG が定期接種として実施されている．本児は 5 歳の現在，ツベルクリン反応検査の判定は陽性だが，BCG 接種による陽転である．病歴，身体所見には結核を疑わせる徴候はなく，健康であると診断する．
（英文）
Some years ago, a 6-month-old infant received a BCG vaccination, a routine vaccination for all Japanese infants. Now in his fifth year, the child has tested positive in a tuberculin test (positive conversion by the BCG vaccination). There has never been clinical evidence of tuberculosis and the child appears healthy on physical examination.

【例文 2】
（日本文）
日本では 2002 年まで小中学生のツベルクリン反応陰性者に対して BCG 接種が行われていた．2011 年 3 月 8 日に彼女に実施したツベルクリン反応の判定結果は陽性（硬結の長径 18mm）だが，これは過去の BCG 接種による細胞性免疫の感作を意味するものである．
（英文）
BCG had been administered to students with negative results of tuberculin test in primary school and junior high school until 2002 in Japan. She tested positive in the tuberculin test (major axis of induration with 18 mm) on March 8, 2011, hence her former BCG vaccination was concluded to sensitize her to cellular immunity.

（中村安秀，他，編．小児科外来医療英語．東京：診断と治療社．2012[7]，中野貴司．医学のあゆみ．2013; 244: 42-8[8]）

接種スケジュール途中で海外から帰国・来日した者

海外在留の日本人小児が接種スケジュール途中で帰国した場合と，外国人小児が接種スケジュール途中で来日した場合が想定されるが，基本的な考え方は同じである（表 3）．すなわち，当該ワクチンで必要とされる回数をき

表 3 スケジュール途中で海外から帰国・来日した者への継続接種

1. 当該ワクチンで必要とされる回数を完了することが最も大切.
2. 接種間隔が規定より長く開いてしまった場合でも，初めからやり直す必要はなく，通算接種回数を確実に済ませる.
3. 同一の製剤が入手可能であればそれを接種することが基本だが，過去に接種した製剤が不明か入手できないときは，多くの場合は互換性があると考えて対処して差し支えない.

（中野貴司．小児科診療．2013; 76: 895-902[3)]）

ちんと完了することが，確実な予防のための基本的な考え方であり，未接種回数分を接種する.

例えばDPTやポリオであれば，通算4回の接種により基礎免疫が獲得されるというのが我が国の接種スケジュールの考え方であり，それに準じて追加接種を行う．接種間隔が規定より長く開いてしまった場合でも，初めからやり直す必要はなく，通算の接種回数を完了すればよい.

ワクチンの互換性については，同一の製剤が入手可能であればそれを接種することが基本であるが，異なるメーカーのDPTやB型肝炎ワクチンなどの場合，多くは互換性が保たれていると考えて対処する.

● 今後の課題と問題点

「ワクチン・ギャップ」という言葉が示すように，我が国では1990年代から約20年間，ワクチン分野における進化が海外と比べて大幅に遅滞した．その溝を埋めるように，近年は主に小児期の新しいワクチンが次々と導入され，予防接種スケジュールは充実してきた．しかし，海外渡航者のためのワクチンについては，いまだに未承認ワクチンも多く，年長児や成人における追加接種の指針などを含めて整備すべき事項は多い．トラベラーズワクチンの領域における今後の発展を期待したい.

ここが知りたい Q&A

●渡航する国や地域ごとに，接種すべきワクチンを教えてください

しばしば尋ねられる質問であるが，その回答は大変難しく，簡単に示すことができるものではない．そもそも，「海外渡航するから予防接種が必要」なのではなく，「有効で安全な予防手段があるのなら，それを用いることが感染症対策の基本」ということをまず再確認したい．海外渡航が決

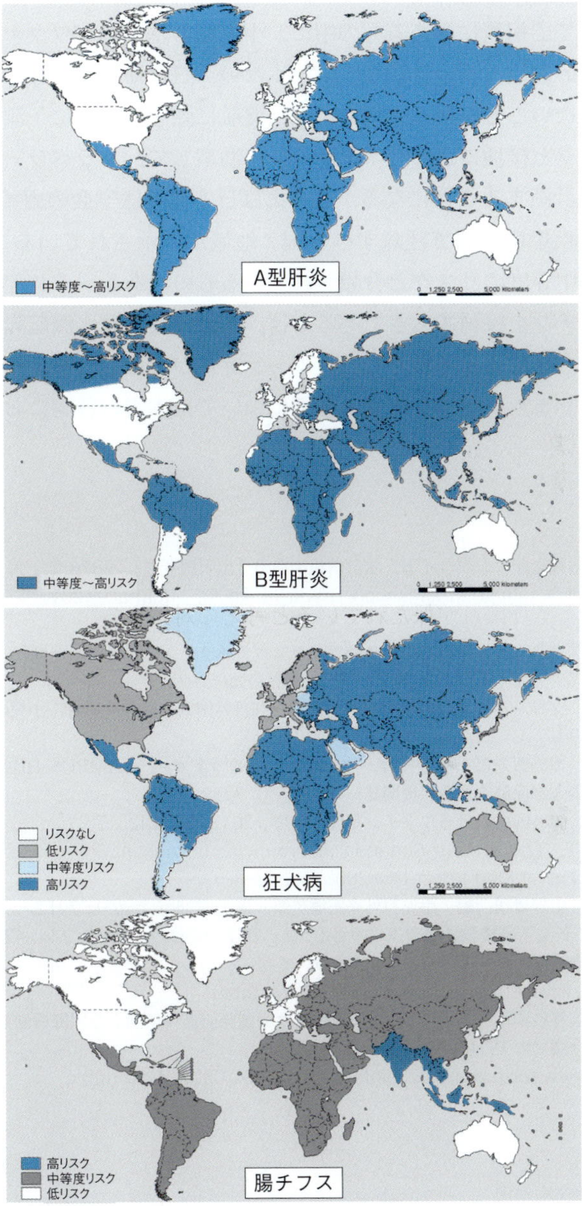

図3 各疾患について注意すべき国 / 地域の例
（日本渡航医学会 海外渡航者のためのワクチンガイドライン 2010 作成委員会. 海外渡航者のためのワクチンガイドライン 2010. 東京: 協和企画; 2010[2]）

まって慌てて相談にみえる方の中に，小児期の基本的なワクチンが未接種である方の占める割合は決して少なくない．日常から必要なワクチンの接種を忘れないことが最も大切であり，渡航に際して新たに予測される感染症のリスクと接種によるベネフィットを勘案して，トラベラーズワクチンの接種を計画することになる．たとえば日本渡航医学会のガイドライン[2)]では，各疾患について注意すべき国/地域が図示されている（図 3)．高リスク，中等度のリスクと分類されているものもある．それぞれの個人にどのワクチンを接種すべきであるかは，過去の接種歴，渡航先でのライフスタイルなどによって様々なバリエーションがあることを忘れないでいただきたい．また，各ワクチンの詳細については本書の各論において確認いただきたい．

■文献

1）国土交通省観光庁ウェブサイト．統計情報・白書「出入国者数」．2016 年 1 月 29 日更新．〈http://www.mlit.go.jp/kankocho/siryou/toukei/in_out.html〉（2017 年 7 月 30 日アクセス）
2）日本渡航医学会　海外渡航者のためのワクチンガイドライン 2010 作成委員会．海外渡航者のためのワクチンガイドライン 2010．東京: 協和企画; 2010.
3）中野貴司．グローバル時代の小児の予防接種～在日外国人と海外渡航者．小児科診療．2013; 76: 895-902.
4）中野貴司．海外渡航時の予防接種－途上国から先進国まで－．CAMPUS HEALTH（公益社団法人全国大学保健管理協会機関誌）．2013; 50: 32-7.
5）中野貴司．諸外国におけるワクチン制度．治療．2013; 95: 1423-7.
6）Nakano T. The Present Situation of Prophylactic Vaccination in Japan for Travel Abroad. Travel Med Infect Dis. 2008; 6: 342-8.
7）中村安秀，中野貴司，編．小児科外来医療英語．東京: 診断と治療社; 2012.
8）中野貴司: 英文予防接種証明書作成のポイント．医学のあゆみ．2013; 244: 42-8.
9）厚生労働省検疫所ホームページ: 黄熱について．〈http://www.forth.go.jp/useful/yellowfever.html〉
10）厚生労働省検疫所ホームページ: 野生型ポリオの国際的拡大に関する国際保健規則（IHR）緊急委員会会議での WHO 声明．〈http://www.forth.go.jp/moreinfo/topics/2014/05071419.html〉

〈中野貴司〉

9 院内感染対策としての予防接種

麻疹，風疹，流行性耳下腺炎，水痘の感染力は非常に強く，成人や免疫抑制者が感染すると，合併症の頻度が高くなり重症化しやすくなる．また病院職員は女性が多いため当然妊婦も多く，妊娠中の感染は重症化や流産，先天性風疹症候群など胎児へ影響を及ぼすこともある．職員だけでなく実習学生も，実習前に免疫のない人はワクチン接種が必要である．院内感染や職業感染の防止のために，麻しん，風しん，流行性耳下腺炎，水痘のほか，インフルエンザやB型肝炎ワクチンなどの接種が必要である．

麻疹，水痘，流行性耳下腺炎，風疹の感染予防

職員から患者への院内感染を防止するだけでなく，職員の健康を守るためにも，免疫のない人はワクチン接種が必要である．職員とは常勤，非常勤，アルバイト，派遣なども含め患者と接触する可能性のある者で，また実習学生もワクチン接種が必要である．

●感染力の強さ

麻疹，風疹，流行性耳下腺炎，水痘の感染力を表す基本再生産数（周囲の免疫のない人何人に感染させる力）は，表1に示すように非常に高い．2009年新型インフルエンザの基本再生産数は1.4～1.6であり，それと比較すると感染力がわかる．特に麻疹と水痘の感染経路は空気感染のため，陰

表1 各種感染症の基本再生産数

麻疹	16～21	空気感染
風疹	7～ 9	飛沫感染
ムンプス	11～14	飛沫感染
水痘	8～10	空気感染

新型インフルエンザ（2009）の基本再生産数は1.4～1.6

圧隔離が必要である．また感染力は発症数日前からあるので，発症後の隔離では間に合わないこともある．

●成人の合併症と重症化

成人が感染すると，表 2 に示すような合併症の頻度が高くなり，かつ重症化しやすくなる．とくに妊婦が感染すると，流早産が多くなるだけでなく，風疹では先天性風疹症候群，水痘では先天性水痘症候群，妊婦の水痘肺炎，新生児水痘を起こす．また免疫抑制者が感染すると重症化する．

表 2 成人感染時の合併症

麻疹	重症化（間質性肺炎，脳炎）
風疹	関節炎，脳炎
水痘	重症化（間質性肺炎：5 ～ 14%）
ムンプス	無菌性髄膜炎，突発性難聴 男性：睾丸炎，男性不妊症

●免疫の評価

ワクチン接種対象者を決定するのに，罹患防止の免疫があるかの評価が必要である．米国では，麻疹の罹患防止に対する免疫の評価は，①検査によって確定診断された既往歴，② 2 回のワクチン接種，③抗体陽性の証明，で行われている[1)]．現在，我が国ではおもに血清抗体価を測定して免疫の有無を決定している．しかし，罹患防止には血清抗体だけでなく特異細胞性免疫，粘膜上の分泌型 IgA 抗体などの免疫も総合的に関与しているので，抗体価だけで罹患防止できるかを正確に判断することは不可能である．すなわち特異細胞性免疫や特異分泌型 IgA 抗体を測定できない現状では，抗体陽性であっても時に罹患することは当然である．しかし，過去に陽性であるが低抗

表 3 抗体測定法と感度 －EIA 法との比較－

	EIA 法	HI 法（IAHA 法）	CF 法
麻疹	100%	75%	21%
風疹	100%	100%	11%
水痘	100%	102%（IAHA 法）	39%
ムンプス	100%	69%	8%

（寺田喜平，他．感染症学雑誌．2000; 74: 670-4[2)]）

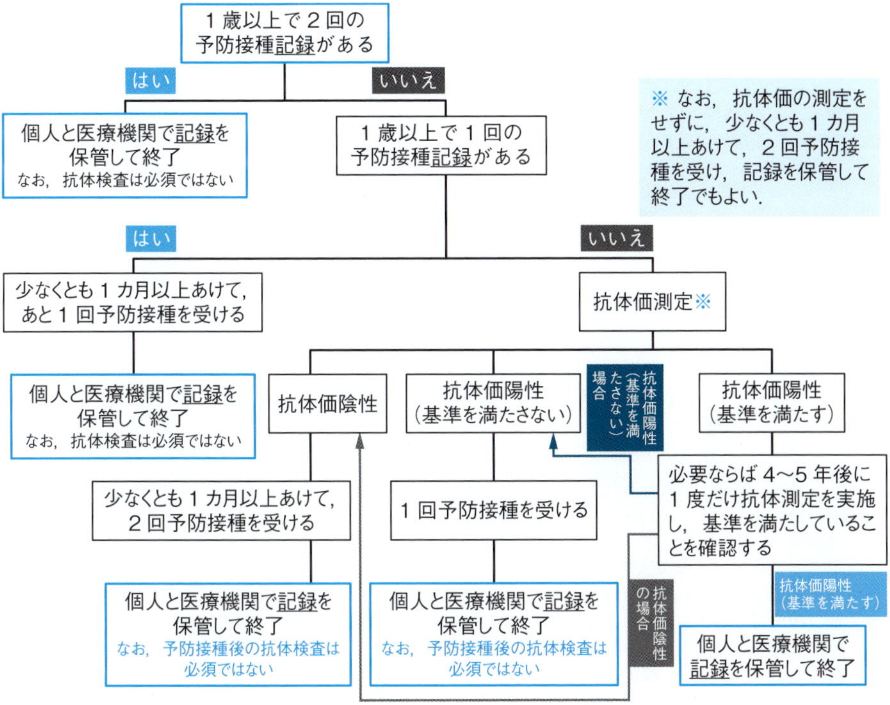

図 1 麻疹・風疹・流行性耳下腺炎・水痘ワクチン接種のフローチャート
（日本環境感染学会．医療関係者のためのワクチンガイドライン　第 2 版．2014[6]）

体者で罹患例があったことから麻疹や風疹に対する罹患防止の基準抗体価が高めに設定され，その結果接種対象者が増加することになっている．

抗体測定法によって検査料金が異なり，安い費用の測定法を選択しがちであるが，測定法によって感度が異なる．表 3 に示すように[2]，感度の低い抗体測定法では抗体陽性でも陰性と判断され，ワクチン接種対象者が増加する．たとえば，ムンプス抗体を CF 法で測定すると，EIA 法で全員陽性でもわずか 8％しか陽性とならない．感度のよい EIA 法やそれと同等な感度の測定法で検査すべきである．

● 世界における罹患防止抗体価

世界的な罹患防止抗体価（protective antibody）は，おおよそ罹患防止

表 4 抗体価の考え方

疾患名	抗体価陰性	抗体価陽性（基準を満たさない）	抗体価陽性（基準を満たす）
麻疹	EIA 法（IgG）：陰性 あるいは PA 法： ＜1：16 あるいは中和法： ＜1：4	EIA 法（IgG）： （±）～16.0 あるいは PA 法： 1：16，32，64，128 あるいは中和法：1：4	EIA 法（IgG）：16.0 以上 あるいは PA 法：1：256 以上 あるいは中和法：1：8 以上
風疹	HI 法：＜1：8 あるいは EIA 法 （IgG）：陰性	HI 法：1：8，16 あるいは EIA 法（IgG）： （±）～8.0	HI 法：1：32 以上 あるいは EIA 法（IgG）： 8.0 以上
水痘	EIA 法（IgG）：＜2.0※ あるいは IAHA 法： ＜1：2※ あるいは中和法： ＜1：2※	EIA 法（IgG）：2.0～4.0※ あるいは IAHA 法：1：2※ あるいは中和法：1：2※	EIA 法（IgG）：4.0 以上※ あるいは IAHA 法：1：4 以上※ あるいは中和法：1：4 以上※ あるいは水痘抗原皮内テストで陽性（5mm 以上）
流行性耳下腺炎	EIA 法（IgG）：陰性	EIA 法（IgG）：（±）	EIA 法（IgG）：陽性

・4 疾患とも補体結合反応（CF 法）では測定しないこと
・麻疹と流行性耳下腺炎は赤血球凝集抑制法（HI 法）では測定しないこと
※水痘については，平成 25 年度厚生労働科学研究費補助金新型インフルエンザ等新興・再興感染症研究事業「ワクチン戦略による麻疹および先天性風疹症候群の排除，およびワクチンで予防可能疾患の疫学並びにワクチンの有用性に関する基礎的臨床的研究（研究代表者：大石和徳）」庵原分担報告書より引用し，改定した.
（日本環境感染学会．医療関係者のためのワクチンガイドライン　第 2 版. 2014[6]）

できる値であると断った上で，麻疹は 120 ないし 200mIU/mL，風疹は 10IU/mL と示されている[3-5]．我が国における抗体価の表示法は，それらと異なっており，その数字を単純に使用することはできない．しかし，これらの値は我が国の検査における EIA 法 IgG 抗体の陽性基準とだいたい同等である．すなわち，接種対象者は EIA 法 IgG 抗体陰性（－）と保留（±）のみとなる．水痘と流行性耳下腺炎についての基準はないが，我々の経験では EIA 法（－）と（±）を接種対象としておよそ問題ないと考えている．

●日本環境感染学会のワクチン接種に関するガイドライン

院内感染対策としてワクチンガイドラインが出されており，平成 26 (2014) 年 10 月に第 2 版が改訂された[6]．麻疹，風疹，水痘，ムンプスに対して，図 1 のようにワクチン未接種の場合に抗体検査を実施して，陰性では少なくとも 1 カ月以上あけて 2 回接種を，接種基準を満たさない場合は 1 回接種を行う．また必要ならば 4～5 年後に 1 度だけ抗体測定を実施し，基準を満たしていることを確認することになっている．今回の改訂では，接種回数 2 回が強調されている．接種基準の抗体価は表 4 に示す．

B 型肝炎の感染予防

HBe 抗原陽性患者に使用した注射針で針刺しを起こした場合，HBs 抗体陰性者の感染率は約 30％と高い．そのため，職員および実習学生はあらかじめ HB ワクチンを接種しておく必要がある．HBs 抗体陰性者を対象に B 型肝炎ワクチンの接種を行い，陽転化しない人へは再度接種を行う．針刺し損傷の状況はエピネット（針刺しや皮膚粘膜の汚染事例における報告システム）によって管理し，問題点を分析してフィードバックすることも重要である．

日本環境感染学会のガイドライン[6]では HBs 抗体がいったん 10mIU/mL 以上に陽転化した場合，長期間発症予防効果が持続して顕性 B 型肝炎のないことや欧米では陰性化しても追加接種が不要としていることから，抗体検査や追加のワクチン接種は不要であるとしている．

インフルエンザの予防

職員のインフルエンザ接種率が悪い状況下で，入院中の高齢者などがインフルエンザに感染して死亡するようなことがあると，対策不十分と非難を受けることも覚悟しないといけない．インフルエンザワクチンの有効率は流行株とワクチン株の一致状況によって変化するだけでなく，有効率は約 50％以下と低い．しかし，現在，できうる予防を最大限に実施することが求められている．

自分自身の各感染症に対する免疫の認知

多くの人は免疫の有無やワクチンの接種歴を忘れてしまい，上記の感染症や針刺しが発生した場合，大慌てになることが多い．病院で個人の抗体価の記録を保管しておくことはもちろんであるが，職員は自分の抗体価（免疫の有無）がすぐにわかるようしておく．記録が手元にあると，すぐに対応でき

B型肝炎	HBs抗原	HBs抗体	QFT		
検査日	年 月 日	年 月 日	検査日	年 月 日	年 月 日
判 定			判 定		
抗体価			TB抗原		

ワクチン接種			ワクチン接種後の抗体検査	判定／抗体価
1回目	2回目	3回目		
年 月 日	年 月 日	年 月 日	年 月 日	
年 月 日	年 月 日	年 月 日	年 月 日	
年 月 日	年 月 日	年 月 日	年 月 日	

4種抗体	ムンプス	麻 疹	風 疹	水 痘
検 査 日	年 月 日	年 月 日	年 月 日	年 月 日
判定／抗体価				
予防接種日	年 月 日	年 月 日	年 月 日	年 月 日
備 考				
職員番号		氏名		

《注意》
1) このカードはネームケースに入れて携帯し、大切に扱ってください。
2) 抗体検査・予防接種を受けた場合は、自分で追加記入してください。
3) 資格取得や転職のため、判定結果・抗体価等について証明が必要な場合は職員課に申し出てください。
4) HBワクチン接種後HBs抗体が陽転化した人は、その後陰転化しても、再度ワクチン接種の必要はありません。但し、針刺しなどの損傷を受けた場合は、院内感染対策マニュアルに従って必ず受診してください。

<院内感染対策室>

抗体検査 & 予防接種
の
記 録

（学）川崎学園
川崎医科大学附属病院・附属川崎病院

図 2 抗体検査結果についての表示
各職員へ抗体価の結果を添付したものを配布，各人で接種歴が記載でき，自分の名札の裏に入る大きさである.

大変有用である．そのため，図 2 のような抗体価やワクチン接種，QFT 値などの記録票を作成し，名札の裏に入れてすぐに取り出せるようにおくと便利である.

● 今後の課題と問題点

我が国の抗体価によるワクチン接種基準は，低抗体陽性者のまれな罹患をなくすため海外と比較して相当高く設定されている．この基準を大学新入生にあてはめると，麻疹では 49％が基準値以下，接種後も被接種者の 25％が基準値以下であった．また風疹では 18％が基準値以下，接種後も 11％が基準値であった．さらに 2 年後は再び被接種者の 43％が基準値となっていた.

我が国のガイドラインで，HBs 抗体がいったん 10mIU/mL 以上に陽転化した場合，抗体検査や追加のワクチン接種は不要であるとした．しかし，中国や台湾における長期間フォローアップの報告では，発症者はいなかったがHBc抗体陽性者が7～9%あり，不顕性感染していた[8, 9]．またアラスカの同様な報告[10]でも1.1%において一過性にHBs抗原が陽転したり，HBc抗体が陽転化したりしていた．すべて不顕性感染ではあったが，将来彼らは重症なde-novo肝炎を起こすリスクを持つ．我々は針刺し損傷があった場合は，過去に陽転化が判明していてもHBs抗体を再測定し，陰性の場合はHBIGやHBワクチン接種を実施している．将来のde-novo肝炎のリスクを考慮して，不顕性感染も排除したい．

インフルエンザワクチンの効果が50%以下と低く，毎年多くの人が接種しても罹患する．そのため，職員の接種率を95%以上に保っていても，病院では職員の罹患や院内感染で苦労している．早く効果の高いワクチンの開発や導入が望まれる．

ここが知りたいQ&A

●抗体の測定はどれを選択したらよいでしょうか？

最も感度のよいEIA法を選択するのがよい．風疹HI法の感度はEIA法と同じであるので，安価となる．しかし，HI法は動物の血球を使用するため，過去にその供給が不安定になり測定できなくなったことがあった．

■文献

1) Committee on infectious diseases, American Academy of Pediatrics. Measles. In: Red Book: 2012. Report of the committee on infectious diseases 29th ed. American Academy of Pediatrics; 2012. p.489-99.
2) 寺田喜平，新妻隆弘，大門祐介，他．麻疹，風疹，水痘，ムンプスに対する抗体測定法と陽性率の比較．感染症学雑誌．2000; 74: 670-4.
3) Amanna IJ, Carlson NE, Slifka MK. Duration of humoral immunity to common viral and vaccine antigens. N Engl J Med. 2007; 357: 1903-15.
4) Skendzel LP. Rubella immunity -Defining the level of protective antibody-. Am J Clin Pathol. 1996; 106: 170-4.
5) Plotkin SA. Correlates of protection induced by vaccination. Clin Vaccine Immunol. 2010; 17: 1055-65.
6) 日本環境感染学会．医療関係者のためのワクチンガイドライン　第2版．2014.〈http://www.kankyokansen.org/modules/news/index.php?content_id=106〉
7) Kuter B, Matthews H, Shinefield H, et al. Ten year follow-up of healthy children who received one or two injections of varicella vaccine. Pediatr Infect Dis J. 2004;

23: 132-7.
8) Ding K, Zhang M, Wang Y, et al. A 9-year follow-up study of the immunogenicity and long-term efficacy of plasma-derived hepatitis B vaccine in high-risk Chinese neonates. Clin Infect Dis. 1993; 17: 475-9.
9) Lee PI, Lee CY, Huang LM, et al. Long-term efficacy of recombinant hepatitis B vaccine and risk of natural infection in infants born to mothers with hepatitis B e antigen. J Pediatr. 1995; 126: 716-21.
10) Wainwright RB, Bulkow LR, Parkinson AJ, et al. Protection provided by hepatitis B vaccine in a Yupik Eskimo population-results of a 10-year study. J Infect Dis. 1997; 175: 674-7.

〈寺田喜平〉

1 4種混合ワクチン

●ジフテリア・破傷風・百日咳・急性灰白髄炎

1. ジフテリア

ジフテリア菌による急性感染症で，侵入局所の偽膜病変と産生されるジフテリア毒素による病変に大別される．咽頭ジフテリアでは嗄声，犬吠様咳嗽があり，扁桃に偽膜が認められる．鼻ジフテリアは血性鼻汁や鼻孔周囲のびらん，血痂が認められる．

ジフテリア毒素による症状では，心筋炎，神経麻痺が特徴である．心筋炎は心筋，伝導系および血管運動神経が毒素により障害を受け，発病 2～3 週後に発症し突然心筋障害で死亡することがある．神経麻痺は毒素が末梢神経に作用するために起こる．軟口蓋，呼吸筋および四肢筋などの麻痺も起こることがある．

2. 破傷風

破傷風菌は偏性嫌気性・芽胞形成グラム陽性桿菌で，世界中の土壌に広く分布し，外傷，火傷および挫創部などから感染する．嫌気状態となった感染局所で菌が増殖し，破傷風毒素を産生し発症する．潜伏期は 4～12 日で，短いほど予後不良とされる．咬筋痙攣による開口不能，顔面筋痙攣による痙笑が初発症状の特徴で，数日以内に躯幹筋の強直性痙攣が起こり後弓反張を呈する．光や音など外的刺激で全身性強直をきたし，次第に激しさと頻度が増加し，死亡することもある．

3. 百日咳

初発は感冒症状であり，特徴的な咳が出る前の診断は困難．罹患月齢・年齢，百日咳含有ワクチン（DTaP: Diphtheria toxoid, Tetanus toxoid and acellular Pertussis, DTaP-IPV: Diphtheria toxoid, Tetanus toxoid, acellular Pertussis and Inacivated polio virus）接種歴，抗菌薬の種類・開始時期・期間，移行抗体などの影響で多彩な症状を呈する．潜伏期間は，感染後 7～10 日が多い．

(1) 百日咳含有ワクチン未接種児に認められる症状

乳児期早期では，咳症状の前に無呼吸が認められることがある．特徴的な症状は，発作性の途切れなく続く連続的な咳込み（paroxysmal cough/staccato）で苦しくなり，大きな努力性吸気の際に狭くなった声門を吸気が通過するときに，吸気性笛声（whoop）が聞かれる．一連の咳は夜間に強く，咳込みによる嘔吐，チアノーゼ，無呼吸，顔面紅潮・眼瞼浮腫（百日咳顔貌），結膜充血などがみられる．回復期は，特有な咳込みが減少してくるが，上気道感染などで再び特有な咳が聞かれることがある．再治療の必要はない．

生後 3 か月未満で感染した場合，入院率・死亡率ともに高く，無呼吸や痙攣が多く，特有な咳は少ないのが特徴とされている．米国では，患児の約 50% に無呼吸，25% に肺炎，1～3% に痙攣，0.5～1% に脳症が認められ，1% が死亡している[1]．合併症は，6 か月未満児に多く，入院率 63.1%，肺炎 11.8%，痙攣 1.4%，脳症 0.2%，死亡 0.8% であった[2]．

国内の入院率は，これまで不明であったが，2009 ~ 2013 年の 5 年間の後方視調査で 5 歳未満人口 10 万人あたり 11.8/ 年と推定された．この入院率は，諸外国と同等であった[3]．入院は乳児が 86% を占め，28% の症例で合併症を認めた．人工呼吸管理を要した症例は 5.3% であった．

(2) 百日咳含有ワクチン接種児，思春期・成人

すでに PT 抗体などを保有しているこの群は，症状は軽いことが多いが，診断・治療が遅れ，乳幼児への感染源となっている．この群でも発作性の咳，咳き込み後の嘔吐，吸気性笛声など百日咳に特徴的な咳が認められたことはあるが，受診当日症状が軽快していると，本人は症状を訴えないことがある[4]．問診の際に，このような咳があったかどうかを聞き出すことが診断のポイントとなる．

4. 急性灰白髄炎

ポリオウイルスはヒトからヒトへの伝播のみで，媒介動物は存在しない．糞便中に排泄されたウイルスが経口感染する．潜伏期間は4～35日（平均15日）で，不顕性感染が大部分で，5～10%が軽症の上気道炎または胃腸炎症状を呈する．麻痺は，感染者1,000～2,000人に1人の頻度で，永久麻痺を残す．脊髄前角細胞が，ポリオウイルスの主な標的であり，上下肢に片側性弛緩性麻痺を生ずる．ときに上向性に延髄麻痺を生じ，呼吸不全を起こし死の転帰をとることもある．

疫学

1. 百日咳の患者数と年齢

DPaTワクチン開始後の感染症発生動向調査における定点あたりの百日咳累積患者報告数を示す（図1）[5]．百日咳は，感染症法5類感染症・定点把握疾患に分類され，全国約3,000の小児科定点から報告されてきた．1982年から4～5年ごとに小さな増減をくり返しながら報告数は着実に減少してきたが，2005年から増加してきた．2007年いくつかの大学や高校

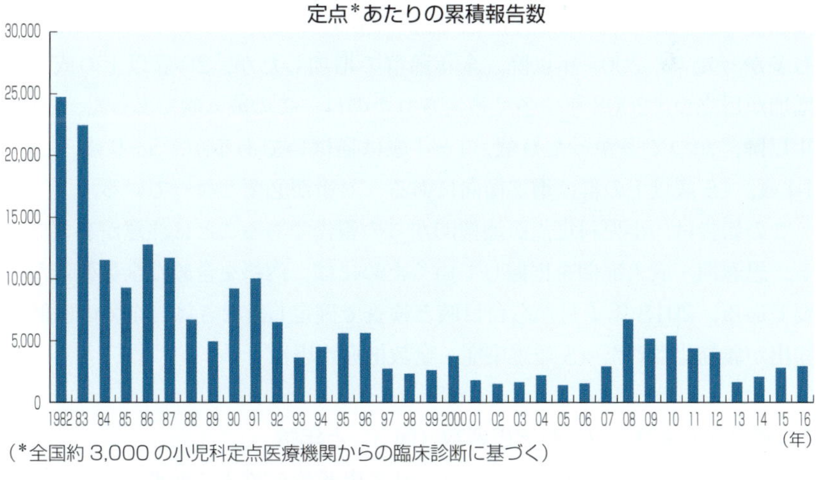

図1 百日咳　累積患者数（1982～2016年）
（国立感染症研究所感染症週報（IDWR）より作図）

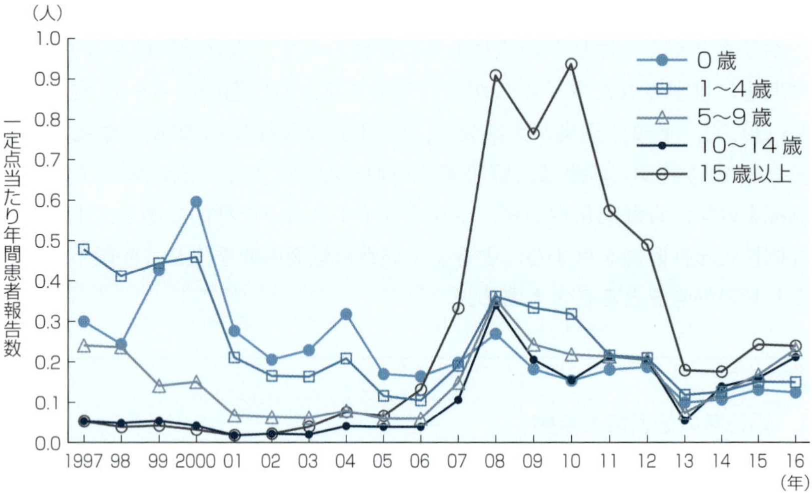

図2 百日咳患者年齢群別報告数の推移（1997 ～ 2016 年）
（国立感染症研究所．感染症発生動向調査．2017 年 1 月 6 日現在．を基に作成）

での集団発生が報告され，2008 年 5 月を中心に過去 10 年にない多くの患者が報告された．

小児科定点から報告される患者年齢に変化が認められる．年齢群別小児科定点あたりの百日咳累積報告数を図 2 に示す[5)]．2006 年までは，乳児が最も多かったが，2007 年以降，全年齢群で増加したが，20 歳以上の成人の増加が目立つ．2008 年に多く報告されたのは，この成人層であった．2013 年以降，かつて多かった 0 歳，1～4 歳は横ばいであるが，5～9 歳，10～14 歳，15 歳以上の群は増加傾向にある．対策が必要となっている．

この報告は，小児科定点医療機関からの報告であることに注意が必要である．思春期・成人症例を把握していくためには，内科を含めた全数報告が必要である．2018 年 1 月から百日咳と検査で確定したときは，全ての医師に届出が義務化された（5 類感染症・全数把握疾患）．

2. 破傷風およびジフテリア患者数（図 3）と年齢

1982 年以降の破傷風およびジフテリア患者数を図 3 に示す．破傷風患者数は 1999 年から報告方法が変更されたが，毎年 100 人前後が報告されて

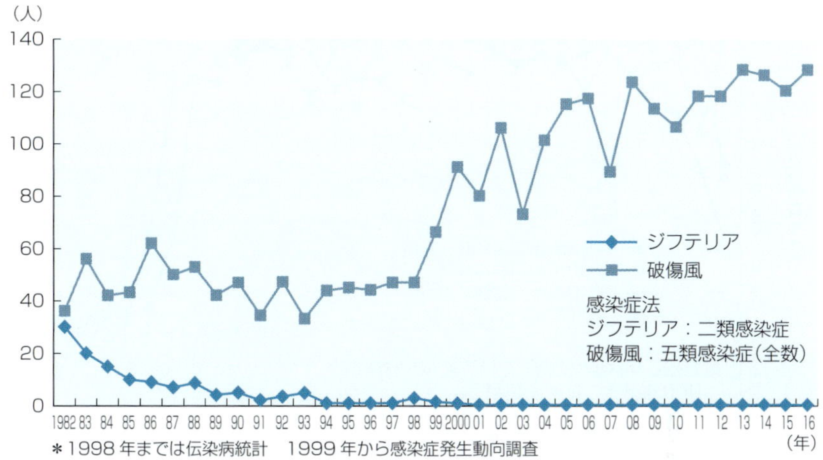

図 3 ジフテリア（二類感染症）・破傷風（五類感染症－全数）報告数の推移（1982 ～ 2016 年）
（感染症発生動向調査事業年報[7] から抽出し作成）

いる．破傷風患者も年齢に特徴がある．2016 年に 120 人（男性 68 人とやや多い）が報告され，78 人（65.0%）が 70 歳以上であった．この要因は，年齢別の破傷風抗体保有状況（図 4）[8] から推察できる．破傷風に対する免疫はワクチン接種のみで得られ，自然感染では獲得できないとされているため，この年齢別抗体保有率は，これまでのワクチン施策を反映している．破傷風トキソイドは 1953 年に導入（任意接種）され，1968 年から DTwP（Diphtheria toxoid, Tetanus toxoid and whole-cell Pertussis）ワクチンとして定期接種化された．このため，1968 年以前に出生した 2013 年時点での 45 歳以上の多くは，破傷風含有ワクチンは未接種のため，抗体価は低い．一方，44 歳未満は，小児期に DTP/DT ワクチンなど破傷風含有ワクチンを複数回接種されている世代で，抗体保有率は高い．定期接種としては 11～12 歳が最後のワクチン接種で，かつ自然感染での追加効果がないとされる疾患であるため，ワクチン接種で獲得した抗体は 30 年以上持続していると考えられる．

現行の小児のみを対象としている DTP-IPV/DT ワクチン接種方式では，高齢者の破傷風患者の発症は抑制できない．成人への破傷風含有ワクチンの

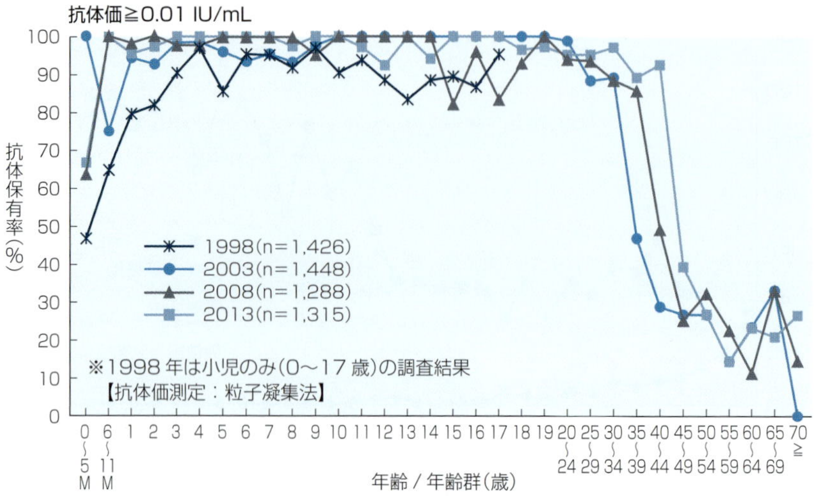

図4 年齢/年齢群別の破傷風抗毒素保有状況，2013年※1
(2013年度感染症流行予測調査より作成〈http://www.nih.go.jp/niid/ja/y-graphs/4513-tetanus-yosoku-year2013.html〉
※1　主に2013年7〜9月に採取された血清の測定結果（2014年3月現在暫定値）

追加接種が必要と考えられる．

ジフテリア患者は，1999年以降報告されていないが，ジフテリア毒素をもつ *Corynebacterium ulcerance* 菌感染症が問題となっている．

3. ポリオ患者数

国内では，1960年にポリオ患者の数が5,000人を超え，かつてない大流行となったが，生ポリオワクチンの緊急導入により，流行は終息した．1980年の1例を最後に，現在まで野生（ワクチン株以外）ポリオウイルスによる新たな患者報告はない（図5）．

1988年から全世界で制圧に向けての取り組みが開始され，2016年時点では6つのWHO地域のうち，4地域は制圧できている[10]．野生株ポリオウイルス（WPV）および伝播型ワクチン由来ポリオウイルス（cVDPV）が分離された患者が報告されている国々を図6に示す．ナイジェリア，アフガニスタン，パキスタンの3カ国からは野生株ポリオウイルスの分離報

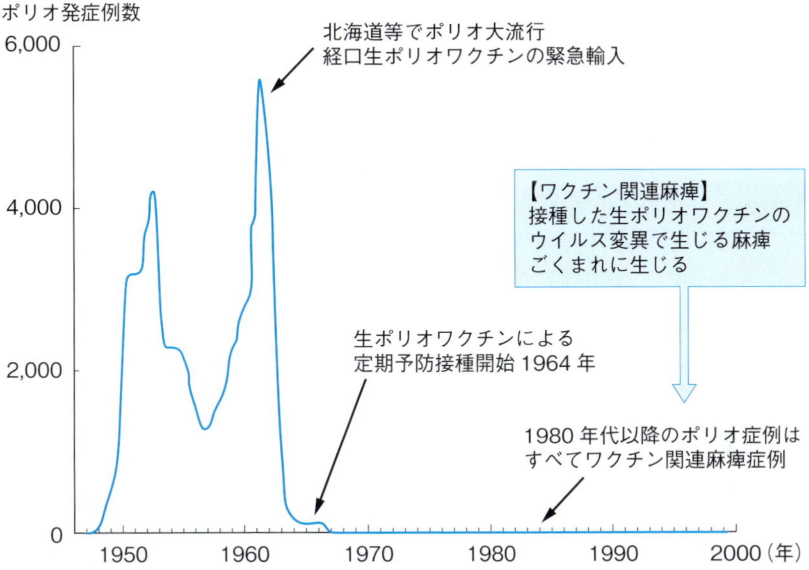

図5 日本における過去のポリオの流行
（ポリオワクチンに関するファクトシート（平成 22 年 7 月 7 日版）より作成）[9]

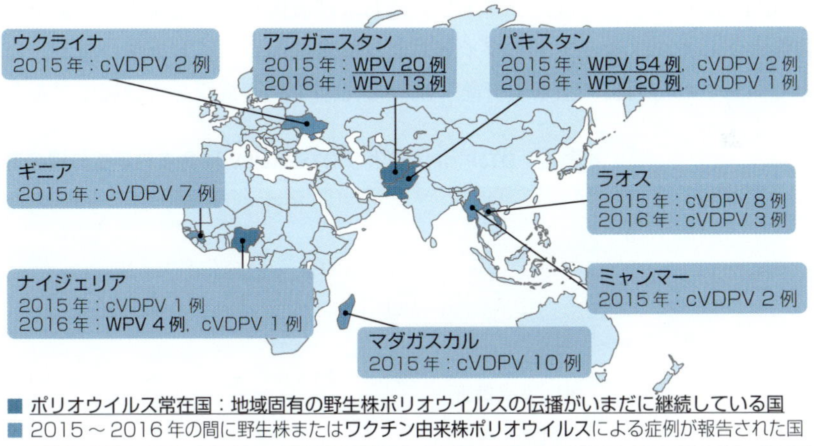

- WPV（Wild Poliovirus）：野生株ポリオウイルス．自然感染した宿主から分離された株．
- cVDPV（circulating VDPV）：伝播型ワクチン由来ポリオウイルス．ヒト-ヒト伝播の証拠が存在する，遺伝子が変異した経口生ポリオワクチン由来株．

図6 野生株ポリオウイルス（WPV）および伝播型ワクチン由来ポリオウイルス（cVDPV）が分離された患者が報告されている国々（2015 ～ 2016 年）

告が続いている．経口生ポリオワクチン（OPV）を使用していた国々からはcVDPV（circulating VDPV：伝播型ワクチン由来ポリオウイルス）による患者報告が続いているため，WHOは今後のポリオ根絶計画の中で，OPVのみを使用する国々を2015年末までにゼロにし，少なくとも1回は不活化ポリオワクチンを接種するよう勧告した．さらに，近年検出されるcVDPVの95%以上は2型ポリオウイルスであるため，これまで使われていた3価OPV（tOPV）から2型を除いた2価OPV（bOPV）への変更が行われた．

患者発生地域で感染したことに気がつかないまま，入国する可能性がある．感染者は無症状でも，便中にはポリオウイルスが排泄され，感染源となる．

海外での流行が終息しない限りは，ポリオウイルスが国内に持ち込まれる可能性があるため，国民の抗体保有率を高いレベルに保っておくことが必要である．

ワクチンと接種法

1．ワクチン

DPT-IPVワクチンは，ジフテリア菌および破傷風菌の産生する毒素を精製無毒化したジフテリアトキソイドおよび破傷風トキソイドを含む液と，日本で開発された百日咳菌から分離・精製した感染防御抗原を含む液にアルミ

表1　DTaP-sIPVおよびDTaP-wIPVに含まれる成分量の違い

製造メーカー	百日咳				ジフテリア	破傷風
	PT (ug)	FHA (ug)	69 kD	Fim 2	(Lf)	(Lf)
DTaP-sIPV（財）阪大微研	23.5	23.5	−	−	≦15.0	≦2.5
DTaP-sIPV（財）化血研	8	32	−	−	≦16.7	≒2.5
DTaP-wIPV 北里第一三共	6	51.5	5	1	≒15.0	≒2.5

各社DPTワクチン0.5mLに含有される抗原量

ニウム塩を加え不溶化したDTaP三種混合ワクチンに不活化ポリオワクチンを混合した四種混合ワクチンである．

混合された不活化ポリオワクチンには2種類ある．これまで接種されてきた経口生ワクチン株（セービン株）をホルマリンで不活化した不活化ポリオワクチン（sIPV: Sabin strain derived inactivated polio vaccine）は，日本で開発された．DTaP-sIPV混合ワクチンとして，2012年11月から定期接種となっている．2015年12月から定期接種となった四種混合ワクチンの特徴は，主に国外で使用されてきた野生株ポリオウイルスを不活化したwIPV（wild inactivated polio vaccine）と国内のDTaPとを混合した製剤である（DTaP-wIPV）．

わが国で製造されている四種混合ワクチンの組成は，基盤となったDTaPワクチンの違いも含めて，3製品ごと異なっている（表1）．

2. 接種法

定期接種では，第Ⅰ期（生後3か月以上90か月未満）と第Ⅱ期（11歳以上13歳未満）に分けて，Ⅰ期はDTP-IPVワクチンまたはDTトキソイドを，Ⅱ期はDTトキソイドを皮下接種する．

表2に百日せきジフテリア破傷風不活化ポリオ混合ワクチン（DTP-IPV），不活化ポリオワクチン（IPV）の対象者，接種期間，回数，間隔，

ポリオ1型		ポリオ2型		ポリオ3型	
LSc，2ab株（ワクチン株）	Mahoney株（野生株）	P712，Ch，2ab株（ワクチン株）	MEF-1（野生株）	Leon，$12a_1b$株（ワクチン株）	Saukett株（野生株）
3		100		100	
3		100		100	
	40		8		32

各社添付文書より作図

表2　百日咳ジフテリア破傷風不活化ポリオ混合ワクチン（DTP-IPV），百日咳ジフテリア破傷風混合ワクチン（DTP），不活化ポリオワクチン（IPV），沈降ジフテリア破傷風混合トキソイド（DT），の対象者，接種期間，回数，間隔，接種量および接種上の注意点

ワクチン	接種					
	対象者	標準的な接種期間※	回数	間隔	接種量	方法
百日せき ジフテリア 破傷風 不活化ポリオ 混合ワクチン （DTP-IPV） または 百日せき ジフテリア 破傷風 混合ワクチン（DTP） または 沈降ジフテリア破傷風 混合トキソイド（DT） または 不活化ポリオワクチン （IPV）	1期初回 生後3～ 90か月	生後3～ 12か月	3回	20日以上 （標準は20日～56日）	各0.5mL	皮下
	1期追加 生後3～ 90か月 （1期初回3回終了後6か月以上の間隔をおく）	1期初回接種（3回） 終了後12～ 18か月	1回		0.5mL	皮下
沈降ジフテリア破傷風 混合トキソイド（DT）	第2期 11歳以上 13歳未満	11～12歳	1回		0.1mL	

接種量および接種上の注意点をまとめた[11]．乳児期早期のワクチン未接種の百日咳感染は重症化のリスクが高い．生後3か月になれば，できるだけ早くワクチン接種を開始することが大切である．

a. 第Ⅰ期（百日咳，ジフテリア，破傷風，ポリオ）

Ⅰ期初回: 生後3か月以上90か月未満が対象．標準として生後3か月以上12か月未満の間に20日以上の間隔をおいて，DTP-IPVワクチンは3回，DTトキソイドの場合は2回接種する．ただし，同一ワクチンを必要回数接種する．DTP-IPVワクチン，DTトキソイドともに1回の接種量は0.5mL.

接種上の注意

・生後 3 か月以降できるだけ早期に接種を開始する．
・20 日以上（標準は 20 ～ 56 日）の間隔をおいて，1 期初回接種を確実に行う
・1 期初回接種において，発熱や急性疾患などのやむを得ない事情により，56 日までの間隔で，接種できなかった場合であっても，その要因が解消され，生後 90 か月までに接種された場合は，定期接種とみなされる．
・1 期初回の接種は左右交互に行う．
・平成 24 年 9 月 1 日以前に経口生ポリオワクチンを 1 回接種した児は，平成 24 年 9 月 1 日以降は，初回 1 回受けたとみなす．なお，平成 24 年 9 月 1 日以前に経口生ポリオワクチンを 2 回接種した児は，不活化ポリオワクチンの接種を受ける必要はない．
・ポリオワクチンは，原則平成 24 年 9 月 1 日以前の接種歴に応じた接種回数とする．予防接種台帳による確認や保護者からの聞き取りなどを十分に行い，接種歴の確認に努める．
・平成 24 年 9 月 1 日以前に海外などで不活化ポリオワクチンの接種を受けた児は，医師の判断と保護者の同意に基づき，既に接種した回数分のポリオワクチン種を受けたものとみなすことができる．

・第 2 期に使用できるワクチンは，DT のみ．
・接種量が 0.1mL であることに留意する

① DPT ワクチンと単独不活化ポリオワクチンを同じ回数ずつ接種している場合，残りの接種は DPT-IPV を使用できる．

② 初回接種において，明らかな発熱，または急性疾患に罹っているなど，予防接種不適当要因で接種間隔内に接種できなかった場合は，これらが解消された後，できるだけ早く接種を受けるように指導する．生後 90 か月になる前までは定期接種として接種できる．

I 期追加接種： 初回接種終了後 6 か月以上の間隔をおいて接種．
標準として初回接種終了後 12 か月以上 18 か月未満の間に DTP-IPV ワクチン，DT トキソイドを 1 回接種す

る．

DTP-IPV ワクチン，DT トキソイドともに 1 回の接種量は 0.5mL.

b. 第Ⅱ期（ジフテリア，破傷風）（11 歳以上 13 歳未満）

標準として 11 歳に DT トキソイド 0.1mL を 1 回接種する．

ジフテリアまたは破傷風のどちらか 1 つの予防接種を行う場合，または同時に行う場合，いずれも DT トキソイドを接種する．

効果

現行の無細胞性百日咳ワクチンの国内での効果は，1982 年以降の定点当たりの累積患者数と年齢別報告数（図 1，2）で示されている．感染症法では小児科定点医療機関からの臨床診断に基づく報告となっていた．このため，小児の患者数の動向は，ほぼ把握できていると考えられ，小児への効果は可視化できている．一方，15 歳以上の思春期・成人層の患者の動向は，小児科定点医療機関の受診患者しか収集されていないため，現行の患者報告システムからは，ワクチンの効果は正確に評価できない．国内での全年齢にわたる百日咳含有ワクチンの評価を行うためには，入院などの重症例や死亡例，成人例などを把握する全数報告システムが必要となったため，2018 年 1 月から 5 類感染症・全数把握疾患となった．

WHO によると，2015 年世界における百日咳患者報告数は 123,210 人，関連死亡者数は 89,000 人（2008 年推定），3 回の百日咳ワクチン接種率は 86％と推定されている[12]．日本を含めた多くの先進国では，思春期・成人の百日咳患者の増加が認められ，多くの国々で対策がとられているが，十分にコントロールできていない．

米国では，日本で開発された無細胞百日咳ワクチンが 1992 年から導入されたが，その後患者数は増加傾向にある．日本と報告システムが異なるため単純な比較はできないが，年齢別では乳児が最多で，次が 7～10 歳となっている．百日咳に関連した乳児死亡例も 10 人前後は毎年報告されている．英国では 2000 年以降，生後 3 か月未満の患者数が最多となり，入院も増加した．とくに 2011 ～ 2012 年の流行では，この月齢群の入院率が著増したため，妊婦へのワクチン接種が広く呼びかけられた．妊婦への Tdap

(Tetanus toxoid, reduced diphtheria toxoid and acellular pertussis vaccines）接種率が上昇した結果，生後 3 か月未満の入院率は減少した[13]．

感染症流行予測調査報告によると，1981 年に導入された現行の DTaP ワクチン接種後のジフテリア免疫は 1983 年以前の調査成績と比較して同等またはそれ以上である．この調査の長年にわたる報告の結果は，わが国におけるジフテリア免疫が全面的に予防接種に依存しており，予防接種スケジュールおよびワクチンの変更がそのまま免疫状態に反映されてきたことを示している．日本ではジフテリア菌の分離は近年まれであるが，ジフテリアの保菌者が存在する可能性があること，1990 年代前半に予防接種率の低下によって生じた旧ソ連域における流行を考えると，海外からジフテリア菌が持ち込まれる危険性もあることなどから，今後もなお一定レベルの免疫の維持が必要である．規定の接種方法で行うと，血清中の抗毒素は，感染防御レベルといわれる 0.01 IU/mL 以上に保たれ，約 10 年間は持続する．抗毒素量を防御レベル以上に保つために 11 ～ 12 歳で追加接種を受ける必要がある．破傷風トキソイドの効果は，疫学の項でまとめている．

経口生ポリオワクチン（oral polio vaccine: OPV）によって，ポリオの根絶そしてその状態の維持を行ってきたが，極めてまれではあるが OPV の重大な副反応であるワクチン関連麻痺（vaccine associated paralytic poliomyelitis: VAPP）を回避するために，定期接種としてのポリオワクチンを OPV から不活化ワクチン（inactivated polio vaccine: IPV）に変更された．2012 年 9 月から IPV 単独ワクチン，2012 年 11 月から DPT-IPV の 4 種混合ワクチンが使用できるようになった．IPV に含まれる 3 種類の型の抗原刺激によって，3 回の接種後にはほぼ 100％の被接種者に中和抗体が産生されるが，さらに追加免疫効果を目的として 4 回目の接種を行う．

OPV では十分でなかった 3 型に対しても，IPV に変更されたことで十分な抗体が獲得できるようになった．

有害事象

予防接種後健康状況調査では，これまでDTPの調査結果が1996年度から2012年度まで累積でまとめられてきた．今回からDTP-IPV接種後の健康状況調査報告書が報告された（図7）[14]．

(1) 1期初回1回目

局所反応は，接種翌日が最も多く，6.1％の児に認められた．全身反応では発熱が最も多く，接種翌日が最多で8.3％の児に認められた．発熱以外の嘔吐や下痢，咳・鼻水も調査対象となっているが，不活化ワクチンであるため，ワクチン副反応とは考えにくい．

(2) 1期初回2回目

局所反応は，1回目と同様に接種翌日が最も多く，8.8％の児に認められた．発熱も1回目と同様に接種翌日が最も多く，6.6％の児に認められた．

(3) 1期初回3回目

局所反応は，1回目，2回目と同様に接種翌日が最も多かったが，頻度は4.1％と少なくなっていた．発熱も1回目，2回目と同様に接種翌日が最も多かったが，頻度は1.2％と局所反応と同じく，1回目・2回目より少なかった．

(4) 1期追加

報告数が，3回目までと比較して多くはないが，傾向は3回目までと同様である．局所反応は接種翌日が最多で，10.9％の児に認められた．発熱も接種翌日が最多で，2.0％の児に認められた．

＊ 単独接種と同時接種

Hibワクチンや小児用肺炎球菌ワクチンが定期接種となり，乳児には同時接種されることが多くなっている．この報告書[14]から，初めてDTP-IPV単独接種とHibおよびPCVとの同時接種後の有害事象がまとめられているが，まだ症例数が少ない．

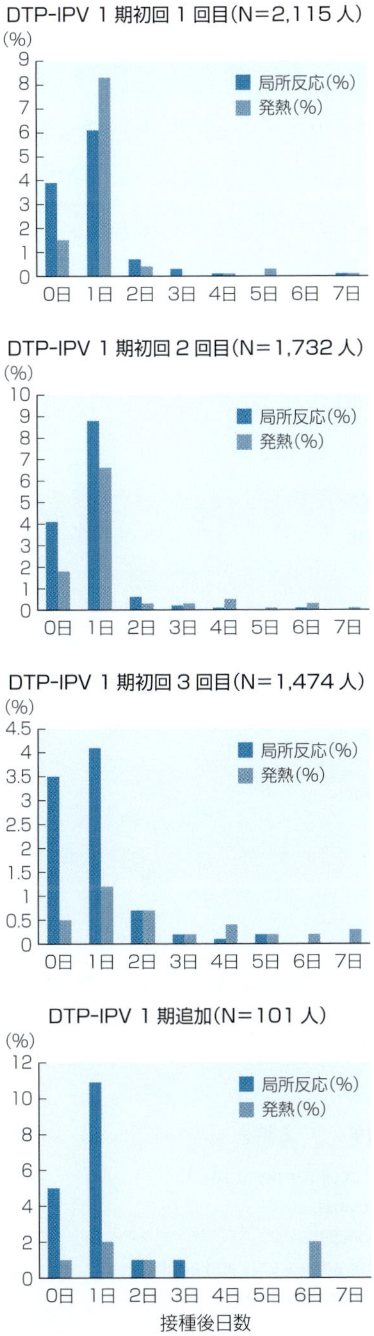

図 7
DTaP-IPV 四種ワクチン接種後の回数別局所反応率・発熱率と出現日
(予防接種後健康状況調査集計報告書～ 2013 年 4 月 1 日～ 2014 年 3 月 31 日)
〈http://www.mhlw.go.jp/file/05-Shingikai-10601000-Daijinkanboukouseikagakuka-Kouseikagakuka/0000126451.pdf〉

表 3　先進諸国の DTaP-IPV 接種スケジュール

	初回免疫（乳児期）						
	生後（か月）	2	3	4	5	6	
北米							
カナダ	DTaP-wIPV-Hib or DTaP-wIPV-Hib-HB	○		○		○	
米国	DTaP or DTaP-wIPV-Hib or DTaP-wIPV-Hib-HB	○		○		○	
欧州							
オーストリア	DTaP-wIPV-Hib-HB		○		○		12 か月
ベルギー	DTaP-wIPV-Hib-HB	○	○	○			
デンマーク	DTaP-wIPV-Hib or DTaP-wIPV-Hib-HB		○		○		12 か月
フィンランド	DTaP-wIPV-Hib		○		○		12 か月
フランス	DTaP-wIPV-Hib-HB	○		○			11 か月
ドイツ	DTaP-wIPV-Hib-HB or DTaP-wIPV-Hib	○	○	○			
スウェーデン	DTaP-wIPV-Hib-HB DTaP-wIPV-Hib		○		○		12 か月
スイス	DTaP-wIPV-Hib	○		○		○	
英国	DTaP-wIPV-Hib	○	○	○			
アジア・オセアニア							
オーストラリア	DTaP-wIPV-Hib-HB	○		○		○	
日本	DTaP-sIPV or DTaP-wIPV		○	○	○		
ニュージランド	DTaP-wIPV-Hib-HB	6 週	○		○		

DTaP: diphtheria and tetanus toxoids and acellular pertussis,
wIPV: wild-strain derived inactivated poliovirus
sIPV : sabin-strain derived inactivated poliovirus
Tdap; tetanus, diphtheria, and pertussis for adolescents and adults,
Hib: Haemophilus influenzae type b, HB : hepatitis B virus

追加接種（1～3歳）	追加接種2（4～8歳）	追加接種3（9歳以降）
18か月：DTaP-wIPV-Hib	4～6歳：DTaP-wIPV	14～16歳：Tdap（or Td）
15～18か月：DTaP	4～6歳：DTaP	11歳：Tdap
	7歳：DTaP-wIPV	
15か月： DTaP-wIPV-Hib-HB	5～7歳：DTaP-wIPV	14～16歳：Tdap
	5歳：DTaP-wIPV （Tdap）	
	4歳：DTaP-wIPV	14～15歳：TdaP （10年おきにTd）
	6歳：Dtap-wIPV	11～13歳：TdaP-wIPV
11～14か月： DTaP-wIPV-Hib-HB or DTaP-wIPV-Hib	5～6歳：Tdap	9～17歳：TdaP-wIPV
	5～6歳：DTaP-wIPV	14～16歳：Tdap
15～24か月： DTaP-wIPV-Hib	4～7歳：DTaP-wIPV	11～15歳：Tdap
3～5歳：DTaP-wIPV		13～18歳：Td-wIPV
	4歳：DTaP-wIPV	10～15歳：Tdap
18か月：DTaP-sIPV またはDTaP-cIPV		11歳：DT
	4歳：DTaP-wIPV	11歳：Tdap

（WHO vaccine-preventable diseases: monitoring system. 2015 global summary
〈http://apps.who.int/immunization_monitoring/globalsummary/schedules〉改変）

今後の課題と問題点

1. 我が国と諸外国におけるDPT/DTワクチン，DPT-IPVワクチン接種プログラム

わが国で開発された小児へのDTaPワクチンは，高い有効性と安全性で小児の百日咳，ジフテリア，破傷風患者数は低く抑えられてきた．一方，思春期・成人の百日咳は気付かれないことが多く，感染源になっていることが世界的に問題となっている．

対策として，就学前や10歳代への追加接種が実施されている国々がある（表3）．欧米では，DTaPを幼児期後半や学童期に5回目の接種，10歳代に新しくジフテリアと百日咳の抗原量を減量した思春期・成人用の三種混合Tdap（Tetanus toxoid, reduced diphtheria toxoid and acellular pertussis）ワクチンを6回目として推奨している．

日本では現在，2期接種として，11～12歳児にDT接種が行われている．DTaPに変更することは，思春期・成人の百日咳コントロールに有効な手段であると考えられる．

海外で使用されている強毒ポリオウイルスを用いたwIPVあるいはwIPVを含む混合ワクチンは，ポリオに対する免疫を持続させるため4-6歳時に追加接種を推奨している国は多い（表3）．ただ，sIPVを用いた混合ワクチン（DTaP-sIPV）は，日本が世界に先駆け導入した経緯があるため，国内でその評価をしておく必要がある．厚生科学審議会予防接種・ワクチン分科会 研究開発および生産流通部会において，不活化ポリオワクチンの2期接種に向けた研究開発の必要性が議論され，ポリオに対する追加接種の必要性および最適な接種時期の検討を行っている（表4）．ポリオだけでなく，百日咳，破傷風，ジフテリアに対する抗体価の持続も検討している．4疾患に対する抗体の減衰は，いずれも同じ傾向があり，接種1年後では急速に獲得抗体価は減衰するが，2年目以降はほぼ横ばいの状況である．百日咳に対する抗体価は，5～7歳で感染防御レベル未満まで低下している児が多くなっている．ポリオとともに百日咳も就学前に追加接種が必要な時期にきている．

JCOPY 498-07117

表4 3歳時点でのポリオ1型・2型・3型の強毒株およびセービン株に対する抗体陽性#1率

		A群 (N = 46)#2	B群 (N = 39)#3
ポリオ 1型	強毒株 セービン株	100% 100%	100% 100%
ポリオ 2型	強毒株 セービン株	100% 100%	100% 100%
ポリオ 3型	強毒株 セービン株	100% 100%	97% 97%

#1: Polio 1/2/3 中和抗体価陽性: 2^3 以上
#2: DTaP-sIPV (A製造所)
#3: DTaP-sIPV (B製造所)

2. 感染症法

現在，百日咳は感染症法で5類感染症・定点把握疾患に定められており，全国約3,000カ所の小児科定点から毎週報告がなされていた．これまで，この報告で国内の疫学情報が整理され，ワクチンの評価に用いられてきた．百日咳の患者年齢の変化に伴い，小児だけでなく，成人も含めた病原体診断に基づく報告が必要になっている．2018年から，5類感染症・全数把握疾患への改正が行われた．

■文献

1) Centers for Disease Control and Prevention (CDC) ホームページ.〈http://www.cdc.gov/pertussis/about/complications.html〉
2) Centers for Disease Control and Prevention (CDC): Pertussis; United States, 1997-2000. MMWR Morb Mortal Wkly Rep. 2002; 51: 73-6.
3) 岡田賢司. 百日咳の発生実態の解明及び新たな百日咳ワクチンの開発に資する研究. 平成26年度厚生労働科学研究委託費（厚生労働科学研究委託事業）研究総括報告書.
4) Melvin JA, Scheller EV, Miller JF, et al. *Bordetella pertussis* pathogenesis: current and future challenges. Nat Rev Microbiol. 2014; 12: 274-88.
5) 百日せきワクチンファクトシート: 第6回厚生科学審議会予防接種・ワクチン分科会予防接種基本方針部会ワクチン評価に関する小委員会（平成29年2月10日）資料. 厚生労働省ホームページ.
〈http://www.mhlw.go.jp/file/05-Shingikai-10601000-Daijinkanboukouseikagakuka-Kouseikagakuka/0000151503.pdf〉
6) 国立感染症研究所. 感染症発生動向調査事業年報.
〈https://www0.niid.go.jp/niid/idsc/idwr/IDWR2016/idwr2016-51-52.pdf〉
7) 国立感染症研究所. 感染症発生動向調査事業年報.
〈https://www.niid.go.jp/niid/ja/survei/2270-idwr/nenpou/6982-syulist2015.html〉

8) 国立感染症研究所．感染症流行予測調査グラフ．感染症流行予測事業．
〈http://www.nih.go.jp/niid/ja/y-graphs/4636-tetanus-yosoku-year2013.html〉
9) 国立感染症研究所．ポリオワクチンに関するファクトシート．
〈http://www.mhlw.go.jp/stf2/shingi2/2r9852000000bx23-att/2r9852000000bybl.pdf〉
10) Maes EF, Diop OM, Jorba J, et al. Surveillance systems to track progress towards polio eradication worldwide, 2015-2016. The Global Polio Eradication initiative. 〈http://apps.who.int/iris/bitstream/10665/254988/1/WER9214.pdf?ua=1〉
11) 予防接種ガイドライン等検討委員会．予防接種ガイドライン 2017 年度版．東京: 予防接種リサーチセンター; 2017.
12) WHO ホームページ．
〈http://www.who.int/immunization/monitoring_surveillance/burden/vpd/surveillance_type/passive/pertussis/en/〉
13) Amirthalingam G, et al. Effectiveness of maternal pertussis vaccination in England:an observational study. Lancet; 2014. 384: 1521-28.
14) 厚生労働省健康局結核感染症課．予防接種後健康状況調査集計報告書（平成 25 年 4 月 1 日～平成 26 年 3 月 31 日）．予防接種・ワクチン分科会・副反応検討部会. 厚生労働省ホームページ．
〈http://www.mhlw.go.jp/file/05-Shingikai-10601000-Daijinkanboukouseikagakuka-Kouseikagakuka/0000126451.pdf〉

〈岡田賢司〉

2 Hib ワクチン

●侵襲性 Hib 感染症

インフルエンザ菌（*Haemophilus influenzae*）は 1892 年に Pfeiffer がインフルエンザ患者から分離したグラム陰性小桿菌で，小児の侵襲性細菌感染症および気道細菌感染症の主要な起因菌である[1)]．インフルエンザ菌には，細胞壁の外側にポリサッカライド（多糖体）からなる莢膜を有するタイプ（莢膜型）と莢膜を有さないタイプ（無莢膜型，non typable *Haemophilus influenzae*, NTHi）とがある．莢膜型インフルエンザ菌は莢膜の働きにより好中球の貪食から免れており，化膿性髄膜炎，敗血症などの侵襲性細菌感染症を引き起こす．また，Hib が関係する重症の細菌感染症として喉頭蓋炎がある．急速に進行する呼吸困難が特徴である．幼児に好発する．インフルエ

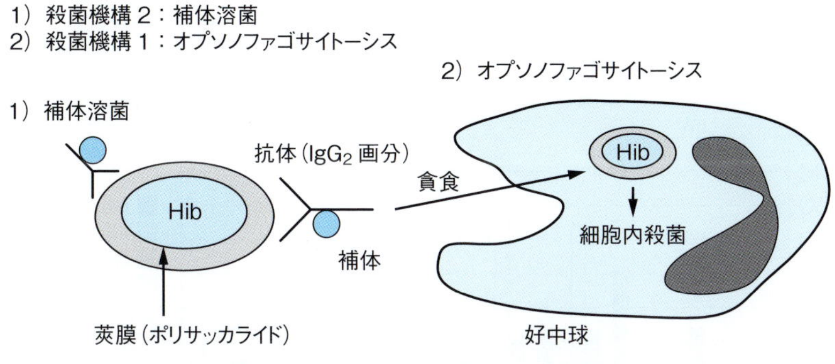

図 1　莢膜多糖体（ポリサッカライド）抗原と殺菌機構
（注）菌体表面に莢膜をもつ細菌は，莢膜の作用により好中球の貪食を受けないようになっている．しかし，莢膜に対する抗体と補体が莢膜に付着すると，①莢膜に穴があき，浸透圧が変化して溶菌されて（補体溶菌）細菌が死滅するか，②好中球に貪食され好中球の中で殺菌を受けて細菌が死滅する．莢膜に抗体と補体が付着し，好中球に貪食される状態にすることをオプソニン化という．結合型 Hib ワクチンは肺炎球菌結合型ワクチン接種により，オプソニンン化や補体溶菌に関る抗体が産生される．
（庵原俊昭．ファルマシア．2013; 49: 201-5[2)] より改変）

ンザ菌の莢膜型にはa型からf型までの6種類あるが，インフルエンザ菌b型（*Haemophilus influenzae* type b, Hib）ワクチンが導入される前までは，侵襲性インフルエンザ菌感染症の95%以上がHibによるものであった．一方，NTHiは中耳炎，副鼻腔炎，肺炎の起因菌であり，時に侵襲性インフルエンザ菌感染症に関連している．HibワクチンはNTHiに無効である．

莢膜を有する細菌に対する感染防御機構には2つの特徴がある[2)]．1つ目は，好中球の貪食から免れている細菌を殺すには抗体と補体が必要である点である（図1）．莢膜に対する抗体がまず莢膜に付着し，ついで補体が作用することで莢膜に穴が開き，結果として菌が溶菌するメカニズム（補体依存性溶菌）か，抗体と補体の作用により好中球に貪食され，好中球内で殺菌されるメカニズムかによって菌は溶菌または殺菌される．髄膜炎菌やHibに対しては主として前者のメカニズムが，肺炎球菌に対しては主として後者のメカニズムが働いている．莢膜に抗体と補体とが付着し，細菌が好中球に貪食されやすくすることをオプソニン化と呼び，オプソニン化された細菌を好中球が貪食するメカニズムがオプソノファゴサイトーシスである．また，オプソニン化に関係する生物活性を持った抗体がオプソニン化抗体であり，オプソニン化抗体が莢膜を有する菌の感染防御に直接かかわっている．なお，多くの例ではオプソニン化抗体と酵素免疫法（enzyme immunoassay: EIA）

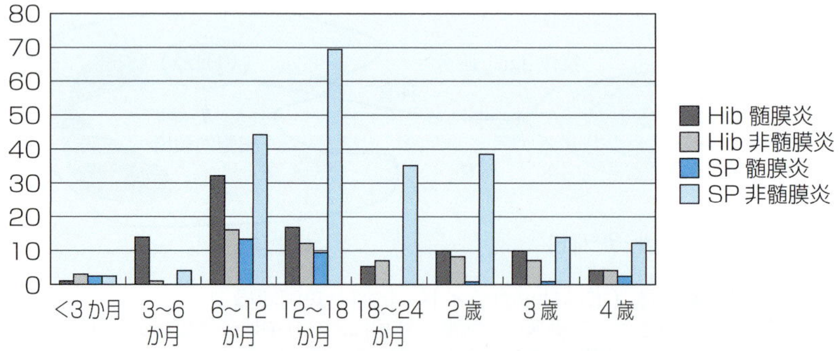

図2　年齢による侵襲性Hib感染症および侵襲性肺炎球菌感染症の報告数

Hib：インフルエンザ菌b型，SP：肺炎球菌

Hib髄膜炎は3～6か月頃から増加するが，侵襲性肺炎球菌感染症は生後6か月頃から増加する．

（庵原・神谷班研究．2010年度報告書）

JCOPY 498-07117

で測定される抗体とは相関している．

2つ目の特徴は，莢膜ポリサッカライドに対する抗体はIgG2画分に属している点である．IgG2画分に属する抗体の産生力は，出生時は低く，その後加齢とともに高まり，成熟するのは5歳頃である．また，IgG3の母親からの移行抗体レベルは成熟児でも母親の60％である[3)]．これらの結果，乳児期早期から侵襲性Hib感染症，侵襲性肺炎球菌感染症の感染リスクが高率である（図2）．なお，結合型ポリサッカライドワクチンの接種により産生される抗体はIgG1画分に属している．

疫学

Hibワクチン導入が必要とされた理由は2つあった．1つは，侵襲性Hib感染症の発症率の高さと発症したときの重篤度である（表1）[4, 5)]．侵襲性Hib感染症の発症率は，国や民族によって異なっており，北欧諸国では高く，本邦は発症率が低い国に属していた．民族的にはアボリジニやネイティブアメリカンの発症率は極めて高率であった．しかし，いずれの国でも細菌性髄膜炎の起因菌の60％はHibであり，適切な抗菌薬の使用によりHib髄膜炎の死亡率は5％に減少したが，難聴，発達障害などの後遺症を25～30％に

表1　Hibワクチン導入前の侵襲性Hib感染症発症率と導入後のHib髄膜炎発症率の減少率

国・民族	侵襲性Hib感染症発症率（/10万人）	髄膜炎発症率の減少率（％）
アボリジニ	500	
ネイティブアメリカン	150～250	
フィンランド	41	95
スウェーデン	54	96
オーストラリア	33～60	
米国	20～88	98
フランス	21	97
日本	13	97

- 発症率は5歳未満人口10万人あたりの発症率である
- 日本の減少率は2008～2010年の平均発症率（定期接種導入前）と2013年の発症率を比較したもの．公費助成接種・定期接種開始後Hib髄膜炎は97%，Hib非髄膜炎は96%減少している．

（Peltola H. Clin Microbiol Rev. 2000; 13: 302-17[4)]．庵原俊昭．平成25年度総括分担研究報告書．2016. p.7-13[9)]から作表）

認めていた．

2つ目は，インフルエンザ菌の薬剤耐性率の増加である．インフルエンザ菌の薬剤耐性の機序には，βラクタマーゼを産生する耐性機序と，ペニシリン結合タンパク質の変異によりβラクタム系薬剤との親和性が低下することによる耐性機序の2種類がある．近年両者の耐性機序をもったインフルエンザ菌も報告されている．

ワクチンと接種法

1. Hib ワクチン

抗体を産生する形質細胞（plasma cells: PC）には3種類がある[6)]．1番目のPCは，T細胞非依存性に抗体を産生する循環性B細胞由来PCである．抗体産生期間は短期間である．ポリサッカライド抗原を用いたワクチンでは循環性B細胞由来PCしか抗体を産生しないため，T細胞の免疫記憶が誘導されない欠点があった．

2番目は濾胞性B細胞由来のPCでリンパ濾胞に存在する．アポトーシスにより時間の経過とともに数が減少する．短命形質細胞（short-lived PC: SLPC）と呼ばれている．T細胞依存性に抗体を産生する．追加接種によりSLPCは増加し，抗体価は一時的に上昇する．3番目は，濾胞性B細胞が骨

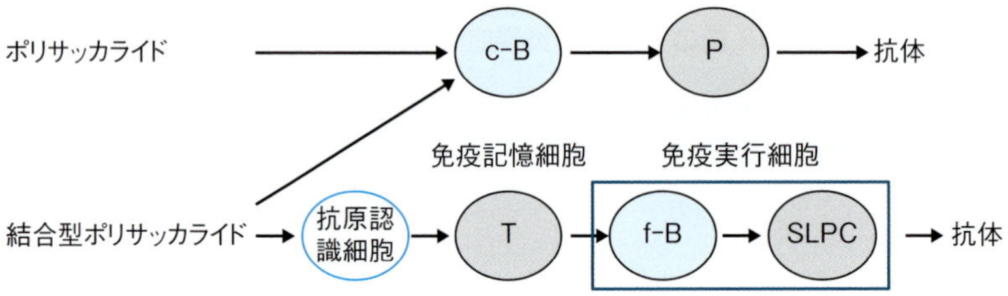

図3 ポリサッカライド抗原刺激により抗体産生に関る細胞群

c-B：循環性B細胞，P：循環性B細胞由来形質細胞，T：T細胞，f-B：濾胞性B細胞，SLPC：短命形質細胞

（注）ポリサッカライド抗原を接種すると循環性B細胞を刺激し，循環性B細胞由来形質細胞が抗体を産生するが，抗体の持続期間は短期間（＜5年）である．しかし，結合型ポリサッカライド抗原を接種すると，循環性B細胞以外にもT細胞依存性による強い刺激で濾胞性B細胞由来SLPCが抗体を産生する．SLPCが産生する抗体は5〜10年間持続する．なお，乳児では循環性B細胞由来形質細胞もSLPCも抗体産生力は未熟なため，高い抗体を誘導するためには繰り返し刺激することが必要である．

髄ニッシェに行き，そこで抗体を産生する PC に成熟した細胞である．アポトーシスを受けないため，抗体産生の半減期は 100 年程度である．長命形質細胞（long-lived PC: LLPC）と呼ばれている．結合型ポリサッカライドワクチンは循環性 B 細胞由来 PC と SLPC を誘導する（図 3）．

2. 接種法

疾病負担の重さから欧米では Hib ワクチンの開発が行われた．当初は莢膜ポリサッカライドを用いていたが，2 歳未満児では抗体反応が悪く，抗体半減期は短期間であった．当時の Hib ポリサッカライドワクチンの接種対象者は 2 歳以降であった．莢膜ポリサッカライドにキャリアタンパクを付けたワクチンが，結合型ポリサッカライドワクチンである．抗原認識細胞が抗原を認識するため，乳児でも T 細胞依存性に高い抗体が産生される．結合型 Hib ワクチンが開発され，接種開始年齢が生後 2 か月以降となった．結合型 Hib ワクチンの使用開始後，Hib 髄膜炎の減少が認められるように

表 2　米国で使用されている Hib ワクチン

ワクチン	商品名	組成	製造会社
2009 年			
PRP-T	ActHIB	破傷風トキソイドと結合	アベンティス
DTaP/PRP-T	TriHIBit	DTaP ＋ PRP-T	アベンティス
PRP-OMP	PedvaxHIB	髄膜炎菌外膜タンパクと結合	メルク
PRP-OMP-HepB	ComVax	PRP-OMP ＋ B 型肝炎ワクチン	メルク
HbOC	HibTITER	CRM_{197} と結合	ワイス
DTaP-IPV/PRP-T	Pentacel	DTap-IPV ＋ PRP-T	サノフィ
2012 年			
PRP-T	Hiberix	破傷風トキソイドと結合	GSK
PRP-OMP	PedvaxHiB	髄膜炎菌外膜タンパクと結合	メルク
PRP-OMP-HepB	ComVax	PRP-OMP ＋ B 型肝炎ワクチン	メルク
DTaP-IPV/PRP-T	Pentacel	DTaP-IPV ＋ PRP-T	サノフィ

PRP-T：破傷風トキソイドと結合した polyribosylribitol phosphate，DTaP：ジフテリア破傷風無細胞性百日咳ワクチン，OMP：髄膜炎菌由来外膜タンパクコンプレックス，HepB：B 型肝炎ワクチン，CRM_{197}：変異性無毒性ジフテリアトキシン，GSK：GlaxoSmithKline（グラクソスミスクライン）

- アベンティスはサノフィと合併し，ワイスはファイザーと合併している．
- 年齢に応じて単味ワクチンまたは混合ワクチンを使用する．ただし，Hiberix は追加接種だけに用いる（FDA）

（AAP. American Academy of Pediatrics; 2009. p.314-21[7]. AAP editors. Red Book. American Academy of Pediatrics; 2012. p.345-52[8]. から作表）

なった．

米国では，2009 年当時単味 Hib ワクチンとして，キャリアタンパクに破傷風トキソイドを使ったアクトヒブ®，髄膜炎菌由来外膜タンパクコンプレックスを用いたペドバックスヒブ®，無毒性ジフテリアトキシン由来の CRM_{197} を用いたヒブタイター®の 3 種類と，Hib ワクチンを含む複数の混合ワクチンが用いられていた（表 2）．その後，2012 年になると，Hib ワクチンは 2 種類の単味ワクチンと 2 種類の混合ワクチンに整理されている[7, 8]．本邦で用いられている Hib ワクチンはアクトヒブ®だけである．アクトヒブの接種法を図 4 に示した．Hib 髄膜炎の発症年齢から生後 2 か月からの接種が勧められている．

タンパクを抗原とした不活化ワクチンでは，接種時の年齢に関係なく 1 期の初回として 3～8 週間隔（日本やヨーロッパでは 4 週間隔，米国では 8 週間隔が多い）で 2～3 回接種して，免疫記憶細胞と少数の免疫実行細胞を誘導させ（免疫プライミング），プライミング終了 6 か月後以降（多くは 1 年後）に 1 回追加接種して免疫実行細胞の数を増加させる（ブースティング）方式で接種を行っている．一方，結合型ポリサッカライドワクチンでは，年

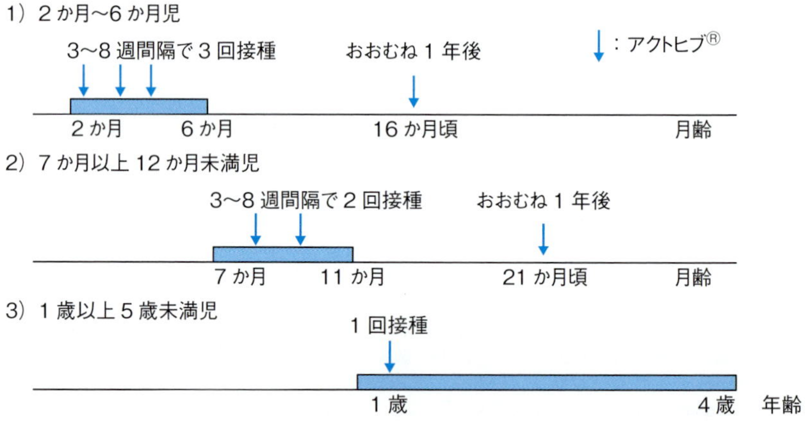

図 4　アクトヒブ®の基本接種スケジュール（日本）

（注 1）基本接種スケジュールから外れたときは，接種に気づいたときの年齢に応じた接種スケジュールに沿って接種する．

（注 2）生後 2～6 か月で接種を行った時の米国の追加接種時期は 12～15 か月である．

齢が高くなるにつれ抗体産生力が高くなるので，タンパク抗原を接種する方式と異なり，接種を開始する年齢により接種回数が異なっている（図4）．生後 2～6 か月児では，3～8 週間隔で 3 回接種し，3 回目終了後おおむね 1 年で 1 回追加接種を行うのが標準的な接種方法であるが，3 回の初回接種で時に抗体反応が低い例があるため，日本小児科学会では 1 歳早期に 4 回目の接種を勧めている．生後 7～12 か月未満児では，3～8 週間隔で 2 回接種し，2 回目接種終了後おおむね 1 年で 3 回目の接種を行っている．1 歳以上 5 歳未満児では 1 回の接種で十分な抗体反応が認められるため，接種回数は 1 回である．

Hib ワクチンでは，1 歳未満での接種が不十分であっても，接種回数や接種方法に関係なく，1 歳を超えれば 1 回の接種で十分な免疫応答が期待できる．この点もタンパクを抗原とする不活化ワクチンと接種方法が異なる点である．

効果

ワクチンの効果は，ワクチンを受けた集団とワクチンを受けていない集団での発症率の比較で評価するのが基本である〔ワクチンの有効率＝(ワクチンを受けていない集団の発症率－ワクチンを受けた集団の発症率)÷ワクチンを受けていない集団の発症率× 100，表 3〕．

この方法では，対象とする集団でその感染症が流行しないと，ワクチンの

表 3　ワクチンの有効性評価

1）集団での評価
- Efficacy（有効性）：治験を行った集団での効果
- Effectiveness（有効性）：流行した集団での効果

$$有効率＝\frac{(NV 群発症率－V 群発症率)}{NV 群発症率}\times 100$$

V：ワクチン接種，NV：非ワクチン接種

- 発症率の低下（historical control）
- 集団免疫効果（herd immunity）と集団免疫率（H_0）
- 抗体陽転率，平均抗体価の上昇*

2）個人での評価
- 発症予防 / 軽症化
- 抗体価*

*抗体：代替指標（surrogate marker）による評価

表 4　Hib ワクチン（アクトヒブ®）の免疫原性（日本）

ワクチン接種	人数	抗体濃度（抗体陽性率）	
		≧0.15 μg/mL（%）	≧1.0 μg/mL（%）
接種前	119	16　(13.4)	3　(2.5)
3 回接種後	119	118　(99.2)	110　(92.4)
追加接種前	116	105　(90.5)	71　(61.2)
追加接種後	116	116（100.0）	116（100.0）

- 平均抗体濃度（geometric mean concentration; GMC, μg/mL：接種前 0.06, 3 回接種後 9.68, 追加接種前 1.84, 追加接種後 117
- 0.15 μg/mL は感染防御レベル，1.0 μg/mL は長期予防効果レベル

（庵原俊昭．ファルマシア．2013; 49: 201-5）[2)]

有効性が評価できない欠点がある．この欠点を回避するために，ワクチンの開発治験では，ワクチンの有効性を示す代替指標（surrogate marker）である抗体を用いてワクチンの評価を行っている．特に発症予防抗体価が示されているワクチン予防可能疾患では，多くの人が発症予防抗体価以上の抗体を獲得することが，ワクチンの有効性評価の基本である．

本邦で行われたアクトヒブ®の治験における抗体反応の結果を表 4 に示した[2)]．Hib 感染症では，0.15 μg/mL は感染防御レベルであり，1.0 μg/mL が長期予防レベルである．接種前の 0.15 μg/mL 以上の抗体陽性者（移行抗体による感染防御レベル以上の児）の割合は 13.4% と低く，このことは，2 か月児の多くは侵襲性 Hib 感染症の感染リスクを有していることを示し，2 か月からの接種を推奨する結果であった．3 回接種後の抗体価では，99.2% が 0.15 μg/mL 以上の，92.4%が 1.0 μg/mL 以上の抗体陽性であり，ほとんどの小児で免疫記憶が誘導されていることを確認した．3 回接種 1 年後の追加接種前の抗体価では 1.0 μg/mL 以上を示したのは 61.2% に過ぎなかったが，1 回の接種で全例 1.0 μg/mL 以上の抗体価を獲得した．以上の結果は，1 歳から長期の予防効果を期待するならば，3 回目接種から 6 か月以上あけた 1 歳早期の追加接種の必要性を示している．

諸外国では 1990 年代から Hib ワクチンの定期接種が始まり，Hib 髄膜炎が 90% 以上減少している（表 1）[1, 3)]．本邦では 2011 年 1 月から「子宮頸がん等ワクチン接種緊急促進事業」による Hib ワクチン接種が開始され，2013 年 4 月から定期接種となった．この間の 10 道県の 3 種類の侵襲性細

表 5　10 道県における 5 歳未満人口 10 万人当たりの侵襲性細菌感染症の発症率と減少率

	2008 ～ 2010	2011		2012		2013	
	平均発症率	発症率	減少率（%）	発症率	減少率（%）	発症率	減少率（%）
Hib 髄膜炎	7.7	3.3	57	0.6	92	0.2	97
Hib 非髄膜炎	5.1	3.0	41	0.9	82	0.2	96
IPD	25.0	20.2	20	11.4	54	9.2	63
侵襲性 GBS 感染症	2.5	2.5	0	2.7	−8	1.9	24

Hib：インフルエンザ菌 b 型，IPD：侵襲性肺炎球菌感染症，GBS：B 群連鎖球菌
- 減少率＝（2008 ～ 2010 平均発症率－当該年度発症率）÷平均発症率× 100
- 2008 年 12 月から Hib ワクチンの接種が開始（任意接種）され，2011 年 1 月から準備ができた市町村から順次公費助成による Hib ワクチン接種が開始された．定期接種が開始されたのは 2013 年 4 月からである．

（庵原俊昭. 平成 25 年度総括分担研究報告書[9] より一部改変）

菌感染症発症率の推移を表 5 に示した[9]．公費助成による接種が開始された 2011 年からの 3 年間で，Hib 髄膜炎は 97%，Hib 非髄膜炎は 96% 減少していたが，ワクチンのない B 群連鎖球菌では著明な患者数の減少が認められなかった．その後も 10 道県における研究は継続され，2014 年以降は Hib による侵襲性感染症の発生報告はゼロが続いていることが明らかとなった．

副反応

アクトヒブ®の開発治験時に認められた 4 回の皮下接種 7 日後までの予測される全身反応は，発熱（≧37.5℃）1.6～4.1%，傾眠 1.7～8.2%，不機嫌 8.5～23.0%，不眠 4.1～15.7% であり，局所反応は発赤 42.4～45.9%，腫脹 9.9～23.1%，硬結 13.9～21.5% であった[2]．なお，筋注で接種すれば局所反応の出現率は低下すると推測されている．

2010 年 12 月に公費助成による Hib ワクチン接種が承認され，翌年の 1 月から接種率が上昇した．2 月になり，Hib ワクチンと肺炎球菌結合型ワクチン（pneumococcal conjugated vaccine: PCV）の同時接種後に死亡する例が相次いで報告され，2011 年 3 月に Hib ワクチンと PCV の接種が一時中断された．その後の検討で，使用されたワクチンのロットは本邦の生物学的製剤基準を満たすこと，死亡例の多くの原因は乳幼児突然死症候群や感

染症および基礎疾患の悪化であること，接種者数に対する死亡者数の割合が諸外国と同等であること，死亡者数の増加は接種者数の増加によるものであること，などの検証結果から，2011年4月に再開された．2013年4月から定期接種となり，接種者数はさらに増加しているが，現在までのところワクチンによる死亡率の増加は認められていない．

今後の課題と問題点

侵襲性インフルエンザ菌感染症の起因菌の多くはHibであったが，Hibワクチンが使用されるようになり，諸外国ではNTHiを含めたHib以外のインフルエンザ菌による侵襲性インフルエンザ菌感染症が報告されている[2, 10]．米国やブラジルではa型，イタリアではe型，f型による侵襲性感染症が少しずつ増加している．本邦でもHibワクチンを規定の回数受けたけれども，NTHiによる侵襲性感染症を発症した症例がある．

2013年4月から侵襲性インフルエンザ菌感染症は全数把握疾患となった．侵襲性インフルエンザ菌感染症を経験したときは，Hibワクチンの接種歴を確認し，同時に起因菌の血清型や薬剤感受性検査が必要である．

ここが知りたいQ&A

(1) 侵襲性細菌感染症とは？

血液，髄液，関節液などの無菌的部位から細菌が分離される感染症の総称である．起因菌としてインフルエンザ菌，肺炎球菌，髄膜炎菌，B群連鎖球菌などが代表である．

(2) Hibワクチンは集団免疫効果（herd immunity）がありますか？

フィンランドやスウェーデンではHibワクチンの接種開始により，鼻咽頭におけるHibのコロニー保有率が0%に減少し，Hibが地域から排除されている．Hibワクチンも他のヒトからヒトに感染するワクチンと同様に集団免疫効果が認められている．

(3) Hibワクチンを含む混合ワクチンについて？

欧米では，DPT-IPV/PRP-TやPRP-OMP-HepBなどの混合ワクチンが使用されている（表2）．本邦でも今後Hibワクチンを含む混合ワクチンの開発，導入が計画されている．

■文献

1）黒崎知道．インフルエンザ菌感染症．小児科診療．2014; 77: S103-6.
2）庵原俊昭．インフルエンザ菌感染症とインフル菌b型ワクチンの効果．ファルマシア．2013; 49: 201-5.
3）Malker A, Sager R, Kuhn P, et al. Evolution of maternofetal transport of immunoglobulins during human pregnancy. Am J Repro Immunol. 1996; 36: 248.
4）Peltola H. Worldwide ***Haemophilus influenzae*** type b disease at the beginning of the 21st century: global analysis of the disease burden 25 years after use of polysaccharide vaccine and a decade after the advent of conjugate vaccine. Clin Microbiol Rev. 2000; 13: 302-17.
5）Chandran A, Watt JA, Stantisham M. ***Haemophilus Influenzae*** vaccines. In: Plotkin SA, et al. editors. Vaccine. 6th ed. Elsevier; 2013. p.167-82.
6）Amanna IJ, Slifka MK. Mechanisms that determine plasma cell lifespan and the duration of humoral immunity. Immunol Rev. 2010; 236: 125-38.
7）AAP. ***Haemophilus Influenzae*** infections. In: Pickering LK, et al. editors. Red Book 28th 2009. American Academy of Pediatrics; 2009. p.314-21.
8）AAP: ***Haemophilus Influenzae*** infections. In: Pickering LK, et al. editors. Red Book 29th 2012. American Academy of Pediatrics; 2012. p.345-52.
9）庵原俊昭．Hib，肺炎球菌ワクチンの有効性・安全性に関する研究．Hib，肺炎球菌，HPV及びロタウイルスワクチンの各ワクチンの有効性，安全性並びにその投与方法に関する基礎的・臨床的研究．平成25年度総括分担研究報告書．2016. p.7-13.
10）庵原俊昭，菅　秀，浅田和豊．ワクチン導入後の侵襲性インフルエンザ菌・肺炎球菌感染症の発生動向．小児科．2013; 54: 429-36.

〈菅　秀，庵原俊昭〉

3 肺炎球菌ワクチン

●肺炎球菌感染症

1. 肺炎球菌

肺炎球菌（*Streptococcus pneumoniae*）は，レンサ球菌属に含まれるグラム陽性の細菌である．肺炎球菌の大多数は外殻に莢膜多糖体を有している．莢膜は，好中球やマクロファージなどの貪食細胞が貪食をする際に抵抗性を示すことから，病原性の主体となる．莢膜型は，血清型とも呼ばれ，現在 95 種類以上に分類される．

2. 肺炎球菌感染症

肺炎球菌感染症は，ヒトの鼻咽腔に肺炎球菌が定着した後，血中に入り全身に散布される侵襲性感染症（invasive pneumococcal disease: IPD）と，直接上気道や下気道に侵入し感染を惹起する非侵襲性感染症の 2 つのタイプに分類される．IPD の代表的な疾患として，菌血症，肺炎，髄膜炎，関節炎があり，非侵襲性感染症の代表的な疾患としては，副鼻腔炎，中耳炎，気管支炎などの呼吸器感染症がある．肺炎球菌はウイルス感染症の二次感染の主要な原因菌でもあり，症状の重症化や遷延化に関与しており，菌血症を伴わない肺炎の原因菌としても重要な細菌である．

▶疫学

インフルエンザ菌 b 型（*Haemophilus influenzae* type b: Hib）ワクチン，7 価肺炎球菌結合型ワクチン（7-valent pneumococcal conjugate vaccine: PCV7）導入前の日本において，肺炎球菌は小児細菌性髄膜炎の原因菌としてインフルエンザ菌についで 2 番目に多く，全体の約 20%を占めていた．また，65 歳以上の成人市中肺炎の原因として，肺炎球菌は最も頻度が高く，約 30%に関与していると報告されている．このように，肺炎球菌は，小児から高齢者に至るまで全ての年齢層において，侵襲性感染症，呼吸器感染症の代表的な原因菌となっている．肺炎球菌はまた，世界的に薬剤耐性化が問題となっており，多種類の抗菌薬に対して，耐性を獲得した肺炎球菌は多剤耐性肺炎球菌（multi-drug resistant *Streptococcus pneumoniae*: MDRSP）と呼ばれ，治療にしばしば難渋する状況を生み出している．

このように臨床上大きな問題となっていた肺炎球菌感染症であったが，海外ではPCV7導入後，5歳未満小児のPCV7に含まれる血清型によるIPDが激減したと報告されている[1]．日本においても，PCV7の導入，普及後IPDの減少傾向が認められた．表1に，PCV7導入前の2008年から導入後2013年までの期間に報告された入院例を主体とした千葉県内小児IPDの診断名と患者数・罹患率の年次推移を示す．PCV7導入後も任意接種の段階では患者数の減少はわずかであったが，2011年2月から全県下で公費助成が認められ，5歳未満の小児に対してPCV7が無料で接種可能となった後は，PCV7の接種率が上昇し，患者数・罹患率ともに低下傾向が認められた[2]．

一方，PCV7接種が普及した米国においては，PCV7に含まれる血清型のIPDが減る一方，血清型19Aを中心にPCV7でカバーされない血清型

表1　千葉県内小児侵襲性肺炎球菌感染症診断名と症例数・罹患率の年次推移

	2008年	2009年	2010年	2011年	2012年	2013年	合計
菌血症	30	46	41	30	19	16	182
肺炎	24	20	18	8	10	4	84
髄膜炎	6	8	10	2	3	4	33
蜂窩織炎	1	2	3	2	1	0	9
骨髄炎	0	0	0	0	0	2	2
関節炎	0	0	0	0	1	0	1
合計	61	76	72	42	34	26	311
5歳未満人口	267,191	268,011	268,031	268,670	262,986	256,961	
5歳未満人口10万人あたりの罹患率（95% CI）	21.3（16.2-27.6）	26.1（20.4-33.0）	24.6（19.0-31.3）	13.8（9.7-19.0）	11.8（8.0-16.7）	9.3（6.0-13.9）	

（Ishiwada N, et al. Vaccine. 2014; 32: 5425-31[2] より作成）

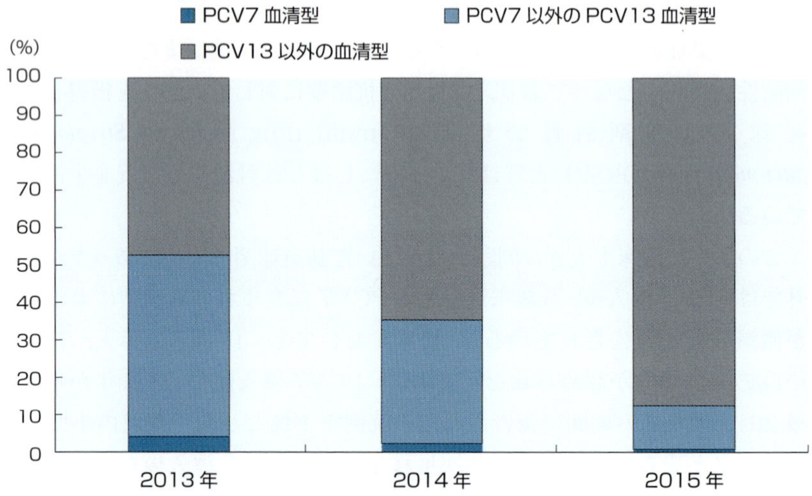

図1 小児侵襲性肺炎球菌感染症の血清型分布
（厚生労働科学研究費補助金事業　研究開発課題名「Hib，肺炎球菌，HPV及びロタウイルスワクチンの各ワクチンの有効性，安全性並びにその投与方法に関する基礎的・臨床的研究」平成25～27年度　総括研究報告書を参考に作図）

によるIPDが増加し問題となった[1]．国内における調査でもPCV7導入後，全体の症例数は減少したものの，相対的にPCV7でカバーされない血清型によるIPDが増加し，海外と同様に19Aの割合が増えた[3]．このような状況のもと，PCV7に19Aを含む6つの血清型を追加した13価肺炎球菌結合型ワクチン（13-valent pneumococcal conjugate vaccine: PCV13）が開発され，2013年11月，日本にもPCV7に切り替わる形で導入された．図1に最近の国内の5歳未満小児IPDの血清型分布を示す．PCV13導入後，PCV13型は年々減少しており，2015年には5歳未満小児IPDの原因となる肺炎球菌の85%以上が非PCV13型となっている．

ワクチンと接種法

1．肺炎球菌ワクチン

現在，日本において使用可能な肺炎球菌ワクチンは，23価莢膜多糖体ワクチン（23-valent pneumococcal polysaccharide vaccine: PPV23）

とPCV13の2種類である．PPV23は，1988年から任意接種ワクチンとして導入され，2014年10月から高齢者を対象として定期接種化された．一方，PCV13は2013年11月から乳幼児を対象に定期接種ワクチンとして使用が開始された．PCV13は，2014年6月から65歳以上の高齢者に対する接種適応も追加された．以下に，2つのワクチンの接種方法・効果・副反応について記載する．

2. PPV23（商品名：ニューモバックス®NP）

(1) 接種方法

接種対象は2歳以上で肺炎球菌による重篤疾患に罹患する危険が高い個人および患者となっている．具体的には，摘脾患者，鎌状赤血球疾患あるいはその他の原因で脾機能不全である患者，心・呼吸器の慢性疾患，腎不全，肝機能障害，糖尿病，慢性髄液漏などの基礎疾患のある患者，高齢者，免疫抑制作用を有する治療が予定されている者で治療開始まで少なくとも14日以上の余裕のある患者である．接種方法は1回0.5mLを筋肉内または皮下に接種する．

(2) 効果

PPV23は23の血清型の肺炎球菌莢膜多糖体を含む．このワクチンは海外において，免疫不全のない高齢者におけるPPV23に含まれる血清型によるIPDの予防と，成人の市中肺炎における重症化，死亡リスクの軽減効果が認められている．最近の日本におけるPPV23の気道感染症予防効果に関する臨床研究をみると，Maruyamaらが，高齢者介護施設入所者1,006名を対象にPPV23の予防効果に関する二重盲検無作為比較試験を行い，PPV23は肺炎球菌性肺炎の発症，全ての原因による肺炎の発症，肺炎球菌性肺炎による死亡を有意に抑制したと報告している[4]．また，Kawakamiらはインフルエンザワクチン定期接種を受けた65歳以上の高齢者786人を対象に，PPV23のオープンラベル無作為比較試験を実施し，75歳以上の高齢者，慢性肺疾患，歩行困難者において，PPV23接種群で肺炎罹患率が有意に減少したこと，65歳以上の高齢者全体においてPPV23接種群で全ての肺炎による医療費の削減効果が認められたと報告している[5]．さらに，

Furumoto らは，慢性閉塞性肺疾患患者に対してインフルエンザワクチン単独接種とインフルエンザワクチンと PPV23 の併用接種による効果を検討したところ，併用接種群で感染性急性増悪の抑制効果が認められたと報告している[6]．

(3) 副反応

PPV23 の副反応の主体は，注射局所の疼痛，熱感，発赤などで接種者の5%以上に認められるが重篤なものは少ない．PPV23 の反復接種に関しては，添付文書が改訂され 2009 年 10 月から 1 回目の接種から 5 年程度経過していれば再接種が可能となった．また，最近 PPV23 に関する再接種の具体的な方法と注意点に関するガイダンスが示された[7]．ただし，PPV23 は莢膜多糖体ワクチンであるため，タンパク結合型ワクチンである PCV13 と異なり，メモリー B 細胞を誘導できないため再接種による防御抗体上昇効果

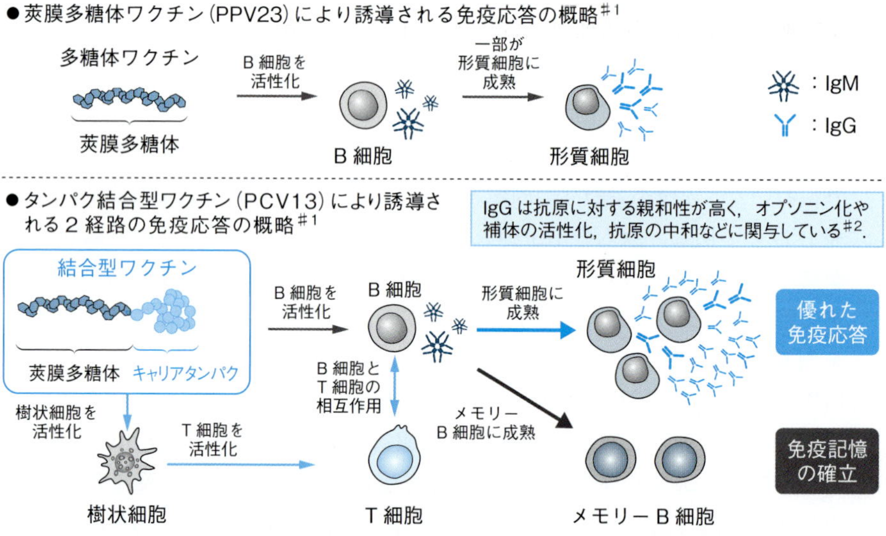

図 2 莢膜多糖体ワクチンとタンパク結合型ワクチンの作用機序

#1 Pollard AJ, et al. Nat Rev Immunol. 2009; 9(3): 213-5 より作図.

#2 Schroeder HW Jr, et al. J Allergy Clin Immunol. 2010; 125(2 suppl 2): S41, ファイザー株式会社からの提供スライド一部改変.

(ブースター効果) は期待できない (図 2). PPV23 は 1988 年から市販されているが, 当初任意接種のため接種率は低く 5%程度で推移していた. しかし, 2000 年代に入り 65 歳以上の高齢者に対する接種が普及し, またインフルエンザウイルス感染症の重症化予防という観点から注目されるようになり, 接種者は年々増加してきている. 2014 年 10 月から PPV23 は, 65 歳以上の高齢者を基本的な対象として, 定期接種化された.

3. PCV13 (商品名: プレベナー® 13)

(1) 接種方法

PCV13 の接種対象年齢は 2 か月齢~6 歳未満の全ての小児と 65 歳以上の高齢者となっている. 定期接種としての対象年齢は「2 か月齢~5 歳未満」である.

小児に対する日本での効能・効果は「PCV13 に含まれる血清型の肺炎球菌侵襲性感染症予防」である. 生後 2 か月から 4~8 週間隔で 3 回の初回免疫を行い, 12~15 か月齢に追加免疫接種を行うことが標準的なスケジュールである. 小児への接種方法は皮下接種である. 65 歳以上の高齢者の効

表 2 日本で使用可能な肺炎球菌ワクチンの相違点

	23 価肺炎球菌 莢膜多糖体ワクチン	13 価肺炎球菌莢膜多糖体 タンパク結合型ワクチン
略称	PPV23	PCV13
日本での接種対象年齢	2 歳以上	2 か月以上 6 歳未満 65 歳以上
日本での接種回数	1 回 (複数回接種可能)	初回免疫 3 回+追加免疫 1 回 (小児) 1 回 (65 歳以上)
接種方法	皮下注射・筋肉内注射	皮下注射 (小児) 筋肉内注射 (成人)
ワクチンの主成分	肺炎球菌の莢膜中に含まれる多糖体	肺炎球菌の莢膜中に含まれる多糖体にキャリアタンパク (ジフテリア CRM197) を結合したもの
含まれる血清型	1 2 3 4 5 6B 7F 8 9N 9V 10A 11A 12F 14 15B 17F 18C 19A 19F 20 22F 23F 33F	1 3 4 5 6A 6B 7F 9V 14 18C 19A 19F 23F
日本での認可	1988 年認可	2013 年認可

能・効果は「PCV13に含まれる血清型の肺炎球菌感染症予防」であり，接種回数は1回で筋肉内接種により行う．接種適応と接種回数，接種方法が小児と高齢者で異なることに注意する．また，高齢者に対しては，PPV23に加えてPCV13の接種が可能になったことから，この点に関しても留意が必要である．PPV23・PCV13，2つのワクチンの相違点について表にまとめた（表2）．

(2) 効果

PPV23は莢膜多糖体のみで構成されており，多糖体はT細胞非依存性抗原であるため，B細胞の発達が未熟な2歳未満の乳幼児では十分な免疫が誘導できず予防効果は得られない．そこで，肺炎球菌莢膜多糖体に，T細胞依存性抗原であるジフテリア毒素の変異タンパク（ジフテリアCRM197）を結合させたタンパク結合型ワクチンPCV7が開発され，乳児にも十分な免疫を誘導できるようになった．タンパク結合型ワクチンは，B細胞とT細胞の相互作用により優れた免疫応答を誘導できるとともに，メモリーB細胞を誘導できるため，複数回接種によるブースター効果も期待できる（図2）．PCV7は，2000年から米国で接種が開始され，その後世界中で使われるようになり，2010年2月日本に導入された．現在は，含有する血清型を13種類（PCV7に含まれる血清型＋1，3，5，6A，7F，19A）まで増やしたPCV13が開発され，海外ではPCV13変更後，小児のIPDがさらに減少していることが報告されている[8]．日本においてもPCV13は，2013年11月1日からPCV7に切り替わる形で定期接種ワクチンとして導入され同様な効果が認められている．

日本での小児に対するPCV13の効能・効果は侵襲性感染症の予防に限定されるが，海外においてタンパク結合型ワクチンは，2歳以下の肺炎に対する予防効果や肺炎球菌による急性中耳炎，反復性中耳炎に対する予防効果について報告されており，呼吸器感染症の予防効果も期待される．

なお，PCV13の成人の肺炎に対する予防効果については，大規模な臨床試験（CAPITA試験）が実施され，その結果が公表されている[9]．この研究はPPV23接種が普及していないオランダにおいて，肺炎球菌ワクチン未接種の65歳以上の成人約85,000人を対象に，無作為化プラセボ対照比較試験として行われた．検討の結果，PCV13 接種（1 回）により，PCV13 に含まれる血清型の肺炎球菌による肺炎の初回発症を 45.6% 予防する効果が認められた．ワクチン効果は追跡観察期間中（約 4 年間）持続し，安全性の面でも問題はなかった．ただし，全体の肺炎発症数が少なく，市中肺炎全体に対する予防効果は検証できなかった．本研究により，高齢者の肺炎に対するタンパク結合型ワクチンの予防効果が初めて示された．

(3) 副反応

副反応に関しては，PCV7 と PCV13 の免疫原性・安全性を比較した国内の臨床試験において，局所反応，発熱を主体とした全身反応は，ともに同じ程度の頻度であったと報告されている．なお，インフルエンザワクチンと PCV13 の同時接種後に，熱性痙攣の発現頻度が高くなるという報告が米国からなされている[10)]．しかし，米国の予防接種の実施に関する諮問委員会（The Advisory Committee on Immunization Practices：ACIP）は，両ワクチン接種を遅らせることのリスクを考え，両ワクチンの同時接種をしないことと，スケジュールどおりに接種しないことは推奨しないとしている．

PCV13 の副反応の主体は接種部位の腫脹，発赤，硬結といった局所反応であり，全身的な副反応として発熱，易刺激性，傾眠なども認められるが，その頻度は他のワクチンと同程度である．本邦での PCV13 市販直後調査結果でも，約 121 万人への接種実績のもとで，PCV13 接種との因果関係が否定できない副反応のうち最も多かったものは接種後の発熱，ついで注射部位の副反応，発疹などの皮膚障害の順となっていた．重篤な副反応と判断されたものは，49 例 66 件のみで，その主体は発熱であった．

今後の課題と問題点

1. 肺炎球菌ワクチンの効果を正しく評価するための体制整備

肺炎球菌感染症を予防するためのワクチンは，肺炎球菌莢膜を用いて作られているため，血清型分布調査はワクチンの有効性をはかる上で重要である．しかしながら，血清型の解析にはコストと時間がかかるため，一般的には行われておらず，一部の研究機関などにおいて実施されているのが現状である．

ワクチンの効果を正しく評価するためには，感染症の正確な発生動向調査とワクチン接種率調査は欠かせない．幸い，IPD（血液・髄液から肺炎球菌が検出された場合に限る）については，2013年4月より感染症法施行規則が改正され，五類感染症として全ての医療機関からの報告（全数報告）が義務づけられた．小児のみならず成人においても全数報告が徹底されることで，全国のIPD罹患状況が明らかになることが期待される．また，小児へのPCV13接種と高齢者へのPPV23が定期接種化されたことにより，接種率の把握が容易になった．

なお，肺炎球菌ワクチンが普及するにしたがい，ワクチン既接種者がIPDを発症する例が認められるようになってきている．これらの症例の主体は，ワクチンに含まれない血清型の肺炎球菌によるものであるが，血清型を調べなければその点は明確にならず肺炎球菌ワクチンの有効性に疑問をはさむ事態になりかねない．IPD症例から分離された肺炎球菌株の保存の徹底と血清型解析が簡便に行える体制を整備する必要がある．また，ワクチン接種後にワクチン含有血清型によるIPDを発症した症例に関しては，特異抗体価の測定やオプソニン活性などの免疫原性の評価を行える体制を整えることも重要である．

2. 基礎疾患のある者に対するワクチン接種勧奨

PPV23は，2歳以上の脾機能不全など肺炎球菌による重篤疾患に罹患する危険が高い個人および患者への接種が推奨されているが，日本において十分接種が行われているかどうかについては明確になっていない．また，タンパク結合型ワクチンは，PPV23に比べ免疫原性に優れ，PPV23では十分な免疫反応を誘導できないHIV患者のIPD予防に有効であることが報告されている．米国ACIPでは，無脾症，HIV感染症，人工内耳・髄液漏，その他の免疫不全状態の6～18歳の小児に対してはPCV13を1回接種後，8週間以上間隔をあけてPPV23を接種し，5年後にPPV23追加接種を検討することを推奨している．また，同様な基礎疾患を有する19歳以上の者に対しても，PCV13接種を勧奨している．しかし，日本では，PCV13の接種適応年齢は，2か月以上6歳未満と65歳以上に限定されているため，基礎疾患のある学童から65歳未満の成人への接種が適応外となってしまうという問題がある．肺炎球菌は，小児から成人まで全ての年齢層において重要な細菌であり，日本において，基礎疾患のある者に対しては長期的な感染予防の観点から，肺炎球菌ワクチン接種を勧奨していくべきであり，その接種方法についても検討していく必要がある．

3. 新規ワクチンの開発

抗菌薬使用により，細菌が耐性機序を獲得していったように，最近，肺炎球菌が莢膜遺伝子を組み換えることでワクチンの影響を回避しているという現象（capsular switching）が報告されている．今後，さらに含有する血清型を増やしたタンパク結合型ワクチンの開発が必要となるが，海外で導入されたワクチンの日本への導入が遅れるとその間に，流行する肺炎球菌の血清型が変化し，導入後に期待された効果が得られなくなる可能性がある．その点からも新しく開発された肺炎球菌ワクチンはすみやかに日本に導入していく必要がある．また，今後は血清型別ではなく，肺炎球菌共通抗原を用いたワクチン開発など新たな形でのワクチン予防戦略を考えていくことも課題である．

ここが知りたい Q&A

● 高齢者の方に PCV13 と PPV23 の両方を接種することは可能でしょうか？　その場合，どのようなスケジュールで接種するのがよいのでしょうか？

現在，65 歳以上の高齢者に対して，PCV13 と PPV23 両方の接種が可能である．米国 ACIP では，65 歳以上の高齢者で PPV23 未接種者に対しては，PCV13 を先に接種し，1 年以上あけて PPV23 を接種することを推奨している．しかし，国内において，日本呼吸器学会呼吸器ワクチン検討ワーキング委員会 / 日本感染症学会ワクチン委員会・合同委員会は，65 歳以上の成人における PCV13 を含む肺炎球菌ワクチンのエビデンスに基づく指針を提示することは困難であり，米国 ACIP の PCV13 接種を含む推奨内容を全面的には取り入れるべきではないとの判断を示している．そして，定期接種対象者が定期接種による PPV23 の接種を受けられるように接種スケジュールを決定することを推奨している（図 3）．なお，両方のワクチン接種を検討する場合には，PCV13 と PPV23 の接種間隔

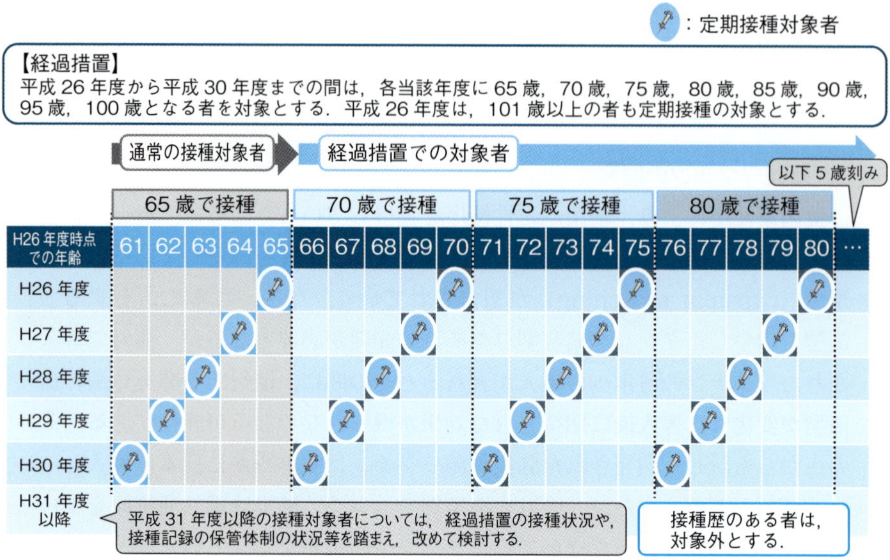

図 3　肺炎球菌ワクチン（PPV23）定期接種経過措置について

第 4 回厚生科学審議会予防接種・ワクチン分科会　資料 1（2014 年 1 月 15 日）⇒その後，一部改訂　より作図〈http://www.mhlw.go.jp/file/05-Shingikai-10601000-Daijinkanboukouseikagakuka-Kouseikagakuka/0000034762_2.pdf〉

については，6 か月から 4 年が適切とされ，PPV23 接種後の PCV13 の接種間隔は 1 年以上あける．PPV23 の再接種の間隔は 5 年以上あけることを委員会では推奨している（図 4）．

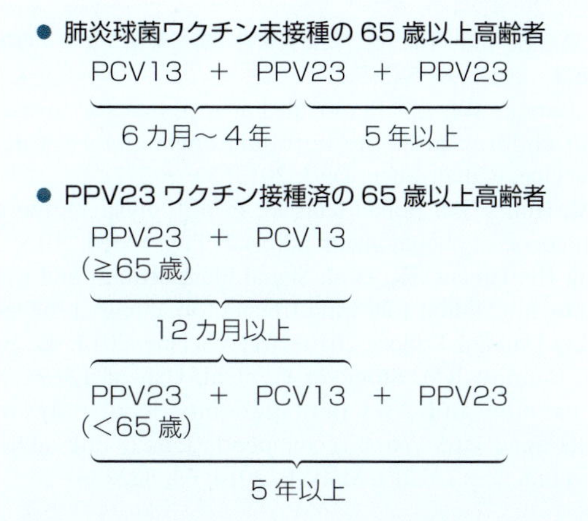

● 肺炎球菌ワクチン未接種の 65 歳以上高齢者
PCV13 ＋ PPV23 ＋ PPV23
6 カ月〜4 年
5 年以上
● PPV23 ワクチン接種済の 65 歳以上高齢者
PPV23 ＋ PCV13
(≧65 歳)
12 カ月以上
PPV23 ＋ PCV13 ＋ PPV23
(<65 歳)
5 年以上

図 4 高齢者に対する PCV13 と PPV23 の接種方法
(日本呼吸器学会呼吸器ワクチン検討ワーキング委員会，他．65 歳以上の成人に対する肺炎球菌ワクチン接種に関する考え方（アップデート版　2015-9-5）を参考に作図)

■文献

1) Pilishvili T, Lexau C, Farley MM, et al. Sustained reductions in invasive pneumococcal disease in the era of conjugate vaccine. J Infect Dis. 2010; 201: 32-41.
2) Ishiwada N, Hishiki H, Nagasawa K, et al. The incidence of pediatric invasive *Haemophilus influenzae* and pneumococcal disease in Chiba prefecture, Japan before and after the introduction of conjugate vaccines. Vaccine. 2014; 32: 5425-31.
3) Suga S, Chang B, Asada K, et al. Nationwide population-based surveillance of invasive pneumococcal disease in Japanese children: Effects of the seven-valent pneumococcal conjugate vaccine. Vaccine. 2015; 33: 6054-60.
4) Maruyama T, Taguchi O, Niederman MS, et al. 23-valent pneumococcal polysaccharide vaccine prevents pneumonia and improves survival in nursing home residents.-A double blind, randomized and placebo controlled trial-. BMJ. 2010; 340: c1004.
5) Kawakami K, Ohkusa Y, Kuroki R, et al. Effectiveness of pneumococcal polysaccharide vaccine against pneumonia and cost analysis for the elderly who receive seasonal influenza vaccine in Japan. Vaccine. 2010; 28: 7063-9.
6) Furumoto A, Ohkusa Y, Chen M, et al. Additive effect of pneumococcal vaccine and influenza vaccine on acute exacerbation in patients with chronic lung disease.

Vaccine. 2008; 26: 4284-9.
7) 大石和徳，大島信治，川上和義，他．委員会報告　肺炎球菌ワクチン再接種のガイダンス（改訂版）．感染症誌．2017; 91: 543-52.
8) Kaplan SL, Barson WJ, Lin PL, et al. Early trends for invasive pneumococcal infections in children after the introduction of the 13-valent pneumococcal conjugate vaccine. Pediatr Infect Dis J. 2013; 32: 203-7.
9) Bonten MJM, Huijts SM, Bolkenbaas M, et al. Polysacchride conjugate vaccine against pneumococcal pneumonia in adults. N Engl J Med. 2015; 372: 1114-25.
10) Tse A, Tseng HF, Greene SK, et al. Signal identification and evaluation for risk of febrile seizures in children following trivalent inactivated influenza vaccine in the Vaccine Safety Datalink Project, 2010-2011.Vaccine. 2012; 30: 2024-31.
11) Tomczyk S, Bennett NM, Stoecker C, et al. Use of 13-valent pneumococcal conjugate vaccine and 23-valent pneumococcal polysaccharide vaccine among adults aged ≧65 years: recommendations of the advisory committee on immunization practices (ACIP). MMWR. 2014; 63: 822-25.

〈石和田稔彦〉

4 BCGワクチン

結核

世界人口の約1/3（約20億人）が結核に感染しており，そのうち毎年800万人が結核を発病し300万人が死亡，また15歳未満の小児は30万人が死亡と，世界保健機構（WHO）は推計している．小児では重症化しやすく，粟粒結核や結核性髄膜炎などを起こす．結核の感染経路は空気感染で，結核菌がまず肺に感染巣を作り，その後結核菌が血行性，リンパ行性に拡大し，いろいろな場所に結核を発症させる．一般的な肺結核以外に，結核性髄膜炎，粟粒結核，胸膜炎，骨・関節結核，腎結核などがある．肺結核が結核全体の約8割を占め，すぐに発症しないがほとんど感染後1年以内に発病する．

疫学

●世界各国の結核と日本の現状

我が国は依然として結核中蔓延国であり，そのためBCGの接種を続けている．我が国における2013年の全結核届出率（人口10万人当たり）は16.1で，世界の先進国と罹患率を比較してみると，米国やカナダの4倍以上高く，図1に示すように先進国の中でも高い[1)]．一方，中国や韓国はそれぞれ66，87と，我が国よりもさらに約4~5倍高い．

我が国の結核罹患率は減少傾向にあるが，図2に示すように減少率は鈍化しており，年間2.0万人以上の結核患者が発生している．その半数以上は70歳以上の高齢者である．2012年国内で結核罹患率の高い都道府県は，高い順に大阪府27.1，東京都21.7，沖縄県21.2，徳島県21.1，奈良県20.5である．都市別では大阪市42.7，堺市27.9，名古屋市25.4，神戸市24.4で，近畿圏や中京圏に高い地域がある．一方，低い県は長野県9.5，福島県9.9，宮城県9.9，山形10.0など，東北地方に多い[2)]．

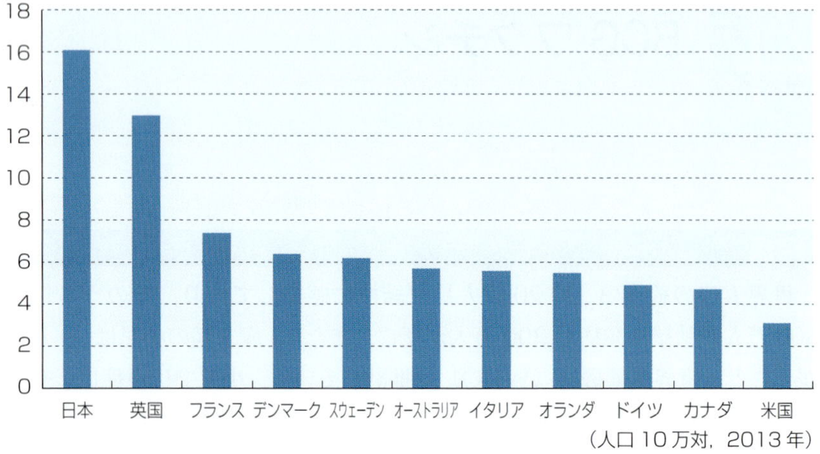

図1　世界の全結核罹患率の比較
(人口10万対，2013年)

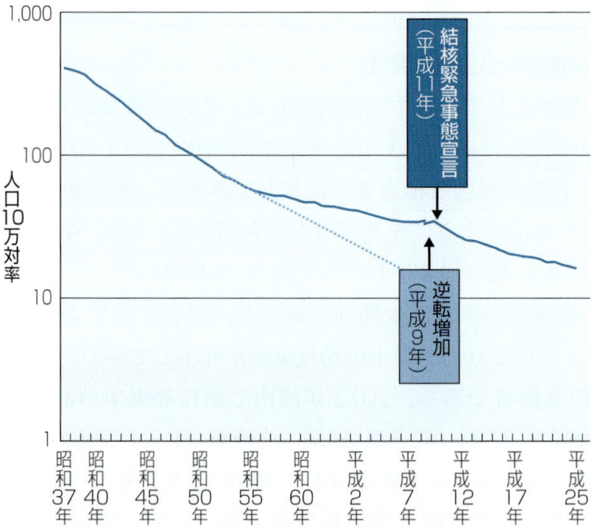

図2　結核罹患率の推移(全結核)

ワクチンと接種法

1. BCG ワクチン

パスツール研究所の Albert Calmette と Camille Guérin の両博士が，牛型の強毒結核菌を 13 年間，231 代継代し，弱毒株を得たもので，Bacille de Calmette et Guérin の頭文字から BCG と呼ばれている．また結核菌以外にハンセン病など，他の抗酸菌感染症に対する予防効果も認めている．

2. 接種方法

日本の経皮接種法と異なり，海外の多くの国は皮内接種法で実施されている．日本は副反応を減らすため海外と異なる独自の方法で経皮接種法を実施している．また実際，WHO は BCG 接種について皮内接種を推奨し，特に発展途上国では費用の問題から BCG は皮内接種されている．

我が国の経皮接種は我が国特有なもので，図 3 のような管針の 2 押圧で実施される．

管針はプラスチック製円筒内に 9 針が固定され，針先が円筒の縁と同じ高さとなっている．また周囲につばがついており，それで薬液を伸ばし，擦り込む．管針は 1 回限りの使用である．接種部位は上腕外側中央で，アルコール綿で消毒後よく乾燥させる．その後上腕を水平に保持し，スポイトで皮膚に BCG 液を 1 滴たらす．管針のつばで 2 押しできる面積に BCG 液を伸ばし，その上から管針を垂直に管針のつばが皮膚に着くくらい押さえる．

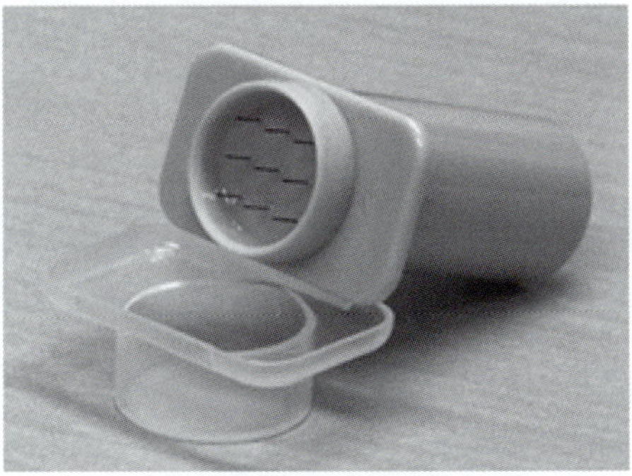

図 3 BCG 管針

その際，利き手で管針を保持し，もう一方の手で上腕を強く持ち皮膚を緊張させる．上腕の長軸方向に2カ所に接種する．うすく血がにじむ程度に押すのがよい．また押圧後，つばで薬液をよく擦り込む．その後は，薬液が衣服に付着しないよう自然乾燥させる．

3. 接種年齢の変遷

過去の接種年齢は，1974年から4歳までの初回接種と小学校と中学校の1年生の計3回だったが，2003年から初回接種のみとなった．さらに2005年にBCG接種はツベルクリン反応なしで，生直後から生後6か月までの接種に変更となった．日本小児科学会は，生直後より接種すると副反応のリスクを高めると反対し，生後3~6か月に接種することを推奨した[3)]．BCGによる骨炎などの副反応リスクを軽減させるために，2013年4月には，接種期間が生後6か月までから1歳までに延長され，標準的な接種期間は生後5~8か月の間と変更された．ただし，地域の結核リスクが高い場合には早期接種が求められている．

効果

成人結核に対するBCGワクチンの効果についての報告は0~80%とばらつきが大きく，総合すると効果は50%程度と考えられている．BCGの効果に関する代表的な大規模野外調査は，英国で20年間の中学生を対象とした無作為比較試験がある．結果は表1に示すように，77%の予防効果がみられ，効果は15年間持続するというものだった[4)]．しかし一方，インドにおける15年間の追跡調査報告で成人結核に全く予防効果がみられなかった

表1　BCG接種の有無における結核患者数

	接種後経過年数				
	0～5年	5～10年	10～15年	15～20年	計
BCG接種群	27	22	7	6	62名
コントロール群	160	67	16	5	248名
有効率	84%	69%	59%	-12%	77%

BCG接種群の観察数は13,598名，コントロール群は12,867名

(Hart PD, et al. Br Med J. 1997; 2: 293-5)[4)]

という報告[5]があり，BCG の予防効果が疑問視された．その後，Colditz らがメタアナリシスを実施し，14 件の無作為比較試験と 10 件の case-control study を再評価した結果[6]，無作為比較試験では結核全体の発病予防効果は 51％（30～60％），結核死亡の予防 71％（47～84％）だった．乳児を対象にしたメタアナリシスでは，結核全体の発病予防効果は 74％（62～83％），結核死亡の予防 65％（12～80％）と高く，case-control study でも結核全体の予防効果は 52％(38～64％)，結核性髄膜炎 64％(30～82％)，粟粒結核 78％（58～88％）と同様に良好な結果であった[7]．

WHO や CDC，国際結核肺疾患連合（IUATLD）における現在のコンセンサスは，「BCG ワクチンは肺結核に対し 50％の予防効果，結核性髄膜炎や粟粒結核に対してはそれより高い有効性がある」とされ，WHO は「結核蔓延国では 1 歳未満で接種する」，「BCG の再接種は不要である」と勧告している．

副反応

厚生労働省の予防接種後副反応集計報告書によると，2011 年の BCG の副反応報告数は年間約 90 件で，100 万接種あたり約 75 件と少ない．その内訳を表 2 に示した[8]．腋窩リンパ節腫脹が約 45％と最も多く，次いで 20％に皮膚結核が認められた．腋窩リンパ節の腫脹は約 3cm 未満で，そして波動，皮膚との癒着，瘻孔形成がなければ経過観察でよい．皮膚結核は 2005 年から急増しており，BCG 接種の低年齢化と関連していると考えられている．全身性の皮疹や限局性の病変があり，前者は接種後 1 か月以内に 62%，2 か月以内 94%で，病理所見は Langhans 巨細胞が特徴的であった．予後は良好で，1 か月以内に 24%，2 か月以内に 74%の皮疹が消失しており，経過観察のみが 56%，INH 投与は 19%であった[9]．一方，後者は接種後 2 か月以内が 45%，3 か月以内が 73%と前者より発症が遅く，病理所見は中心壊死を伴う Langhans 巨細胞が特徴的であった．予後は良好であるが，外科的処置を 25%に，INH をはじめとする化学療法が 50%に実施されていた[9]．

骨炎・骨髄炎は，図 4 に示すように 2005 年以降に増加傾向にあり，また接種時期が生後 3 か月以内の早期接種例で多く，標準接種時期を生後 5～

表2　BCG ワクチンの副反応報告数（2010，2011 年度）

副反応の種類	2010 年度	2011 年度
腋窩リンパ節腫脹（1cm 以上）	42	49
接種局所の膿瘍	7	3
骨炎・骨髄炎	5	7
皮膚結核	21	21
全身性播種性 BCG 感染症	1	1
その他の異常反応	5	5
腋窩以外のリンパ節腫脹	4	3
急性の局所反応	0	1
その他	1	1
基準外報告	11	8
局所反応（基準以外の反応）	0	3
全身反応（発熱等）	0	3
その他	11	2
総数	92	94

（予防接種後副反応報告書[8]）

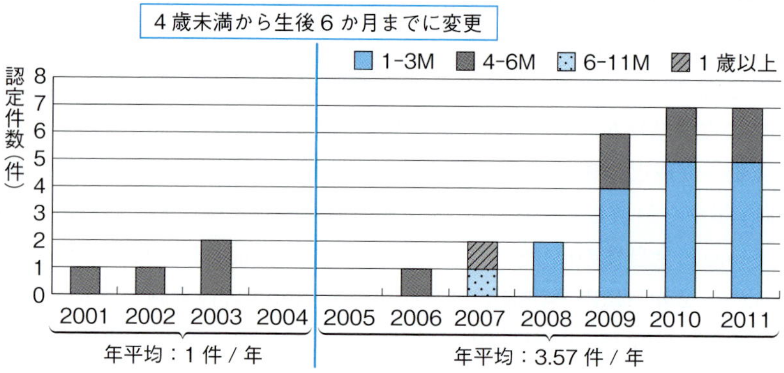

図4　BCG 接種後骨炎・骨髄炎の健康被害認定件数（過去 11 年間）

8 か月にした原因の 1 つである．全身播種性 BCG 感染症は多くはないが，慢性肉芽腫症や重症複合型免疫不全などの免疫不全と関連している．

● **コッホ現象**

2005 年より，BCG はツベルクリン反応なしで行われるようになった．

そのため，まれであるが結核感染を受けた児に BCG を接種することになる．この場合に特異免疫のために接種部位の局所反応が早く，また強く発現する．これをコッホ現象と呼ぶ．結核感染を受けていない児では，一般に 3～4 週後に針痕に一致した局所反応を認めるが，コッホ現象では 10 日以内，多くは 3～5 日頃に局所の炎症，痂皮，膿疱を認める．結核感染の場合があるので，家族を含めた精密検査が必要である．保護者の同意を得て，最寄りの保健所にコッホ現象事例報告書を提出する．

今後の課題と問題点

BCG の接種年齢が生後 6 か月から 12 か月まで延長された．その結果，BCG 骨炎や骨髄炎の副反応は減少すると予想されるが，逆に乳児の粟粒結核や結核性髄膜炎が増加しないか注意を払う必要がある．

結核患者は減少しているが，特徴は 80 歳以上が 1/3 を占め高齢化が進んでいること，受診の遅れが目立つこと，20 歳代結核患者の 1/3 は外国出生者が占めること，都市間で大きな差があることである．またクォンティフェロン検査の最近における普及と関連があると思われるが，新登録潜在性結核感染症の治療対象者は，2010 年 4,930 名に比較して 2011 年 10,046 名と 2 倍以上に増加し，2012 年 8,771 名であった．そのうち，看護師・保健師が 23.2%，医師 4.2%を占める．

ここが知りたい Q&A

(1) BCG 接種に関して，接種部位と接種方法の要点は何ですか？

接種部位は上腕外側中央で，三角筋の部位（肩の部分）はケロイドを起こしやすいので避ける．また上腕外側以外，例えば殿部などに接種してはならない．接種方法の要点は，アルコール消毒後の皮膚乾燥，上腕外側中央に 2 回押圧，その際片手で皮膚を緊張，押圧後つばで十分に擦り込むことである．結核予防会が BCG 接種（DVD）を出版しており，「目で見る正しい BCG 接種」（約 20 分間）で正しい接種方法を見ることができる．結核予防会のホームページ〈http://www.jata.or.jp/〉から無料で入手することができる．

(2) BCGの接種期間が2013年より生後6か月から1歳までに延長され，また標準的接種期間が生後5～8か月と変更された理由は何ですか？

期間延長の理由は，生後2か月から6か月頃まで多くのワクチンが集中して接種されること，2005年以降生後3か月以前に接種した小児において，BCG菌による骨炎・骨髄炎の健康被害認定件数が増加しており，早期の接種時期との関連が疑われたからである．

■文献

1) 結核予防会結核研究所疫学情報センター．
〈http://www.jata.or.jp/rit/ekigaku/toukei/adddata/〉
2) 厚生労働省ホームページ．
〈http://www.mhlw.go.jp/bunya/kenkou/kekkaku-kansenshou03 /11.html〉
3) 小児科学会．結核予防法の改正等に係る乳児へのBCG接種について要望書．
〈http://www.jpeds.or.jp/saisin-j.html〉
4) Hart PD, Sutherland I. BCG and vole bacillus vaccines in the prevention of tuberculosis in adolescence and early adult life. Br Med J. 1977; 2: 293-5.
5) Hitze K. Results of the controlled trial on BCG conducted in the district of Chingleput in southern India: Immunization against tuberculosis. Bull Int Union Tuberc. 1980; 55: 13-4.
6) Colditz GA, Brewer TF, Berkey CS, et al. Efficacy of BCG vaccine in the prevention of tuberculosis: Meta-analysis of the published literature. JAMA. 1994; 271: 698-702.
7) Colditz GA, Berkey CS, Mosteller F, et al. Efficacy of bacillus Calmette-Guerin vaccination of newborns and infants in the prevention of tuberculosis: Meta-analysis of the published literature. Pediatrics. 1995; 96: 29-35.
8) 予防接種後副反応報告書集計報告書．2012.
〈http://www.mhlw.go.jp/stf/shingi/ 2r9852000002qfzr-att/2r9852000002qg18.pdf〉
9) 森　亨，山内祐子．BCG接種副反応としての皮膚病変の最近の傾向．結核．2009; 84: 109-15.

〈寺田喜平〉

5 MR ワクチン（麻しん・風しん混合）

麻疹・風疹

1．麻疹，風疹の歴史

麻疹，風疹は古くから伝染する病気として知られておりその歴史的背景を図1に示した．17世紀頃には麻疹と天然痘との鑑別がされている．日本では737年にはじめて麻疹の流行があったと記載されており，江戸時代，麻疹は乳幼児から成人まで広い年代層に感染し数十年毎に流行し社会に大きな影響を及ぼし命定めの病気として記載され，幸い致死的合併症から快復して

麻疹の歴史

7C：麻疹の疾患の存在
10C：*hasbah* アラビア語で *Eruption*
morbilli：[minor disease],
measles：*misellus, miser*
17世紀に麻疹と天然痘の鑑別
1758：麻疹が伝播する．
麻疹患児の血液を投与して10人/12人に麻疹
1846：Faroe Islandsの麻疹の流行，
14日の潜伏期間，致命率が高い，終生免疫
1911：サルに伝播できる．
1954：麻疹ウイルスの分離（Edmonston株）
1963-1975：Edmonston B strain
1963-1965：不活化ワクチン
K-K-K, K-K-L
異型麻疹

高度弱毒株の開発　Schawarz：1965
Moraten　：1968
日本では　Schwarz, CAM, AIK-C：1968-

風疹の歴史

18世紀に風疹を他の発疹性疾患と鑑別
（ドイツ人）
⇨German measles
インドで流行 ⇨ rubella
（ラテン語で little red）
1941 Dr. Gregg オーストラリア眼科医
先天性白内障と母親の風疹との関連性
1962 風疹ウイルスの分離
サル腎細胞を用いて干渉作用を利用
1962-63 ヨーロッパで大流行
1964-65 アメリカ合衆国で大流行
CRSの多発

弱毒風疹ワクチンの開発　RA27/3：1969
TO-336, 松浦株，高橋株：1971-4

図1 麻疹・風疹の歴史

我が国では麻しんワクチン研究協議会が1968年から，風しんワクチン研究協議会は1971年から組織され国立予防衛生研究所とワクチン製造メーカーがワクチン開発を行った．

も失明などの重篤な後遺症を残していた．1846年にはFaroe島での疫学研究から麻疹に罹患すると終生免疫を獲得することが知られた．麻疹ウイルスは1954年にEnders博士により患者の末梢血からヒト初代培養細胞を用いて初めて分離された．風疹は麻疹と鑑別できることをドイツ人医師が主張しドイツではGerman measlesと呼ばれている．1941年オーストラリアの眼科医師が出生児の白内障の異常な発生に気付き1940年の風疹の流行期間に妊娠していたことから先天性風疹症候群（congenital rubella syndrome: CRS）の存在が報告され，風疹と，先天性白内障，心疾患，難聴との関連性が疫学的に証明された．1962～63年ヨーロッパで風疹の流行が始まりアメリカには1964～65年に伝播し，さらに沖縄に流行し先天性風疹症候群，流産が報告され風疹の重要性が認識された．1962年になって風疹ウイルスが分離され，1960年後半から我が国では国立予防衛生研究所が中心となりワクチンメーカーと共にワクチン研究協議会が組織され弱毒麻疹，風疹生ワクチンの開発が始まった．

2. 麻疹，風疹の病態と臨床像

麻疹ウイルスの感染は患者の咳やくしゃみから出てきたウイルス粒子を含んだ細かな飛沫核を吸入することで感染し空気伝播をする．咳，くしゃみの大きな飛沫による感染経路もあるが，空気中に漂う飛沫核により空気感染する．臨床症状の出現，ウイルスの増殖，免疫応答について図2に示した．野生株麻疹ウイルスの受容体はSLAM（signaling lymphocyte activation molecule）で上気道粘膜に存在するマクロファージ，リンパ球系細胞に感染し所属リンパ節に運ばれ増殖し一次ウイルス血症をおこし，感染リンパ球は二次ウイルス血症を起こしウイルスは全身諸臓器に撒布される．気道粘膜下の血管から上皮細胞にNectin-4を介して感染しウイルス粒子は気道内腔に排出され次の感染源となる[1, 2]．通常，10～12日の潜伏期間後に眼球結膜の充血，上気道のカタル症状が出現し二峰性発熱とともにコプリック斑，色素沈着を残す発疹などの典型的な症状で発症し，発症の3～4日前から発疹が色素沈着するまではウイルス分離が可能である．合併症として1,000人に1例の頻度で麻疹脳炎を起こし，麻疹肺炎，中耳炎，失明などの合併症を起こす．麻疹罹患後は一過性に免疫能が低下してアジア，アフリカでは

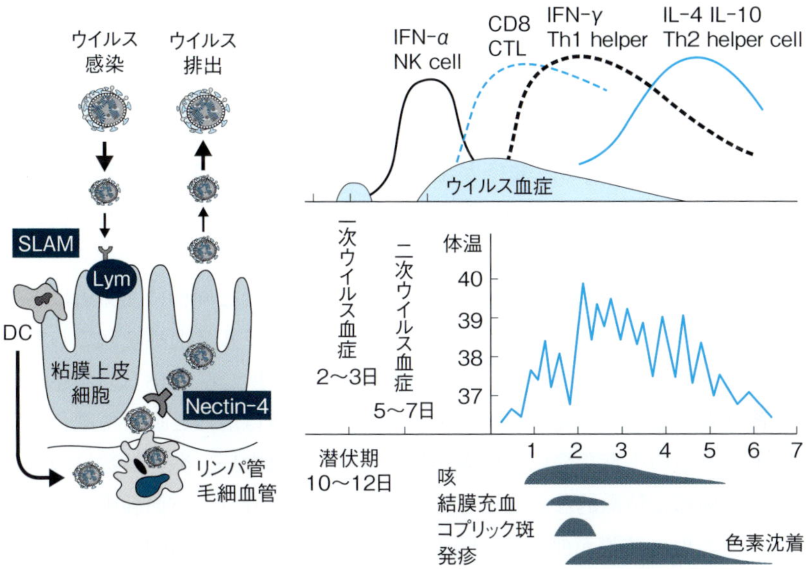

図 2　麻疹の病態とウイルス感染・排泄のメカニズム

麻疹の臨床症状は二峰性の発熱と咳，色素沈着を伴う発疹が出現する．潜伏期間は 10～12 日で上気道に感染し所属リンパ節にウイルスが運ばれ一次ウイルス血症を起こし感染したリンパ球がさらに二次ウイルス血症を起こす．ウイルス感染により自然免疫を刺激しインターフェロンを産生し細胞性免疫能（CTL）を誘導し，さらに Th1，Th2 応答へとシフトする．ウイルスは上気道に存在するリンパ球（Lym），樹状細胞（DC）の SLAM を receptor として感染しリンパ系，血流に乗って伝播する．粘膜上皮細胞には基底膜側から細胞間隙の tight junction に存在する Nectin-4 を介して上皮細胞に感染し細胞の apical 側からウイルスは気管支内腔に排泄される．

細菌性肺炎，下痢などにより未だに多くの死亡例が認められている．また，麻疹ウイルスは中枢神経系に持続感染し頻度は 10 万人に 1 例と少ないものの亜急性硬化性全脳炎（subacute sclerosing panencephalitis: SSPE）という重篤な合併症をきたす．罹患後数年経って人格変化，退行現象，痙攣を起こし死に至る疾患である．ワクチン接種後獲得した免疫能が低下することで麻疹に感染する secondary vaccine failure（SVF）は通常の麻疹から軽症例まで修飾麻疹として多彩な症状を呈する[3)]．

ウイルス感染初期には自然免疫系を刺激しインターフェロン（interferon: IFN）を産生する．次に，ウイルス特異的な感染防御能として感染細胞を排除する細胞性免疫能としてウイルス特異的なCD8依存性のcytotoxic T cell（CTL）が誘導され，麻疹の発疹はCTLによる反応と考えられている．急性期血清中にはインターロイキン（interleukin: IL）-2，IFN-γが検出される．これらのサイトカインはTh1 helper cellから産生されCTL活性を増強する作用がある．発疹が出現する時期にはIL-4, IL-10といったTh2 helper cell系統の反応に変化し，抗体産生を増強すると同時に細胞性免疫能を抑制するようになる[4)]．

風疹は罹患者の咽頭分泌液から飛沫接触感染し麻疹と同様に上気道に感染し，一次ウイルス血症からリンパ球に感染し二次ウイルス血症を起こしているものと考えられている．風疹の潜伏期間は約2週で37～38℃の発熱と同時に顔面から躯幹部に発疹が出現する．発疹の形状は麻疹と違って融合傾向はなく淡紅色の小さな発疹で色素沈着を残すことはない．発熱は数日のうちに解熱し風疹に特徴的な所見として圧痛を伴う後耳介リンパ節腫脹が認められる．その他，結膜充血，咳，咽頭痛を認めることもあるが通常3~5日以内に軽快する．乳幼児期の感染では典型的な症状をとらず不顕性感染で終わる例が多い．風疹の合併症として脳炎は1/4,000～5,000，血小板減少症が1/3,000といわれている．風疹は重篤な合併症は少なく風疹の脳炎も重篤な後遺症を残すことは少ない．しかし妊娠初期3か月以内に風疹に罹患するとCRSを起こす．妊娠初期の感染により白内障，心奇形，難聴を伴うCRSの頻度が高く12週以降の感染例からのCRSの発症頻度はだんだん低下してくる[5)]．

麻疹・風疹の疫学

WHOは子どもたちの基本となる麻疹，DPT，ポリオ，BCGワクチン接種を拡大することで麻疹を含めた乳幼児の死亡例を減少させるべくExpanded Programme on Immunization（EPI）を1975年頃から始めた．WHOは麻疹撲滅を目指していたが1990年代の民族独立運動による政変などから接種率が伸びず撲滅から麻疹排除とトーンダウンし2010年までには2000年以前の麻疹死亡例を1/10以下（8万人以下）にまで減少させることを目標として掲げた．南北アメリカではすでに麻疹は排除されEUでは2010年を麻疹排除の目標年度とした．しかし，三種混合ワクチン（MMR）

で自閉症を起こすといった非科学的な論文が発表され，後日，疫学的に根拠がないことがわかりその論文は撤回されたもののその影響は大きく，接種率が低下しイギリス，スイス，フランス，ドイツなど EU 各国で流行が報告され，麻疹排除が実現できなかった[6]．2011 年になっても依然として EU の麻疹流行が続いており，移動時間の短縮化，グローバル化により人の動きが活発となり，ヨーロッパでも東南アジアでも同じ遺伝子型のウイルスが流行し日本に持ち込まれており，2020 年を新たな麻疹排除の目標として仕切り直しとなっている[6]．

我が国において麻疹ワクチンは 1978 年に定期接種のワクチンとなった．風疹ワクチンは CRS の出生を予防するために，妊娠可能年齢に達する前に免疫を誘導しておくことを目的に中学 2 年生女児を対象に 1977 年から定期接種のワクチンとなった．風疹の流行はコントロールできず，流行の度に CRS の出生は続いていた．ムンプスワクチンは 1980 年に製造認可されたが任意接種のワクチンで接種率は低迷していた．麻疹，風疹，ムンプスの流行をコントロールするために，1989 年から 12～72 か月児を対象に MMR ワクチンの接種が始まった．しかしながら，ムンプスによる無菌性髄膜炎の発症頻度が予想以上に高かったことから MMR ワクチンは 1993 年に中止となった．各単味ワクチンの接種となり，1994 年の予防接種法の改正に伴い 1995 年から 12～90 か月の幼児を対象に麻疹，風疹ワクチンは勧奨接種のワクチンとなった[7]．

2001 年には麻疹の大きな流行があり 33,812 例が報告され，5 歳未満の麻疹ワクチン接種を受けていない乳幼児が多く，「1 歳のお誕生日に麻疹ワクチンを」のキャンペーンが始まり麻疹患者報告例数は減少し，2005 年には麻疹報告例数は 535 例と過去最低数となった．さらに 2006 年からは 1 歳代と小学入学前の 6 歳を対象に 2 回接種が始まり，麻疹はコントロールされるかに思えた．2007 年になって高校，大学生を中心に成人麻疹が流行し，すべての学童が 2 回接種を受ける必要があり，2008 年から中学 1 年生，高校 3 年生を対象に追加接種の機会を増やすために MR III, MR IV の追加接種キャンペーンが 5 年間の予定で始まった[8]．2008 年からの麻疹，風疹の流行状況を図 3 に示した．2008 年には 11,015 例，2009 年には 732 例，2010 年には 447 例の麻疹が報告された．2011 年の東日本大震災を取材に

● 麻疹患者の週別報告数(2008～2016年)

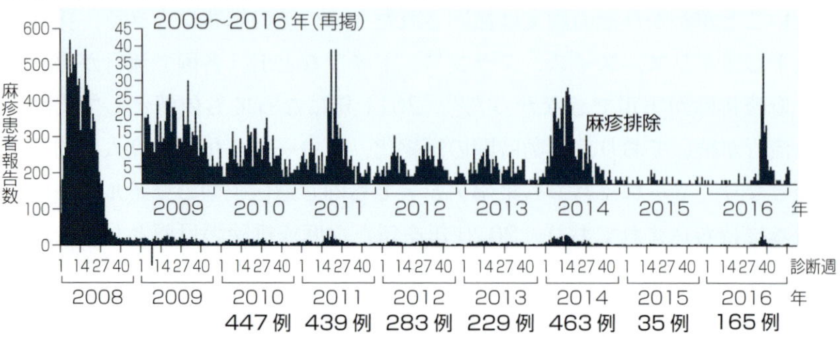

● 風疹・先天性風疹症候群(CRS)の週別性別患者報告数
(2011年第1週～2015年第25週)

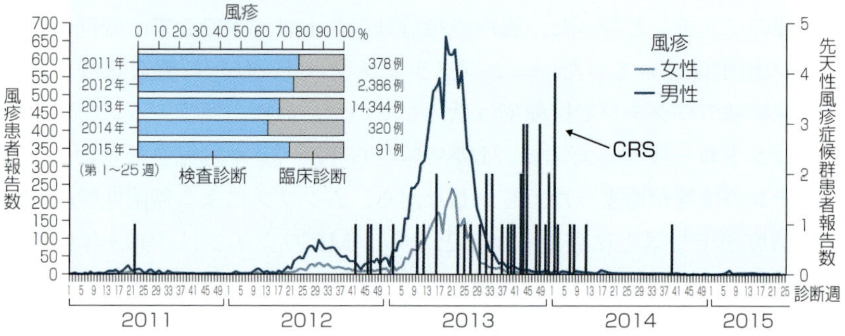

(感染症発生動向調査：2015年6月24日現在報告数)

図3　麻疹・風疹の流行状況

2008年から麻疹は地域の保健所，衛生研究所でウイルス分離，PCRによる病原診断に基づいた全数報告の疾患となった.
2014年には463例が報告され症例数は増加したが，病原診断に基づく遺伝子検索の結果からも疫学的リンクも証明され翌年には麻疹排除の国と認定された.
風疹は2004年の流行以来鎮静化していたが2012年からワクチン接種を受ける機会のなかった20～30代の男性を中心に流行し，家庭に持ち込むことで，風しんワクチンを接種していない女性，もしくは1回接種のみで免疫能の低下していた女性に感染し先天性風疹症候群の出生が45例報告された.

きたフランスのジャーナリストが麻疹を持ち込み，今まで日本では分離されたことのない欧州で流行していたD4の遺伝子型の麻疹ウイルスが関東地区で流行した．その後，フィリピンで大流行したD9株が愛知，広島で散発流行を認めた．最終的には2011年は439例で外国からの持ち込みであった.

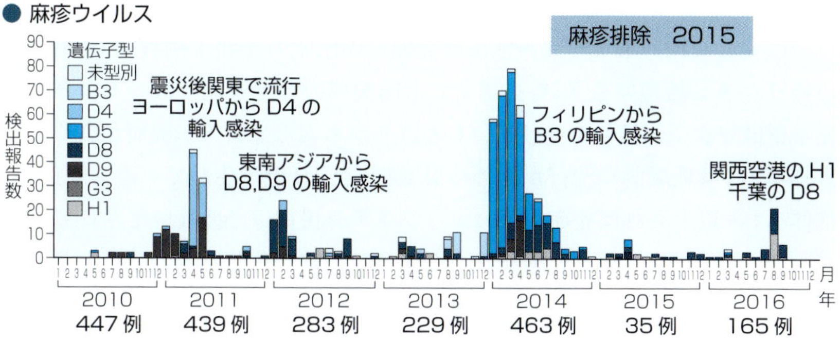

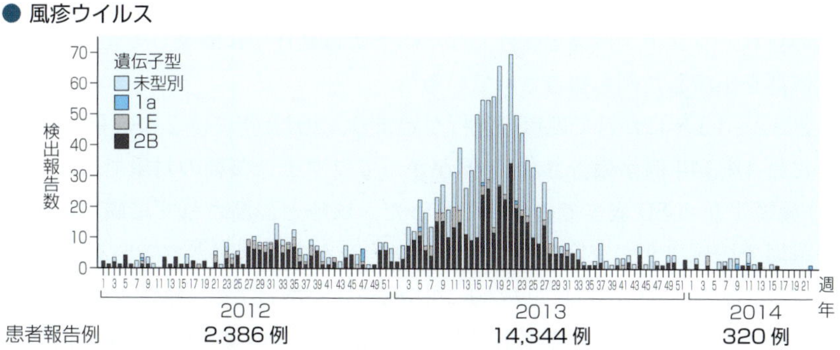

図 4　麻疹・風位の最近の流行状況と検出されたウイルスの遺伝子型（感染症疫学センターより）

麻しんウイルスは 2000 年からの我が国土着の D5 は消失し，2011 年はヨーロッパ由来の D4，その後 D8，D9 の東南アジアからの輸入感染である．2013 年には 229 例と減少したが 2014 年には 463 例と増加しており，東南アジア，特にフィリピン由来の B3 となっている．2016 年には関西国際空港では職員を中心に麻疹が流行し遺伝子検索では H1 が検出され中国由来の株で関西国際空港の利用者の中に中国旅行者がいたものと想定された．同時期に千葉でも流行が報告された遺伝子型は D8 で疫学的なリンクはなかった．
風疹の土着のウイルスは 1a，1j，1D であったが 2012 年からの流行株は 1E，2B の東南アジア流行株で 2013 年の流行では 14,344 例が報告され 45 例の CRS が報告された．

MR ワクチンの I, II 期接種率は 95％前後となり麻疹の報告例数は減少したが，2014 年には再び増加傾向がみられ 463 例が報告されたが，外国からの輸入感染例であることが疫学的にも輸入例と証明され 2015 年には麻疹排除の国と認定された．しかし，2016 年には関西国際空港での感染例は H1 で中国由来の株で 165 例が報告され外国からの輸入例と認められている(図 4)．

感染症サーベイランスに報告された風疹の発生状況では 1982, 87, 92,

97年に大きな流行があり，その前後に小さな流行の波が認められ1999年以降は大きな流行もなく先天性風疹症候群の出生も年間1例程度であった．風疹ワクチン接種率も75%を超えて全国規模の大きな流行はなくなり，幼児学童はワクチン接種を受けているところから風疹患者の年齢層が高くなり，2004年には地域的な流行が認められCRSが10例出生している．風疹HI抗体1：8以上あれば発症しないからワクチン接種は必要ないとされていたが，HI抗体が1：16でも感染し，感染リンパ球から胎児への感染をおこしCRSの出生が報告され，HI抗体1：16以下にワクチン接種が勧められることになった．最近ではベトナムで2009～2011年にかけて風疹の流行が認められ，ワクチン接種を受けてなくベトナム赴任中に感染して先天性風疹症候群を出産した例も報告されている[9]．

2012～13年にかけて風疹の流行が始まり，2012年には2,386例，2013年には14,344例が報告され70%がかつてワクチン接種の対象でなかった20歳後半から50歳までの男性であった．風疹と診断されずに職場に出勤し職場での感染から家庭に持ち込むパターンが多く観察されている．1977年以降に出生した女性は，ワクチン接種機会があってもMMRの影響によるためかワクチンに対する不信感から接種を受けていない女性で家族内感染により妊娠中に感染し，2012/13年の流行で45例のCRSが出生している．

麻しんワクチンはEPIのワクチンで接種が勧められているが，風しんワクチンは東南アジア，アフリカなどでは接種されていないため，発疹性有熱疾患の中に風疹が多くを占めており，MRワクチン接種を拡大し2020年までに麻疹，風疹を排除することを目標としている[6]．その矢先，2018年夏から成人男性を中心に風疹が流行し翌年も流行が続き麻疹の報告例も増加していることから成人男性を対象にMRワクチン接種が定期化された．

診断

WHOは実験室診断に基づいた麻疹サーベイランスを強化するためにウイルス分離，血清診断を世界的に普及させ，さらに，世界各地で流行している麻疹ウイルスの遺伝子型を解析し，新たなウイルス株の出現を観察する麻疹ウイルスの分子疫学調査のためのWHO Lab. Networkが始まった[6, 8]．

ウイルス感染症の診断の基本はウイルス分離で，咽頭拭い液，リンパ球，尿などを対象に麻疹ウイルスに関してはVero/SLAM細胞，風疹ウイルスに関してはVero細胞やRK13細胞が用いられる．我が国では血清診断，ウイルス分離，遺伝子診断による実験室診断による麻疹の全数把握調査が2008年から始まった[8)]．直接的な診断はウイルス分離であるがワクチン接種後に免疫能が低下して麻疹に罹患するSVFは典型的な症状示さず軽度の発熱・発疹のみで相当数が見逃されているものと考えられる．こうした症例でもウイルスは短期間排出されており新たな感染源として流行を拡大しているため，こうした症例を確実に診断するためにPCRによる遺伝子検出法が国立感染症研究所の尽力で全国的に組織化された．急性期特に発疹が出現し，3～4日以降でIgM EIA抗体（陽性基準値1.2）が陽性であることが診断基準となっているが，IgM EIA低値陽性例にはパルボB19による伝染性紅斑との交叉反応が認められるが，最近になって麻疹IgMEIAキットが改良されている．

風疹ウイルスは細胞変性を起こさないため3代盲継代しガチョウ血球を用いて血球凝集反応をみるか，抗風疹抗体を用いて免疫染色を行うことで風疹ウイルスの分離を確認する．血清診断は原則としては急性期と回復期のペア血清を採取し抗体価の上昇を確認することであるが，単一血清しか得られないときにはIgM EIA抗体を測定することになる．赤血球凝集抑制抗体（hemagglutination inhibition tets: HI）測定法については風疹のHI抗体は感度も高く簡便である．HI抗体は血清希釈1：8からスタートし1：16は陽性で感染を予防すると考えられてきたが，HIが1：16でも母親は再感染し先天性風疹症候群の出生を経験しており，HI抗体1：16では発症を抑さえるが感染は予防できないことがわかってきた．

遺伝子増幅法が普及し臨床ウイルス学的診断にも利用されるようになった．通常のRT-PCR法はnested-PCRが必要で結果を得るまでには6～8時間が必要で一度反応チューブをあける必要があり，交叉汚染に注意する必要がある．反応時間，感度を高めるためにreal-time PCR法が報告されている．わが国で開発されたloop-mediated isothermal amplification（LAMP）は63℃の一定温度で二本鎖をはがしながらDNA合成を進める*Bst* polymeraseを用いて60分以内にDNAを増幅することが可能でLAMP法は麻疹・風疹ウイルス感染症の迅速遺伝子診断法として有用である．

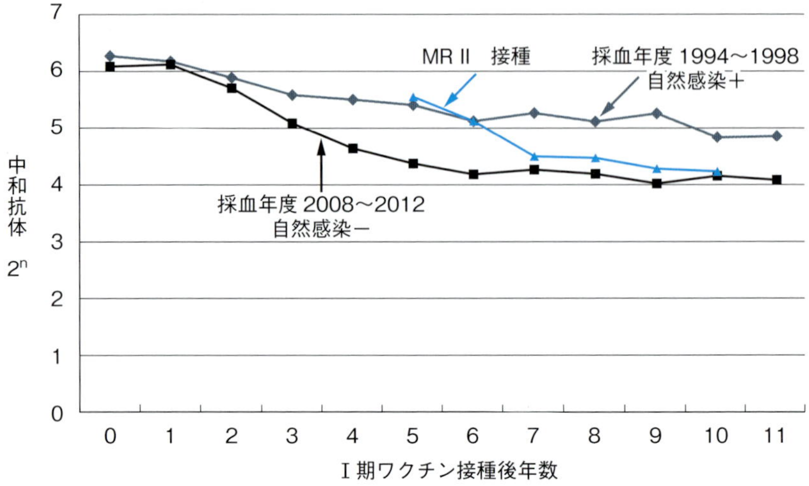

図5 MR II 期接種の麻疹ウイルス中和抗体への影響
自然感染例が認められていた時代（1994～98年）の血清と自然感染の認められなくなったワクチン世代の麻しんワクチン1回接種の血清中和抗体の平均値を示す．自然感染世代はワクチン世代より1管高いレベルでMR II 期接種により抗体価は上昇するが，2年後には元の抗体価に戻る．

ワクチンの免疫効果

現在3社のMRワクチンが市販されている．風疹の抗体陽転率には3社の間で差は認められないが，麻疹に関して治験成績からみると若干差が認められるが，いずれにしても高い抗体陽転率を示している．

姫路で開業されている岡藤先生との共同研究の結果を図5に示した．麻疹が流行していた1994～1998年の795例の血清疫学調査の結果では中和抗体は接種3年後からなだらかに減衰しくる．麻疹の流行がなかった1998～2004年までの血清疫学調査では約10%において初回接種6～7年でNT抗体が陰性化する例も認められる．2008年以降のワクチン接種後の血清では初回接種の3年後から低下がはじまり，6年目以降は低下を認めない．初回接種4～5年後にMR II 接種により抗体価は自然感染児と同じレベルまで上昇するが2年後以降は追加接種しなかった児と同等のレベルに低下する．風しんワクチン接種後の抗体は10年間維持されておりその後減衰するといわれている[10, 11]．MR II 期の接種効果は中和抗体レベルでは2年で元のレ

表 1　麻疹，風疹単味ワクチンと MR ワクチンの副反応市販後調査

	麻しん 1994-2008	風しん 1994-2008	MR 2010-2014
アナフィラキシー	Gel. Aller *	Gel. Aller *	1
脳症	2 **	1	1
無菌性髄膜炎	0	0	0
ADEM	1	2	0
小脳失調症	0	0	2
Guillain Barré synd.	0	1	0
急性片麻痺	1	0	0
ITP	5 **	5	4
アレルギー性紫斑病	0	1	0
Toxic shock synd.	1	0	0
出荷数（万本）接種機会	440	464	243

* Gel. Aller：ゼラチンアレルギー，**：麻疹ウイルス野生株

ベルに戻るが，細胞性免疫や免疫記憶細胞を刺激することでより長期にわたって免疫能を維持することができると考えられる．

ワクチンの副反応

生ワクチンは弱毒化されてはいるが野生株の性状を引き継いでおり接種後生体内で増殖することで野生株の持つ合併症を副反応としておこす可能性がある．1994 年からゼラチンアレルギーによるアナフィラキシー反応が認められ市販後調査の結果をまとめて報告してきた．1994～2008 年までに麻しん単味，風しん単味ワクチンがそれぞれ約 450 万人分製造され，MR ワクチンは 2010 年に認可され 2014 年までに 243 万人分が製造されている．ゼラチンアレルギーは 1994 年から出現し 2000 年以降すべてのワクチンからゼラチンが除去され 2000 年以降は報告されていない．MR ワクチン接種後アナフィラキシーが 1 例，小脳失調症が 2 例，脳症が 1 例，ITP が 4 例報告されている．こうした副反応の頻度は因果関係は不明ではあるが重篤な副反応の出現頻度は 100 万接種に 1 例以下で，単味ワクチン接種後と同様と考えられる．市販後調査は入院した重症例を拾い上げてくるが，よくある副反応として，MR ワクチン接種後の発熱は IV 相の市販後調査では 7%程度で発疹は 3～4%程度である．

● 今後の課題と問題点

MR ワクチンは 2004 年から定期接種のワクチンとなり，2014 年からは水痘が定期接種のワクチンとして承認された．先進国の中でムンプスワクチンを使用していないのは我が国だけである．Jeryl Lynn 株を用いた外国産（メルク社）の MMR ワクチンの臨床試験は終了しているが国産の麻疹ワクチンと比較して発熱率が高い Moraten 株が使用されているためか審査は進行していない．MMR の再開に際してはムンプスワクチンによる無菌性髄膜炎の出現率の低い株でないと承認されないことから国産の MR ワクチンと Jeryl Lynn 株の major population を cloning した RIT4385 株を用いた MMR ワクチンの臨床試験が進行している．また，MR ワクチンと水痘ワクチンとの MRV ワクチンも期待される．2013 年の風疹の流行，2014 年になって麻疹症例数の増加は感受性者の蓄積によるものであり，MR I 期，II 期の接種を確実に行い，成人に対しても 2 回接種を浸透する必要がある．

ここが知りたい Q&A

(1) 麻疹ウイルス，風疹ウイルスの遺伝子型でワクチンの効果に差がありますか？

麻疹ウイルスは 24 の遺伝子型，風疹ウイルスは 13 の遺伝子型に分かれている．特定の領域の塩基配列の差により分類されているが重要な抗原決定領域は保存されており単一の血清型で現行のワクチンの効果が低下するようなことはない．

(2) 麻疹，風疹の生ワクチンの弱毒化とはどういうことですか？

ワクチン株は野生分離株からヒト以外の動物細胞でウイルスを継代している．麻疹ウイルスも風疹ウイルスもヒトに感染しヒトの細胞で増えるが，麻疹ウイルスワクチンは鶏胎児胚細胞，風疹ウイルスワクチンはウサギ腎細胞で製造している．ヒトの体内の温度では増え難いウイルスを探している．ウイルスにとっては過酷な環境で増えるようになることは，ヒトの細胞では増え難くなります．これがワクチン株の弱毒化という意味である．

(3) 近所で流行があったとき1歳以下でも接種は可能ですか？

MR ワクチンは定期接種では MR I 期が 1 歳から 2 歳未満，MR II 期は小学校入学の 1 年前が接種対象になっている．母親からの移行抗体は生後 6 か月までは残っている．麻疹の流行している東南アジア，アフリカでは生後 9 か月が定期接種の年齢である．このぐらいの年齢でも近所で流行があれば接種は可能であるが任意接種となる．成人で仮に抗体があっても問題なく接種できる．

(4) MR ワクチン接種後の避妊期間は？

風疹ワクチンウイルスはワクチン接種後 2～3 週後までウイルス分離が可能である．ちょっと長めに 2 か月は避妊するように説明している．万一，妊娠しても胎盤からウイルスが検出はされたりするもののワクチンウイルスで先天性風疹症候群の発症はないので人工中絶の適応ではない．

■文献

1) 日本感染症学会，編．感染症専門医テキスト 第 I 部 解説編．A ウイルス感染症　B 麻疹．東京: 南江堂; 2011. p.848-53.
2) Takeda M, Tahara M, Nagata N, et al. Wild-type measles virus is intrinsically dual-tropic. Front Micobiol. 2012; 2: 279.
3) Nagai M, Ji YX, Yoshida N, et al. Modified adult measles in outbreak in Japan, 2007-08. J Med Virol. 2009; 81: 1094-101.
4) Griffin DE. Measles virus. In: Knife DM, Howley PM, editors. Fields Virology. Volume II. 5th ed. Philadelphia: Lippincott, Williams and Wilkins. 2007; p.1551-85.
5) 日本感染症学会，編．感染症専門医テキスト 第 I 部 解説編．A ウイルス感染症　B 風疹．東京: 南江堂; 2011. p.821-4.
6) WHO. Global measles and rubella strategic plan: 2012-2020. WHO Library Cataloguing-in-Publication Data. 2012.
7) Nakayama T. Vaccine chronicle in Japan. J Infect Chemother. 2013; 19: 787-98.
8) CDC. Progress toward measles elimination — Japan, 1999-2008 —. MMWR. 2008; 57: 1049-52.
9) 平原史樹，奥田美加．産科医から見た 2013 年の風疹の流行と CRS．臨床とウイルス．2014; 42: 12-8.
10) 岡藤輝夫，岡藤隆夫，中山哲夫．麻疹ワクチンで獲得した抗体の持続．臨床とウイルス．2013; 41: 163-7.
11) Okafuji T, Okafuji T, Nakayama T. Persistence of Immunity acquired after a single dose of rubella vaccine in Japan. Jpn J Infect Dis. 2016; 69: 221-3.

〈中山哲夫〉

6 水痘ワクチン

●水痘・帯状疱疹

水痘や帯状疱疹の原因は，水痘帯状疱疹ウイルス（varicella-zoster virus: VZV）である．このウイルスはヘルペスウイルス科α亜科に属し，エンベロープを持つ直径150～200nm，2本鎖DNAウイルスである．その約12万5千の全塩基配列は明らかにされ，70以上のエクソンが存在する．VZVは主にヒトにのみ感染し，潜伏期間は14～16日で，主な感染経路は空気感染で，感染力は非常に強い．家庭内曝露での発症率は90%以上，不顕性感染は少ない．発疹出現の1～2日前から発疹出現後4～5日間，およそすべての発疹が痂皮化するまで伝染力がある．水痘はVZVの初感染像で，その後VZVは神経節後根に潜伏感染し，宿主の免疫能の低下に伴ってVZVが再活性化し，帯状疱疹として発症する．

治療は，抗ウイルス薬としてアシクロビル（ACV）の内服薬と静注製剤やACVのプロドラッグで吸収率が大幅に改善されたバラシクロビル（VCV）の内服薬がある．癌や白血病，移植などで明白な免疫抑制者と考える場合には，静脈内投与する．一方，健康児の水痘についても，ACVやVCVの経口投与は症状を軽症化させるのに有効で，発症48時間以内にACV 80mg/kg/日あるいはVCV 75mg/kg/日を5日間経口投与する．

予防は，水痘ワクチンで行うことができる．このワクチンは故高橋理明教授が開発されたOka株がワクチン株として唯一評価が定まっており，世界で利用されている．この株は，Okaさんという男児の水疱液からヒト胎児細胞により分離され，34℃でヒト胎児肺細胞11代，モルモット胎児細胞12代継代後，ヒト2倍体細胞のWI-38に3代，MRC-5に2代継代したものをマスターシードとしている．世界で初めて日本において1986年に認可され，1987年より使用されるようになったが，我が国ではこれまで任意接種であった．2014年10月から水痘ワクチンが定期接種化され，2回接種がはじまった．一方，米国では1995年から1回接種，2006年から2回の定期接種が開始された．

疫学

我が国では任意接種（有料）であったため接種率が上がらず，図1に示すように毎年12~7月（第48週から第28週）に流行し，8~11月（第31週から第44週）に減少するようなパターンが認められている[1]．しかし，最近水痘ワクチンの出荷量が約2倍に増加しており，2014年以降の報告数は最も少なくなった．定期接種後のさらなる患者数の減少が期待されている．

1．水痘の合併症

健康人における合併症は，皮膚の細菌性感染症が一番多く，ときに劇症型溶連菌感染症で手足の切断例がある．そのほか血小板減少性紫斑病や小脳失調症，脳炎などがよく知られる．まれではあるが，水痘感染後に脳梗塞を1年以内に発症する小児例や成人では急性網膜壊死で失明することがある．妊

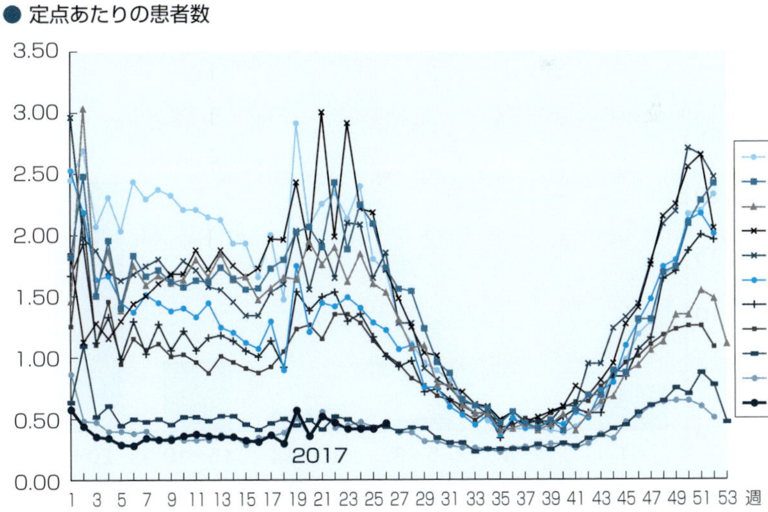

図1 10年間の水痘患者発生数（国立感染症研究所ホームページ）
〈https://www.niid.go.jp/niid/ja/10/2096-weeklygraph/1648-05varicella.html〉

婦の水痘や出生早期の水痘感染では1歳未満の帯状疱疹を発症することが多く，1歳未満で水痘に感染すると幼年期の帯状疱疹と関連することが知られている[2)]．また小児期 Ramsay Hunt 症候群も低年齢における水痘感染との関連が報告されている．

2. 水痘による重症例や死亡例

水痘は一般に軽症な疾患と考えられているが，決して軽症ばかりではない．成人の水痘感染は重症化しやすく，最高体温，発熱期間，発疹数，治癒期間を基にした重症スコアでは成人群が小児群より約2倍高い．成人水痘では，水痘肺炎や血小板減少性紫斑病などの合併症を伴うことが多い．また図2に示すように20歳以上で最も死亡率も高い[3)]．特に成人水痘の約10%に重症な水痘肺炎を認める．15歳以上の水痘肺炎30例の検討では，胸部X線写真上は間質性肺炎を呈し，7例（23%）がICUに入院した．そのうち2例（7%）が人工呼吸管理を要し，1名が死亡した[4)]．

平成16年厚生労働省研究班の我が国の入院施設（2,250施設）における入院例や死亡例のアンケート調査では，回収率が31.4%であったが，死亡例が7例，水痘関連入院が415例，帯状疱疹関連入院が3,497例あった．単純に回収率から3倍すると，年間約20名が死亡していると推定された．

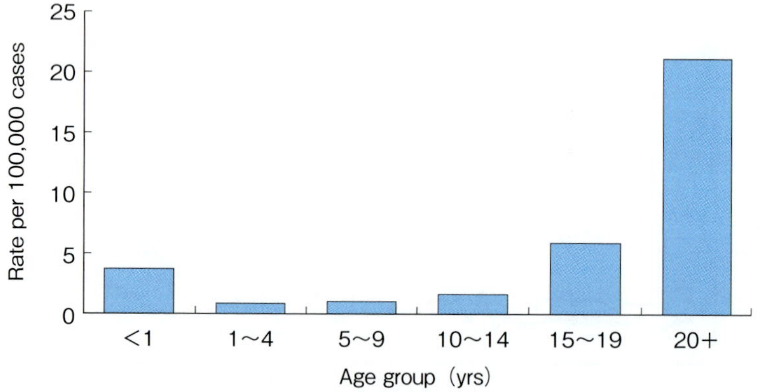

図2　米国における水痘の年齢別死亡率（1990～1994年）
（Meyer PA, et al. J Infect Dis. 2000; 182: 383[3)]）

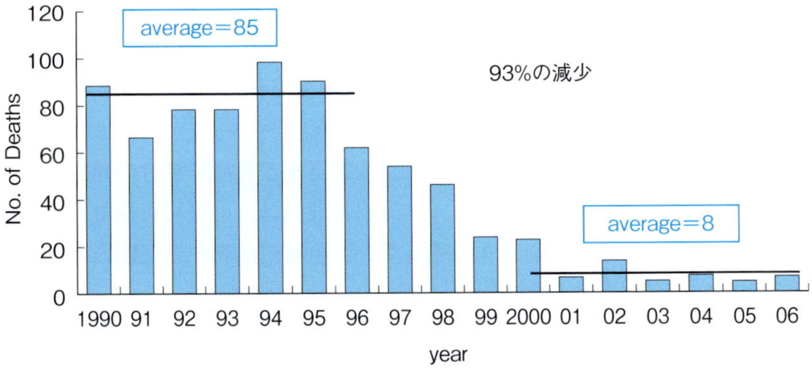

図3 水痘による死亡の減少（50 歳未満，米国，1990 ～ 2006 年）
(www.cdc.gov/vaccines/vpd-vac/shingles/downloads/VZV_clinical_slideset_Jul2010.ppt[5])

また米国の報告では，図 3 に示すように水痘ワクチン導入前は年間平均死亡数が 85 例[5] あり，日本の人口が米国の約 1/3 であることから，年間約 20 名死亡の推定も大きく外れたものではないと思われる．

移植や癌や白血病，副腎皮質ステロイドを使用している免疫抑制者では，水痘は重症化することはよく知られている．それらの水痘の多くは内攻し，水疱がでないため診断や治療が遅れる．突然激しい腹痛や背部痛で発症し，急速に DIC，多臓器不全になるので，外泊後や病棟で水痘や帯状疱疹の患者が発生したときは注意が必要である．またあらかじめ VZV に対する免疫の有無を確認しておくことも重要である．

ワクチンと接種法

1．健康小児への接種

2014 年 10 月より定期接種となった．定期接種の接種対象者は，水痘既往のない生後 12～36 か月の健康小児で，接種間隔を 3 か月以上あけて 2 回接種であり，標準的接種は初回接種が生後 12～15 か月，追加接種は 6～12 か月後である．経過措置として 2015 年 3 月末まで，生後 36～60 か月の児にも定期接種として接種できる．ただし，1 回接種であり，すでに接種された児は対象とならない．それ以外の年齢では，任意接種として接種できる．

2. ハイリスク患者への接種

水痘が重症化しやすいハイリスク者にも任意接種として接種できる．ただし，ハイリスク者では免疫状態の確認と接種後2週間以内の免疫の低下が予想されないことが必要である．

当初，このワクチンは急性白血病や悪性腫瘍など免疫抑制者の発症防止を目的としてワクチン開発がはじまった．その理由は，小児科病棟で水痘の院内感染が発生すると水痘に対する免疫がない急性白血病や小児癌の小児が重症化や死亡例が経験されていた．

それぞれの施設で接種に対する独自の判断基準をもっている場合もあるが，以下のことが満足しておれば水痘ワクチン接種が可能である．

急性リンパ性白血病では，完全寛解後少なくとも3か月以上経過していること，リンパ球数が500/mm^{3}以上であること，ツベルクリン反応などの遅延型皮膚過敏反応が陽性になること，維持療法中では6-MP以外の薬剤は接種前後の1週間，計2週間休薬とすること，強化療法中や広範な放射線治療などの免疫抑制作用の強い治療を受けているときは避けること，である．

固形腫瘍の小児癌などの場合，摘出手術あるいは化学療法で腫瘍の増殖が抑制されおり，そのほかは上記の急性リンパ性白血病の条件に準ずる．

急性骨髄性白血病，T細胞性白血病，悪性リンパ腫の場合は，続発性免疫不全の状態にあり臨床反応がでやすいので推奨されていない．

ネフローゼ症候群や気管支喘息で，副腎皮質ステロイドの全身投与が行われている場合，症状が安定していれば接種対象となる．ステロイド投与量は2mg/kg未満であることが望まれる．その他で続発性免疫不全が強く疑われる場合は免疫状態を調べた上で接種すべきである．

3. 緊急接種（VZV曝露後の接種）

VZV曝露後の72時間以内の緊急ワクチン接種は，感染防止あるいは軽症化を期待できる．病棟などの閉鎖集団内において，緊急接種は有効である．しかし，家庭内曝露では兄弟の水痘発症前からすでに感染しており，診断時にはすでに72時間を超えていることが多いので，その効果は少ない．

病棟では二次感染を防止するため，次に退院が可能な患者は早期に退院させる．退院できない患者で発症の可能性がある場合には，接触後 10～21 日まで隔離が必要である．また免疫抑制者は重症化しやすいので，早期にγグロブリン投与や感染曝露 1 週間後から ACV の予防内服（80mg/kg/ 日，7 日間）を考慮すべきである．予防内服により軽症化や不顕性感染などが報告されている．

効果

1. 1 回接種による水痘予防効果

17 報告における水痘ワクチン 1 回接種の予防効果をまとめると，表 1 に示すように全水痘は 81%，重症水痘では 99%の減少が報告された[7]．水痘流行時に限定した報告のメタアナリシスでは，ワクチン有効率は 72.5%（95%信頼区間 68.5-76.0%）と減少した．またワクチン普及により，図 3 で示すように年間死亡数は平均 85 名から 8 名に，約 93%の減少となった[5]．入院率も，図 4 で示すように 10 歳未満で 91%，10～19 歳で 92%，20～49 歳で 78%，全体で 88%の減少を認めた[6]．

問題は，接種後 2～3 割に認められる breakthrough varicella（水痘ワクチン接種後 42 日以降で野生株 VZV による水痘）である．その水痘の 25～30%は軽症で熱がなく発疹の数も少なく，水疱より紅斑が多く，非典型的である．しかし，水疱が 50 個未満であると感染力は 1/3 であるが，50 個以上では普通の水痘感染と同等の感染力をもっている．breakthrough varicella の発生は，接種後時間経過とともに増加し，1 年目 1.6 例，5 年目 9.0 例，9 年目 58.2 例 /1,000 人・年と報告されている[8]．しかし，ワクチン接種の抗体陽性率は gpELISA 法で測定すると接種後 2～9 年でもほと

表 1 水痘ワクチン 1 回接種の効果（米国）
－ 17 報告のまとめ－

● 全水痘の予防効果	
	平均　81%　中央値　85%（44 ～ 100%）
● 中等・重症水痘の予防効果	
	平均　96%　中央値　97%（86 ～ 100%）
● 重症水痘の予防効果	
	平均　99%　中央値　100%（97 ～ 100%）

（Seward JF, et al. J Infect Dis. 2008; 197 Suppl 2: S82[7]）

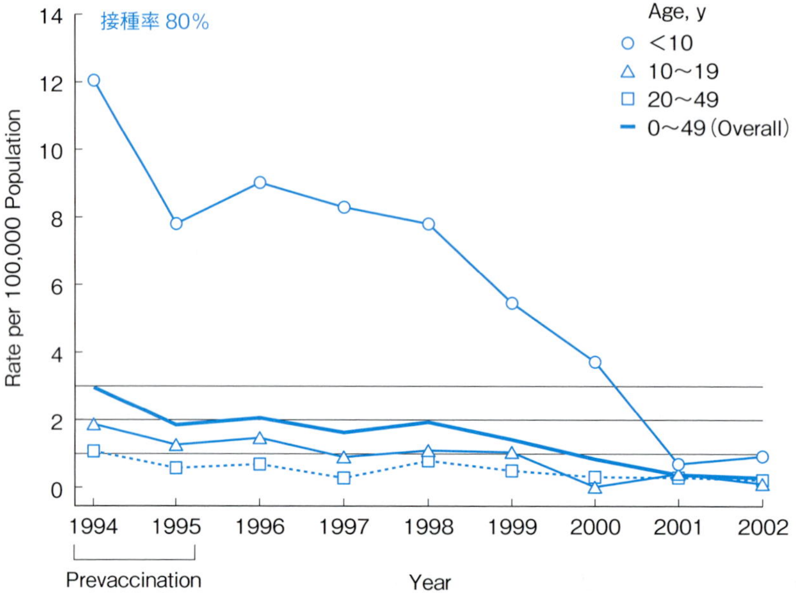

図4 水痘関連の入院率における推移（米国，1994〜2002）
(Zhou F, et al. JAMA. 2005; 294: 797[6])

んど変化がなく[9]，抗体よりもその他の免疫による影響が breakthrough varicella の原因として関連が強いと考えられる．すなわち，粘膜免疫として重要な分泌型 IgA 抗体や特異細胞性免疫が感染防御で重要な役割を示すと思われる．

2. 2回接種による水痘予防効果

米国では毎年 400 万人に接種されるが，有効率を 80%とすると毎年 80 万人が感染する可能性があることになる．その結果 5 年間経過すると，1 年間の接種数と同数の 400 万人が蓄積する．そのため，1 回接種では流行抑制は困難と考えられて，2006 年より定期接種で 2 回接種法が導入された．1 回目は生後 12〜15 か月，2 回目は 4〜6 歳に接種されている．米国における 2 回接種と 1 回接種の比較では，2 回接種によって breakthrough varicella の頻度は 1 回接種より 1/3 に減少したと報告されている．表 2 に

表2 1回および2回接種後のIgG抗体，特異細胞性免疫の比較

	1回接種後 （12～18か月）	2回接種後 （4～6歳）
IgG抗体陽性率（gpELISA，≧5 μ/mL）	85.70%	99.40%
IgG抗体GMT（gpELISA，μ/mL）	12.5	212.4
特異細胞性免疫（SI）	28.6 ± 6.2	58.6 ± 6.5

（Nader S, et al. J Infect Dis. 1995; 171: 13-7 [10]）

1回と2回接種におけるIgG抗体価と細胞性免疫の比較を示した．抗体陽性率は86%から99%に増加しただけでなく，IgG抗体価のGMTは約17倍に，特異細胞性免疫も2倍に高くなっていた[10]．早期に2回接種するときは，麻疹などと異なり少なくとも3か月以上間隔をあけて接種することが推奨されている．ドイツにおける2回接種は，3か月以上あけて間隔の短い接種方法を採用しているが，その方法では米国方式より抗体陽性率は同じであるが，GMTや特異細胞性免疫は低い[11]．またワクチン有効率もドイツ方式は91%であるが[12]，米国方式は98%と若干高かった[13]．

3. 帯状疱疹の予防効果

米国では帯状疱疹や帯状疱疹後神経痛の発症予防や軽症化を目的として，50歳以上の成人にもVZV（zoster）ワクチンを接種している．米国の60歳以上4万人における調査では，図5, 6に示すように帯状疱疹の発生率を51%，帯状疱疹後神経痛の発生率を67%まで減少させることができたと報告された[14]．とくに図7に示すように帯状疱疹発生の予防効果は70歳代の効果は38%に比較し，60歳代では64%と高かった．帯状疱疹予防の対象は50歳以上でも効果はあるが60歳以上とされている．

我が国でも50歳代から70歳代の健康成人に水痘ワクチンを接種して，表3に示すようにとくに50歳代で最も強く抗体や細胞性免疫が増強されることが報告された[15]．そして，2004年1月の添付文書改訂時に，そのことが記載された．さらに2016年3月に50歳以上の帯状疱疹予防が効能・効果に追加された．

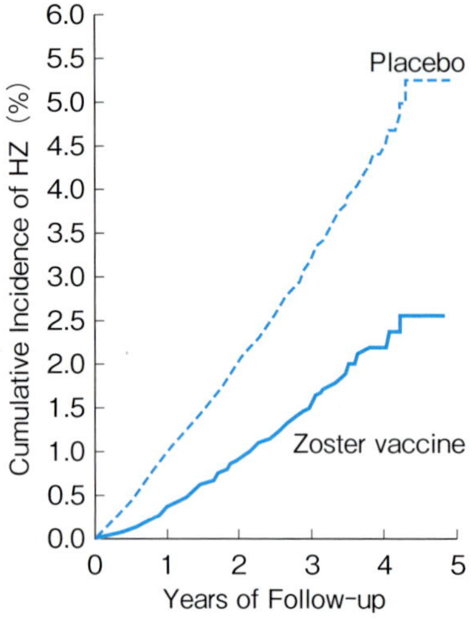

図5　ワクチンの帯状疱疹発症予防効果
対象：60歳以上，38,546名
（Oxman MN, et al. N Engl J Med. 2005; 352: 2271-84[14)]）

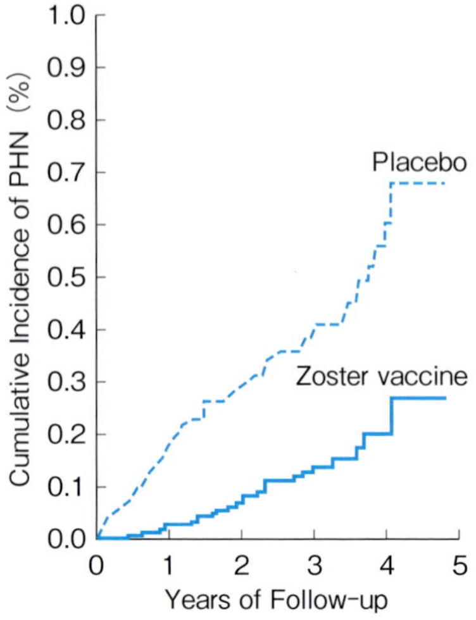

図6　帯状疱疹後神経痛の発症予防効果
対象：60歳以上，38,546名
（Oxman MN, et al. N Engl J Med. 2005; 352: 2271-84[14)]）

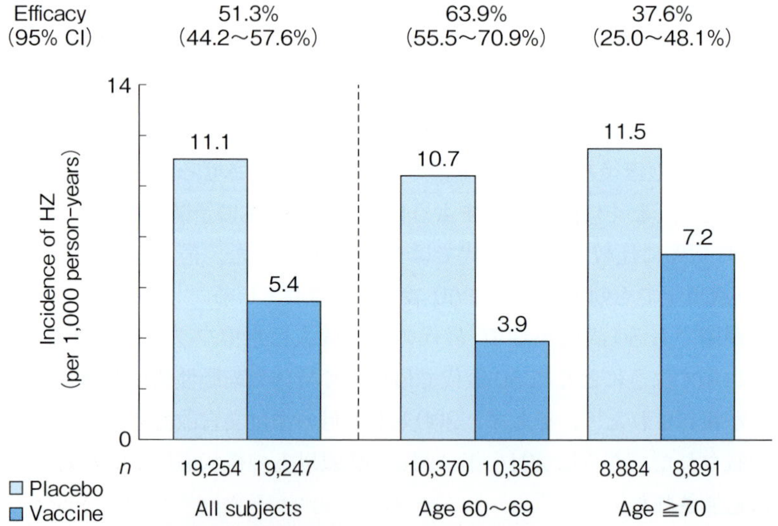

図7　帯状疱疹の年齢群別発症予防効果
（Oxman MN, et al. N Engl J Med. 2005; 352: 2271-84[14)]）

表 3 水痘ワクチン接種後の反応

	水痘皮内反応		IAHA 法		gpELISA	
	接種前	接種後	接種前	接種後	接種前	接種後
50 歳代	3.3	15.3	35.2	62.8	3474	9342
60 歳代	3.5	12.4	39.4	64.0	4365	8710
70 歳代	3.1	8.6	27.2	39.9	3331	6036

(Takahashi M, et al. Vaccine. 2003; 21: 3845-53[15])

副反応

健康小児に接種した場合の副反応は少なく，安全なワクチンである．軽い発熱や発疹および接種部位の発赤や腫脹は，約 7%であった．一方，免疫抑制しているハイリスク患者では，接種後 14～30 日に発熱や丘疹，水疱などを発現することが多く，ALL 患者を対象にした調査では約 20%に発疹を認めた．

今後の課題と問題点

経過措置は平成 26 年度（2014 年 10 月～2015 年 3 月末，半年間）のみで，対象は生後 36～60 か月で 1 回接種である．そのため，この年齢群において多くの接種漏れ者がでると予想される．定期接種化によって水痘流行も大幅に減少すると予測される．その結果，未感染&未接種者が残り，将来この年齢群で水痘の流行が発生する可能性がある．もし成人や妊婦が水痘に罹患すると，重症化する可能性が高く，できるだけ接種漏れ者を少なくする努力や 5 歳以上の未感染者にも接種勧奨が必要である．

また今後水痘の流行が減少すると，自然感染によるブースター効果が減少するので，成人における免疫が低下して帯状疱疹が増加する可能性がある．将来，帯状疱疹予防のための VZV ワクチンが必要となると考えられる．

ここが知りたい Q&A

(1) 水痘ワクチンの接種に年齢制限はありますか？

水痘ワクチンは 1 歳以上で接種でき，年齢制限はない．成人で水痘に感染すると重症化するので，接種しておきたい．米国では帯状疱疹予防として，60歳以上の成人に接種している．

(2) 1回目と2回目の接種間隔はつめたほうがよいですか．

水痘が流行している場合は，ワクチン接種後 primary vaccine failure（1次性ワクチン効果不全）の人は感染するリスクは高いままです．そのため，ドイツ方式のように2回の間隔を短くすることは有用と考えられます．しかし，水痘の流行が減少してくると，ウイルス曝露の頻度が減少しますので感染リスクが減少します．一方，米国方式のように間隔をあけて2回目を4~6歳で接種すると，ブースター効果が発揮されて長期間免疫が持続して secondary vaccinefailure（2次性ワクチン効果不全）を減らすと推定されています．水痘の流行が減少している状況では，間隔を広げていくべきと思われます．

■文献

1）国立感染症研究所ホームページ．〈http://www.nih.go.jp/niid/images/idwr/sokuho/idwr-2014/201431/binder31.pdf〉
2）Terada K, Kawano S, Yoshihiro K, et al. Characteristics of herpes zoster in otherwise normal children. Pediatr Infect Dis J, 1993; 12: 960-1.
3）Meyer PA, Seward JF, Jumaan AO, et al. Varicella mortality: trends before vaccine licensure in the United States, 1970-1994. J Infect Dis. 2000; 182: 383.
4）Borregan RJC, Artiga DMJ, Miñambres E, et al. Varicella pneumonia in adults: 30 cases. An Med Intema. 2003; 20: 612-6.
5）アメリカ疾病管理予防センターホームページ．〈www.cdc.gov/vaccines/vpd-vac/shingles/downloads/VZV_clinical_slideset_Jul2010.ppt〉
6）Zhou F, Harpaz R, Jumaan AO, et al. Impact of varicella vaccination on health care utilization. JAMA. 2005; 294: 797.
7）Seward JF, Marin M, Vázquez M. Varicella vaccine effectiveness in the US vaccination program: a review. J Infect Dis. 2008; 197 Suppl 2: S82.
8）Chaves Gargiullo P, Zhang JX, et al. Loss of vaccine-induced immunity to varicella over time. N Engl J Med. 2007; 356: 1121.
9）Kuter B, Matthews H, Shinefield H, et al. Ten year follow-up of healthy children who received one or two injections of varicella vaccine. Pediatr Infect Dis J. 2004; 23: 132.
10）Nader S, Bergen R, Sharp M, et al. Age-related differences in cell-mediated immunity to varicella-zoster virus among children and adults immunized with live attenuated varicella vaccine. J Infect Dis. 1995; 171: 13-7.
11）Watson B, Rothstein E, Bernstein H, et al. Safety and cellular and humoral immune

responses of a booster dose of varicella vaccine 6 years after primary immunization. J Infect Dis. 1995; 172: 217.
12) Spackova M, Wiese-Posselt M, Dehnert M, et al. Comparative varicella vaccine effectiveness during outbreaks in day-care centres. Vaccine. 2010; 28: 686-91.
13) Shapiro ED, Vazquez M, Esposito D, et al. Effectiveness of 2 doses of varicella vaccine in children. J Infect Dis. 2011; 203; 312-5.
14) Oxman MN, Levin MJ, Johnson GR, et al. A vaccine to prevent herpes zoster and postherpetic neuralgia in older adults. N Engl J Med. 2005; 352: 2271-84.
15) Takahashi M, Okada S, Miyagawa H, et al. Enhancement of immunity against VZV by giving live varicella vaccine to the elderly assessed by VZV skin test and IAHA, gpELISA antibody assay. Vaccine. 2003; 21: 3845-53.

〈寺田喜平〉

7 日本脳炎ワクチン

日本脳炎

1. 日本脳炎

脳炎・脳症の発症メカニズムには，①ウイルスが直接侵襲するタイプ，②免疫学的反応によって発症するタイプ，③遅発性ウイルスが感染して発症するタイプ，④原因不明のタイプの4種類がある(表1)．免疫学的反応によって発症するタイプが急性散在性脳脊髄炎（acute disseminated encephalomyelitis: ADEM）であり，原因不明のタイプの発症にサイトカインストームの関与が示唆されている．

日本脳炎は，フラビウイルス科に属する日本脳炎ウイルスが，脳に直接侵襲して発症する脳炎である．日本脳炎ウイルスに感染した100～1,000人に1人が発症する[1, 2]．脳炎発症者の致死率は20～40％であり，幼少児や老人では致死率が高くなる．精神神経学的後遺症は生存者の45～70％（発

表1　脳炎・脳症発症のメカニズム

1）直接侵襲（direct　invasion）
　日本脳炎，ウエストナイル，麻疹（免疫不全宿主）
2）免疫学的反応（immunological responses，ADEM）
　麻疹（免疫健常者），水痘，風疹
3）遅発性ウイルス感染
　麻疹（SSPE），風疹
4）原因不明（unknown，cytokine storm ？）
　インフルエンザ，HHV6，ロタ

ADEM: acute disseminated encephalomyelitis（急性散在性脳脊髄炎），
SSPE: subacute sclerosing panencephalitis（亜急性硬化性全脳炎），
HHV6: ヒトヘルペスウイルス6型
【日本脳炎のウイルス学的診断方法】
・病変部位からのウイルス分離，病変部位にウイルス存在の証明
・髄液からのウイルス分離，ウイルス遺伝子の検出
・血清からのウイルス遺伝子の検出
・血清抗体の上昇（感染の証明）

症者の 30～50%）に認められる.

日本脳炎の潜伏期間は 6～16 日間である. 急激な発熱と頭痛を主訴に発症する. 初発症状として全身倦怠感, 食欲不振, 悪心, 嘔吐, 腹痛が存在する. 高熱が数日間持続し, その後症状は悪化し, 項部硬直, 羞明, 意識障害, 興奮, 仮面様顔貌, 筋硬直, 頭部神経麻痺, 眼振, 四肢振戦, 不随意運動, 運動失調, 病的反射が出現する. 知覚障害はまれである. 発熱は発症 4～5 日後に最も高くなり, その後次第に低下する. 死亡する場合は発症後 1 週間程度で死亡する.

確定診断には, 血液や髄液からの病原体の検出（ウイルス分離）や polymerase chain reaction（PCR）によるウイルス遺伝子の検出, 血中または髄液の IgM 抗体の検出, 中和法または赤血球凝集抑制（hemagglutination inhibition: HI）法による血清抗体の有意上昇の確認などが必要である.

日本脳炎は 4 類感染症であり, 医師は, 上記の臨床的症状から日本脳炎を疑い, 確定診断検査にて日本脳炎と診断した場合（確定例）, または, 上記の臨床的特徴を有していないが, 確定診断検査にて日本脳炎ウイルスの感染が証明された場合（無症状病原体保有者）, 近くの保健所に届け出ることが義務付けられている. なお, 日本脳炎により死亡した例や, 日本脳炎により死亡したと疑われる例も届け出る義務がある.

2. 日本脳炎ウイルス

日本脳炎ウイルスはフラビウイルス科フラビウイルス属に属する, エンベロープをもつ RNA ウイルスである. フラビウイルス属に属するウイルスは, 蚊やダニの媒介によってヒトに感染するが, 媒介する節足動物の分布により地理的分布が異なっている（表 2）[3]. 日本脳炎ウイルスの起原は東南アジアである.

日本脳炎ウイルスに相動性が高いウイルスは日本脳炎ウイルス群に分類され, 西ナイルウイルス, クンジンウイルス, マレー渓谷脳炎ウイルス, セントルイス脳炎ウイルスが含まれる. 近年西ナイルウイルスが北米で流行地域を拡大させている. 日本脳炎ウイルスと西ナイルウイルスとの間では HI 抗体は交叉するが, 中和抗体は交叉しない.

表2　ヒトに感染するフラビウイルス科のウイルスと分布

ウイルス	分布地域
日本脳炎ウイルス群*	
West Nile virus（WNV）	アフリカ，ヨーロッパ，中東，中央アジア，北アメリカ
Kunjin virus（KUN）	オーストラリア
Japanese Encephalitis virus（JEV）	東アジア，東南アジア，南アジア，オーストラリア
Murray Valley encephalitis virus（MVEV）	オーストラリア
St Louis encephalitis virus（SLEV）	南北アメリカ
デングウイルス群*（DENV）	アフリカ，南アジア，東南アジア，中南米の熱帯地域
dengue-1 virus	
dengue-2 virus	
dengue-3 virus	
dengue-4 virus	
黄熱ウイルス（yellow fever virus*（YFV），	アフリカの熱帯地域，南米の熱帯地域
ダニ媒介脳炎ウイルス群	
Central European encephalitis virus	ヨーロッパ，ロシア，中央アジア
Far Eastern encephalitis virus	東アジア
Powassan virus	ロシア
C 型肝炎ウイルス（hepatitis C virus）	世界中

*蚊が媒介する，ダニ媒介脳炎ウイルス群はダニが媒介する

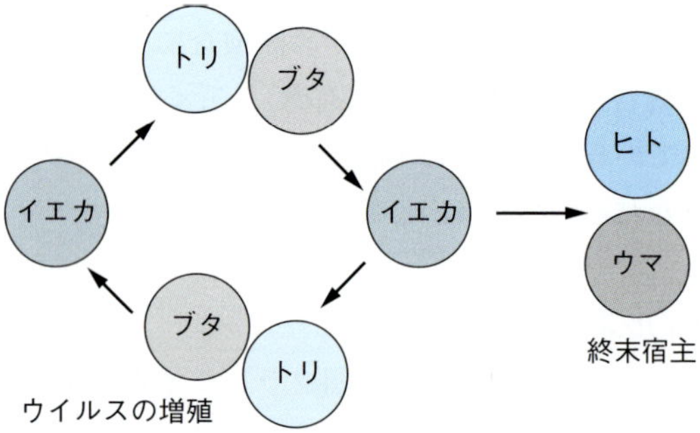

図1　日本脳炎ウイルスの伝染サイクル

日本脳炎ウイルスの自然宿主はトリと推察されている．日本などの温帯では水田で発生するコガタアカイエカが媒介するが，熱帯ではその他の蚊が媒介する．日本脳炎ウイルスはヒトからヒトへの感染はなく，増幅動物であるブタの体内でいったん増え，ウイルス血症の時期に血液中に出てきたウイルスを吸った蚊がヒトやウマを刺して感染する（図1）．各動物のウイルス血症の期間を表3に示した．一度，日本脳炎ウイルスを唾液腺に感染させた

表 3 各動物における日本脳炎ウイルスの増殖

動物	潜伏期間	ウイルス血症期間（時期）
ブタ	2～3 日間	3 日間
力	10～13 日間	1～2 カ月間*
ヒト	局所増殖：3 日間 CNS 増殖：7～15 日間	CNS 症状出現前

CNS：中枢神経
*一生ウイルス血症は持続し，唾液腺からウイルスを排出

蚊は死ぬまで唾液腺からウイルスを排出している．

疫学

日本脳炎は，東は日本，韓国，中国から，西はインド亜大陸まで広く分布しており，近年オーストラリア大陸に感染が広がっている[2)]．世界的には年間 3 万～4 万人の日本脳炎患者の報告がある．報告数が多いのはタイ，ベトナム，フィリピンなどの東南アジア諸国とネパール，インドである．日本や韓国では日本脳炎ワクチンの導入を契機に流行が阻止されており，中国も日本脳炎ワクチンの導入により患者数が減少している．

日本での日本脳炎の流行は，1960 年代前半までは年間 1,000 人以上が発症していたが，1967 年に日本脳炎ワクチン接種特別対策が開始されてから接種率が上昇し，患者数が減少し始めた（表 4）．1989 年に使用するワクチン株を，中山株から免疫原性が高い北京株に変更後，さらに年間患者数が減少している（図 2）．2005 年に「日本脳炎ワクチンに対する積極的な勧奨の差し控え」が出され，多くの自治体では日本脳炎ワクチンの接種が中止された．2006 年から 2016 年にかけて日本脳炎患者数は年間 10 人以下と大きな増加はない．発症者の多くは 60 代，70 代の高齢者と小児（47 人中 7 人，14.9%）である．

日本で日本脳炎患者数が減少した理由として，ワクチンの効果が最も重要であるが，コガタアカイエカが増殖する水田の減少，稲作の早生への転換，蚊に刺される機会の減少，増幅動物である豚の飼育環境の変化なども関係している．しかし，関東より以西の県では，増幅動物であるブタの日本脳炎ウイルス感染が毎年認められており，日本脳炎ウイルスは自然界で活発に活動

表 4　日本脳炎ワクチンの開発と社会的対応

1935 年	日本脳炎の大流行（患者数 5,374 人）
1935 年	マウス脳を用いて日本脳炎ウイルスの分離
1954 年	マウス脳由来日本脳炎ワクチン（中山株）の勧奨接種開始
1960 年代前半	毎年 1,000 人以上の日本脳炎患者の発症（1966 年の患者 2,017 人）
1967 年	小児と成人への日本脳炎ワクチン接種特別対策
1976 年	日本脳炎ワクチンが臨時接種となる
1989 年	日本脳炎ワクチンに用いる株を北京株（免疫原性が高い）に変更
1995 年	日本脳炎ワクチンの定期接種
2005 年 5 月	日本脳炎ワクチンの積極的勧奨の差し控え
2005 年 7 月	日本脳炎ワクチン 3 期接種の中止
2009 年 6 月	乾燥細胞培養日本脳炎ワクチン（ジェービック®）の接種開始
2010 年 4 月	1 期初回接種に限定して勧奨接種の再開
2011 年	乾燥細胞培養日本脳炎ワクチン（エンセバック®）の接種開始
2011 年 5 月	1 期 2 期ともに，ワクチン接種を受け漏らしたすべての年齢層に接種（救済措置）
2013 年	2 期植種の勧奨再開

1991 年以降の年間発症者数は 10 人未満

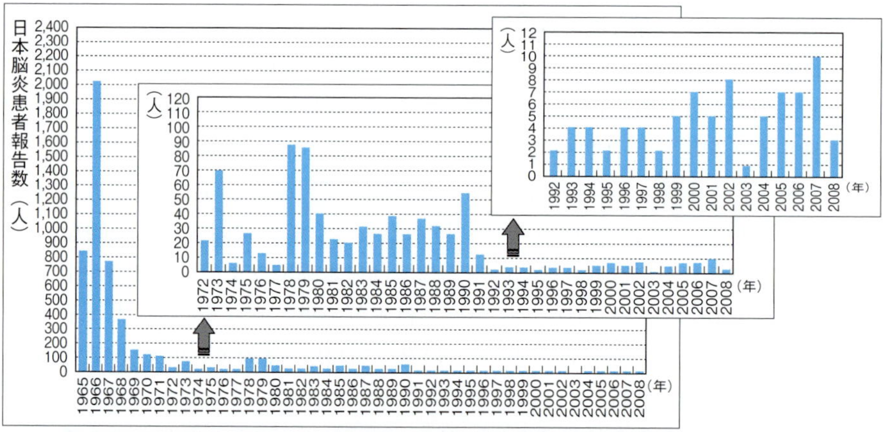

図 2　日本脳炎患者報告数：感染症発生動向調査より（2007-2008 年は暫定数）
〈http://idsc.nih.go.jp/disease/JEncephalitis/QAJE02.html〉

している．また，ワクチン未接種にも関わらず，日本脳炎抗体を保有する小児（1～12 歳）の割合は，北海道・東北 0.7%，関東・中部 7.1%，近畿以西 10.7%であり，ある割合の子どもが日本脳炎ウイルスに自然感染している[4)]．

ワクチンと接種法

1. 日本脳炎ワクチン

本邦ではマウス脳に北京株を増殖させた不活化日本脳炎ワクチンが製造されていたが，マウス脳由来のミエリン塩基好性タンパク（myelin basic protein: MBP）が ADEM 発症と関連があると理論上推察され，マウス脳由来日本脳炎ワクチンの製造は中止された[1)]．2009 年 6 月に Vero 細胞で増殖させた北京株を用いた不活化日本脳炎ワクチンジェービック®が発売され，2010 年 4 月から 1 期初回接種に限り勧奨接種が再開された（表 4）．2011 年に入ると，同じく Vero 細胞を用いた乾燥細胞培養日本脳炎ワクチンエンセバック®が市販され，2011 年 5 月からは，1 期 2 期ともに積極的勧奨の差し控え時に日本脳炎ワクチン接種を受け洩らしたすべての年齢層に接種できるようになった（救済措置）[5)]．現行の不活化日本脳炎ワクチンは，不活化日本脳炎ウイルス全粒子を含むが，チメロサールやアジュバントを含まない凍結乾燥剤である．含まれるタンパク量はジェービック® 5 μg/mL，エンセバック® 8 μg/mL と違いはあるが，免疫原性は同等であり，互換性も認められている．

世界で使用されている代表的な日本脳炎ワクチンを表 5 に示した[6)]．韓国，

表 5 世界の代表的な日本脳炎ワクチン

国	株	ウイルス増殖	アジュバント	生 / 不活化
日本	北京株	Vero 細胞	なし	不活化
韓国・台湾・タイ・ベトナム・インド	中山株・北京株	マウス脳	なし	不活化
オーストリア	SA14-14-2 株	Vero 細胞	アルミニウム	不活化
中国	北京株	Vero 細胞	なし	不活化
中国	SA14-14-2 株	ハムスター腎細胞	なし	生
フランス	SA14-14-2/17D 株	Vero 細胞	なし	生（キメラ）

17D：黄熱ワクチン（生）
オーストリア製の日本脳炎ワクチンは米国で承認されている
中国製の日本脳炎ワクチンはインド，スリランカ，ネパールで使用されている
フランス（サノフィ）のキメラワクチンは開発中
（Halstead SB, et al. Vaccine. 6th ed. Elsevier, 2013. p.352-87[6)] より作表）

台湾，タイなどでは日本の技術移転や技術協力により建設されたプラントを用いて，マウス脳由来不活化日本脳炎ワクチンを製造している．オーストリアではVero細胞で増殖させたSA14-14-2株を用いた不活化日本脳炎ワクチンが製造されている．このワクチンは水酸化アルミニウムをアジュバントに含んでいる．米国でも認可されている．中国ではSA14-14-2株を用いた生ワクチンを用いている．フランスのサノフィは，黄熱ワクチンである17D株にSA14-14-2由来のpreM遺伝子とE遺伝子を挿入したキメラウイルスを作成し，Vero細胞で増殖させた生ワクチンの開発を行っている．

2. 接種方法

本邦日本脳炎ワクチンの接種方法を表6に示した．1期初回の標準的な接種期間は，外での活動機会が多くなる3歳時であるが，日本脳炎の感染が心配な場合は6カ月から接種が可能である．接種量は3歳未満が0.25mL，3歳以上は0.5mLである．1～4週間隔で1期初回接種を行って免疫記憶を誘導し，初回接種終了6カ月後以降（標準的な期間は1年後）に1期追加接種を行う．2期接種の標準的な接種期間は，1期追加終了5年後の9歳に達したときから10歳に達するまでの間である．なお，1期初回の2回接種により免疫記憶が誘導されておれば，初回終了6カ月後以降ならば，いつの時期でも1回接種すれば免疫の賦活（ブースタ効果）が認められる．

本邦日本脳炎ワクチン接種方法で問題となるのは，積極的勧奨中止で接種できなかった人への対応である．2011年5月に，1995年6月1日～

表6 日本脳炎ワクチンの接種

対象者		標準的な接種期間	回数	接種間隔
接種	対象者			
1期初回	生後6カ月から生後90カ月に至るまでの間にある者	3歳に達したときから4歳に達するまでの期間	2回	1～4週間
1期追加	生後6カ月から生後90カ月に至るまでの間にある者	4歳に達したときから5歳に達するまでの期間（1期初回からおおむね1年後）	1回	1期初回接種終了後6カ月以上あける
2期	9歳以上13歳未満の者	9歳に達したときから10歳に達するまでの期間	1回	

接種量は3歳未満0.25mL，3歳以上0.5mLであり，皮下に接種する

JCOPY 498-07117

2007年4月1日までに生まれた児については，4～20歳になるまでの間(20歳未満)，日本脳炎の定期予防接種を受けることができるようになった（特例接種）．その後，同じ学年での不公平解消のために，2013年4月1日から，1995年4月2日～5月31日生まれの者も特例対象者に加えられた[5]．

不活化ワクチンにおいて，接種スケジュールが標準的な接種方法から外れた場合の対応の原則は，①接種回数を合わす（日本脳炎ワクチンでは，2回目は1期初回2回目，3回目は1期追加，4回目は2期と考える)，②追加接種は初回接種6カ月以降に行う，である．日本脳炎ワクチンの場合では，1期追加と2期との間は，標準的な接種期間を考慮すれば，可能ならば5年以上あけることが望ましい．

効果

台湾やタイで行われた接種群とコントロール群での発症率比較試験では，マウス脳由来日本脳炎ワクチンの有効率は81～91%と高率であった[1,7]．また，日本脳炎ワクチンを定期接種化している日本や韓国では患者数が激減しており，この結果も日本脳炎ワクチンの有効性を示している．

ワクチンによる免疫原性の評価（抗体価の測定）は，ワクチンの効果の代替指標である．日本脳炎ワクチンでは，ワクチン接種により発症予防抗体価

表7 日本脳炎ワクチンの免疫原性の検討

	例数	平均抗体価（$\log_{10}$N）	
		接種前	接種4週間後
1期追加接種			
マウス脳由来	12	1.96 ± 0.59	3.62 ± 0.56
細胞培養由来	122	2.24 ± 034	3.77 ± 0.33
2期接種			
マウス脳由来	27	2.74 ± 0.41	3.56 ± 0.33
細胞培養由来	12	3.09 ± 0.40	3.77 ± 0.44

ジェービック®接種前後の抗体価の推移．1期追加接種群におけるマウス脳由来亜群は，1期初回2回をマウス脳由来日本脳炎ワクチンを，細胞培養由来亜群は，1期初回2回を細胞培養由来日本脳炎ワクチンを受けている．2期接種群におけるマウス脳由来群は，3回までの接種をマウス脳由来日本脳炎ワクチンを，細胞培養由来亜群は，3回までの接種を細胞培養由来日本脳炎ワクチンを受けている．
（落合　仁，他．臨床とウイルス．2013；41：s83[8]から作表）

である中和抗体価10倍以上の誘導が期待されている．ジェービック®およびエンセバック®の開発治験では1期初回および1期追加で効果的な免疫誘導が認められている．また，マウス脳由来日本脳炎ワクチンを接種した人にジェービック®を接種しても効果的な抗体反応が認められている（表7）[8]．なお，細胞培養日本脳炎ワクチンの接種するタンパク量はマウス脳由来日本脳炎ワクチンの半量になっているが，高い免疫原性が示されている．

副反応

細胞培養日本脳炎ワクチンが本格的採用になり，2011年度に行われた予防接種後健康状況調査の集計を表8に示した[9]．発熱は1期初回1回目が4.7%（38.5℃以上は2.4%）と一番高く，1期初回2回目，1期追加，2期とも発熱率は同等であった．局所反応は2期が4.2%と高く，その他の接種では1.6～1.8%であった．蕁麻疹，皮疹の出現率は接種時期による差を認めていない．

日本脳炎ワクチンで問題となるのはADEMの合併である．マウス脳由来ワクチンの発症頻度は70万～200万接種に1人であった．理論上細胞培養由来日本脳炎ワクチンに替えるとADEM発症がなくなると期待されたが，130万接種に1人認められている[1]．なお，この頻度は，風疹ワクチン，ムンプスワクチン，インフルエンザワクチン後のADEM発症頻度と同等である[10]．まれな副反応をワクチンと理論上関連付けるためには，副反応出現時期が時間的にある期間に集約すること（クラスター形成）が必要である．

表8 日本脳炎ワクチン後の副反応（接種2日以内）

項目	副反応出現率（%）			
	1期初回		1期追加	2期
	1回目	2回目		
発熱	4.7	1.5	1.6	1.2
局所反応	1.7	1.6	1.8	4.2
蕁麻疹	0.2	0.1	0.3	0.1
発疹	0.1	0.2	0.1	0.2

表 9　2 期接種（4 回接種）からの期間による抗体価の比較

グループ	人数	2 期後の期間（月）	平均抗体価（log_2N）
早期群	3	10.3 ± 2.3	2.41 ± 0.54
中間群	9	35.3 ± 3.8	2.70 ± 0.31
後期群	12	95.2 ± 8.0	2.81 ± 0.48

2 期接種約 1 年後（早期群），3 年後（中間群），8 年後（後期群）の平均抗体価
（落合　仁，他．臨床とウイルス．2013; 41: S83[8] から作表）

今後の課題と問題点

日本脳炎ワクチン後の免疫持続に関しては十分に検討されていない．三重県で行った日本脳炎ワクチンを２期接種した後の抗体価の推移を表９に示した[8]．接種後約３年群と接種後約８年群の平均抗体価は同等であった．この結果は，長命形質細胞が抗体を産生するため，日本脳炎ワクチン後の抗体価は比較的長く持続し，２期接種以降のさらなる追加接種が不要であることを示唆している．

ここが知りたい Q&A

(1) 東南アジアへの渡航にあたり日本脳炎ワクチンの接種は必要？

抗体価の推移から，日本脳炎ワクチンを２期まで４回接種している人への追加接種は不要である．１期初回を終了し，その後の接種が不明な人は抗体価を高めるために１回の追加接種を推奨したい．なお，2008 年時点で 30 歳以上の人の抗体陽性率（中和抗体 10 倍以上）が 50%未満であり（図 3），この世代の人でワクチン歴が不明な人は，免疫記憶を誘導するために２回接種が勧められる．

(2) 北海道の在住者は，日本脳炎ワクチンは不要？

北海道ではコガタアカイエカが分布していないので日本脳炎は流行しないとされ，日本脳炎ワクチンは接種されてこなかった．しかし，転勤や進学，就職にて本州や九州に住む可能性もあり，将来に備え必要と考える人には定期接種として接種されるべきである．2016 年４月から北海道においても定期接種となった．

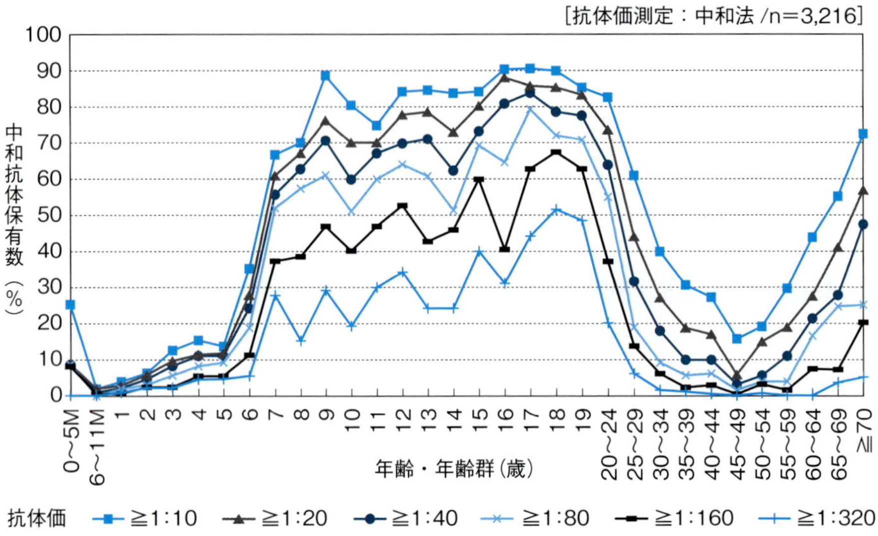

図3 年齢 / 年齢群別の日本脳炎抗体保有状況，2008 年：感染症流行予測調査より作成（暫定結果）

(3) 日本脳炎ワクチンの接種する季節に決まりはある？

日本脳炎の多くは夏から秋にかけて発症するため，以前は流行前の春に接種していた．しかし，日本脳炎ワクチン接種後の免疫は長期間持続することがわかり，季節を問わず標準年齢の３歳になったら日本脳炎ワクチンを接種するようになっている．

■**文献**

1）高崎智彦．わが国の日本脳炎と日本脳炎ワクチンの歴史．小児内科．2013; 45: s428-31.
2）白鳥（田島）茂，高崎智彦．わが国と世界の日本脳炎の現状と問題点．小児内科．2013; 45: s432-7.
3）石川知弘，小西英二．フラビウイルス．ウイルス．2011; 61: 221-38.
4）佐藤　弘，多屋馨子，岡部信彦．小児における日本脳炎抗体保有状況の推移（感染症流行予測調査より）．小児感染免疫．2012; 24: 91.
5）宮崎千明．日本脳炎ワクチン－乾燥細胞培養ワクチンと接種勧奨の再開．医学のあゆみ．p.79-85.
6）Halstead SB, Jacobson J, Dubischar-Kastner K. Japanese encephalitis vaccine. In: Plotkin SA, et al. editors. Vaccine. 6th ed. Elsevier; 2013. p.352-87.
7）宮崎千明．日本脳炎ワクチンの接種法．In: 渡辺　博，編．小児科臨床ピクシス４予防接種全訂新版; 2014. p.210-1.
8) 落合　仁, 庵原俊昭, 菅　秀, 他. 日本脳炎ワクチン 2 期接種後の抗体価の減衰. 臨床とウイルス; 2013. 41: s83.
9) 予防接種ガイドライン等検討委員会. 予防接種ガイドライン 2014 年度版. 予防接種リサーチセンター; 2014. p.1-93.
10) Nakayama T, Onoda K. Vaccine adverse events reported in post-marketing study of the Kitasato Institute from 1994 to 2004. Vaccine. 2007; 25: 570-6.

〈寺田喜平, 庵原俊昭〉

8 HPV（ヒトパピローマウイルス）ワクチン

● HPV（ヒトパピローマウイルス）

HPVは上皮（皮膚および粘膜）に感染するDNAウイルスである．現在，HPVには100以上の型があるが，これは発見順に番号がつけられている（図1）．主に，粘膜に感染するHPVは，がんとの関連の程度に従って「ハイリスク」と「ローリスク」に分けられている[1)]．13種あるいは15種のHPVががんを引き起こす．ハイリスク型HPVは子宮頸がんやその他の肛門性器がんの発がん因子になる[1)]．ハイリスク型に分類されるのは16，18，31，33，35，39，45，51，52，56，58，59，68，69，73および82型で，前駆病変を引き起こし，その一部ががんに至る．子宮頸がんに最も関与の強いHPVが16型と18型である．世界中の子宮頸がん（上皮内がん，上皮

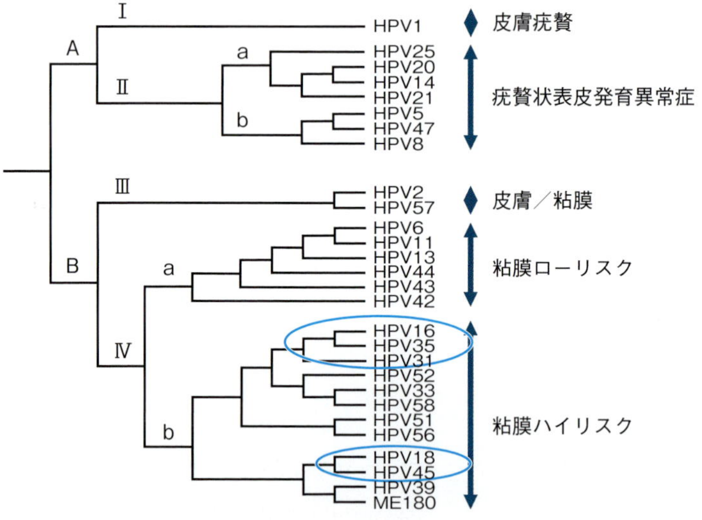

図1　HPV分類の系統発生

内腺がんを含む)の約70%が16型および18型によるものである[2]．そして，頻度の高い上位7つの型（HPV16，18，45，31，33，52，58）が子宮頸がん症例のおよそ90%を占めている[2, 3]．HPV16および18以外の型の頻度は高くなく，いずれも5%以下である．これらは世界のいずれの地域においても同様の傾向である．子宮頸がん以外の中咽頭がん，肛門がんなどの原因となるHPVは90%以上がHPV16型である．ハイリスク型HPVのごく一部が持続感染を起こし，長期間（5年から10年以上）の無症状期を経て前駆病変となり，その一部が子宮頸がんに進行する．

6型や11型などのローリスク型HPVの感染では，良性または軽度の子宮頸部細胞変化，性器疣贅，再発性呼吸器乳頭腫などが生じることがある．ローリスク型HPVががんを引き起こすことは非常にまれである．

HPVは多くの場合，人と人との皮膚や粘膜の接触によって感染し，女性の約80%が一生に一度は感染するといわれる．HPV感染は自覚症状がなく，ウイルス血症を生じさせない．初期の感染では細胞を調べても異常が生じない．自然感染では次の感染を防ぐのに十分な抗体は産生されない[3]．

子宮頸がんは，その前駆病変として,「異形成」の概念が確立している（図2）．がん検診においてもこれを診断できる[4]．異形成は，軽度異形成，中等度異形成，高度異形成の3つに分類され，上皮内がん以上進行する可能性は，

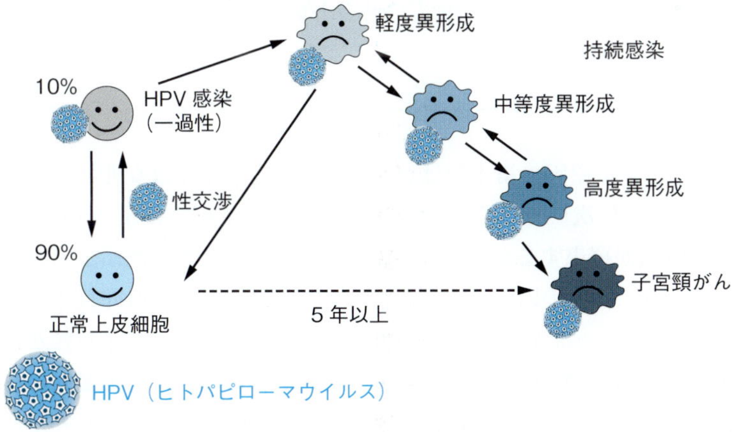

図2 子宮頸がんに至るまで

それぞれ約1%，10%，20～30%である．異形成と上皮内がんを包括した病変の概念として，欧米では一般的に子宮頸部上皮内病変（cervical intraepithelial neoplasia：CIN）という用語が使用されている．CIN1は軽度異形成，CIN2は中等度異形成，CIN3は高度異形成と上皮内がんを含む．検診で発見されたCIN1および2は経過観察し，CIN3に至ったものは子宮頸部円錐切除術という頸部だけの手術を行う．その後の妊娠・分娩が可能であるが，早産，低体重出生児などの若干の産科リスクを伴うことになる．なお，WHOの新しい分類（2014）では，上記のCIN1をlow-grade squamous lesion，CIN2，3をhigh-grade squamous lesionの2つにカテゴライズした．次第に，その分類が普及するものと思われる．前者はHPVの感染像，後者は子宮頸がんの前駆病変との位置づけと考えればよい[4)]．

子宮頸がんは，不正出血などの自覚症状が出てきた段階では，すでに進行している．手術適応ではなくなっていることが多い．3mmを超える浸潤がんに対しては広汎子宮全摘術といわれる大きな手術が行われる．子宮のほかに骨盤周囲および深部の諸靭帯組織と骨盤リンパ節を切除する．術後に，排尿障害や足のリンパ浮腫などが残ることもある．4cm以上の浸潤がんでは，手術や放射線だけでは治療が不十分で，放射線抗がん剤同時併用療法などの治療が必要になる[4)]．検診で前がん病変や上皮内がんを診断・治療するのと，このような重い治療を受け，その後の再発の不安を抱えて生活していくのでは大きな違いがある．

疫学

日本人が死亡する原因の第1位はがんだが，子宮頸がんは女性特有のがんとしては乳がんに次いで多く，30歳では最も多いがんである．世界では毎年500,000人が罹患するが，その半数はアジア諸国の患者である（図3）．日本での子宮頸がん（上皮内がんを除く）の罹患者数は，1990年代半ばまでは，漸減傾向にあったが，以後，増加傾向にあり，2010年の子宮頸がんの罹患数は10,737人であった[5)]．また，死亡者数は緩やかな増加傾向にあり，2010年では2,737人であった．ただし，人口動態統計では子宮頸がんでも子宮体がんでもない，子宮がんの死亡者数が相当数あるので，実際には

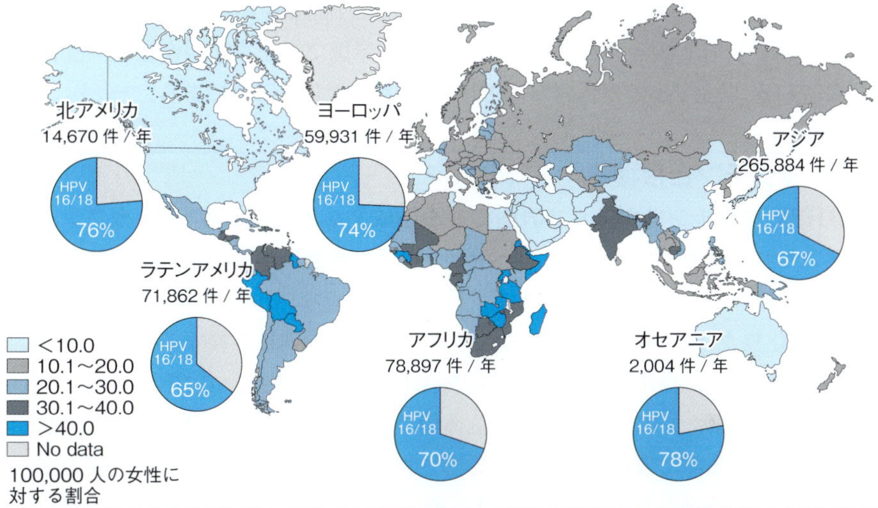

Agosti JM, Goldie ST: N Engl J Med 356 (19) : 1908, 2007

図 3　世界における子宮頸がん発症率と HPV16/18 の原因となる割合

表 1　日米の子宮頸がん比較　罹患・死亡・検診受診率

	米国（2011）[1]	日本（2010）[2]	日米比（倍）
罹患数	12,109	10,737	1.13
罹患率（10 万人当たり）	7.8	16.3	0.48
死亡者数	4,092	2,737	1.5
死亡率（10 万人当たり）	2.3	4.2	0.55
検診受診率（%）	83	28.7	2.9
人口	316,942,000	126,530,000	2.5

*上皮内がんは含まず
1）http://www.cdc.gov/mmwr/preview/mmwrhtml/mm6344a5.htm?s_cid=mm6344a5_w
2）http://ganjoho.jp/professional/statistics/statistics.html

3,000 人以上に及ぶと思われる．その他に，前述した CIN3 がおよそ 10,000 例の発生があると見込まれ，その多くは円錐切除術の対象となっている．

米国（2011）の子宮頸がんの罹患数は 12,109 人，死亡者数は 4,092 人である[6]．人口 10 万人当たりの罹患数および死亡者数を比較すると，日本の罹患率 16.3 と死亡率 4.2 は，いずれも米国の罹患率 7.8 および死亡率 2.3 のおよそ 2 倍である（表 1）．この原因は，米国では子宮頸がん検診の受診率は 80%以上であるが，我が国では 30%程度と低いことにある．

ワクチンと接種法

HPV ワクチンはウイルス表面の殻を構成する蛋白質である L1 カプシドといわれる抗原（virus-like particle：VLP）を遺伝子工学的に作成したもので，殻の中には遺伝子を持たず，病原性は全くないサブユニットワクチン（不活化ワクチンの一種）である．ワクチンを筋肉内に接種すると高濃度の IgG を産生し，血中から粘膜などに滲出し，中和抗体として HPV の感染を防御する．また，アジュバントも抗体価の上昇に寄与する．誘導された IgG 抗体は子宮頸部に限らず，全身へ分泌され，生殖器肛門がんおよび疣贅の予防に有効である[4]（図 4）．HPV ワクチンは，2013 年 4 月 1 日の予防接種法改正により，Hib および肺炎球菌ワクチンとともに定期接種となった．

現在，国内で承認されているのは，子宮頸がんの原因のほぼ 70%を占め

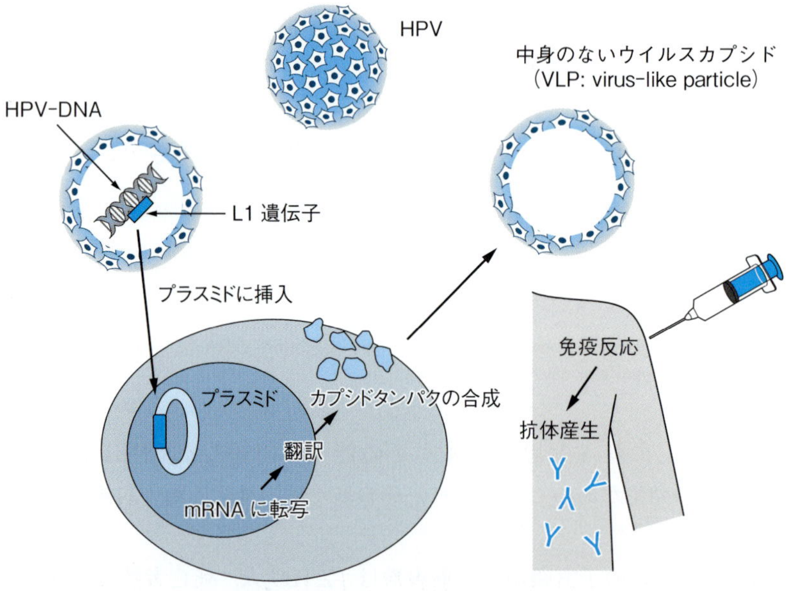

図 4　HPV ワクチンの製造方法

表 2　HPV ワクチンの概要

	サーバリックス®	ガーダシル®
製造会社	GSK	MSD
HPV L1 VLP 型	HPV16/18 型	HPV 6/11/16/18 型
接種対象	10 歳以上の女性	9 歳以上の女性
効能・効果	ヒトパピローマウイルス（HPV）16 型および 18 型感染に起因する子宮頸がん（扁平上皮がん，腺がん）およびその前駆病変（子宮頸部上皮内腫瘍（CIN）2 および 3）の予防	HPV6,11,16 および 18 型感染に起因する子宮頸がん（扁平上皮がんおよび腺がん）およびその前駆病変（CIN1, 2 および 3 ならびに AIS），外陰上皮内腫瘍（VIN）1，2 および 3 ならびに腟上皮内腫瘍（VaIN）1, 2 および 3，尖圭コンジローマの予防
接種間隔	0，1，6 か月	0，2，6 か月
海外での初の承認	2007 年 5 月	2006 年 6 月
日本での使用発売開始	2009 年 12 月	2011 年 8 月

る 16 型と 18 型の感染を予防する 2 価ワクチン（サーバリックス®）とそれらにコンジロ―マのほぼすべての原因となる 6 型と 11 型の染予防効果を加えた 4 価ワクチン（ガーダシル®）がある（表 2）．2 価ワクチンは，HPV16 型に対するワクチンと HPV18 型に対するワクチンをそれぞれ作製しこれを混合させたものであり，4 価ワクチンも同様に，6，11，16，18 型のワクチンをそれぞれ混合させたものである．2006 年に米国で最初に 4 価ワクチン（ガーダシル®: MSD 社）が承認され，ついで 2007 年に EU およびオーストラリアで 2 価ワクチン（サーバリックス®: グラクソ・スミスクライン社製造，ジャパンワクチン販売）が承認され，接種が始まった．日本では，2009 年 10 月 16 日に 2 価 HPV ワクチンが承認（国内承認は 10 歳以上の女性）され，4 価 HPV ワクチンは 2011 年 7 月 1 日に承認（国内承認は 9 歳以上の女性）され，8 月に接種が開始された．2 つのワクチンはともに HPV ワクチンと称されるが，製造方法，認識している抗原，および，アジュバントが異なる．両者のワクチンともに 20 年以上抗体価が持続すると推計されている．2 つのワクチンともにターゲットとする HPV6，11，16，18 型に対してはほぼ 100%の予防効果を示す．

なお，HPV6/11/16/18 に加えて 31/33/45/52/58 の 9 価ワクチンが，同様の VLP 技術（抗原量とアジュバントは一部増量）によって作成され

(Gardasil 9®R: MSD 社), 2014年12月, 米国FDAで承認された. 日本以外のほとんどの先進国ならびに発展途上国でも承認され, 実際の使用が始まっている. WHOのポジションペーパー (2017年5月) など多くの機関, 国・地域で, 9価ワクチンもHPVワクチンの接種勧告に含まれている. 日本ではPMDAの承認待ちである (2017年11月現在. そのため, 以下の接種対象等の記載は2価および4価ワクチンについて記載).

HPVワクチンは我が国では, 現在, 女性の子宮頸がんならびに外陰疣贅のみに承認されているが, 海外では, 4価及び9価ワクチンは男性の外陰疣贅, 肛門・性器がんへの承認もあり, 将来も中咽頭がんへの有効性も期待されている.

1. HPVワクチンの接種対象

日本においてHPVワクチンの承認されている接種対象者は2価ワクチンでは10歳以上, 4価ワクチンでは9歳以上の女性である.

(1) 思春期女子および男子に対する接種

ワクチン接種後の抗体価上昇の程度をみると, 15歳以上に比べて, 14歳以下が約2倍の抗体価の上昇がある. 一般的に感染予防ワクチンは, 感染が起こる前の年齢に接種するのが最も効率的であるため, sexual debut 前の11～14歳での接種が推奨されている. sexual debut した後の女性であっても接種の意義はあるのだが, 公費を投じる際にはもっとも費用対効果のよい年齢を考慮して推奨がなされている[10]. 一方, オーストラリアや米国などでは男子への接種が勧告され始まっている. 集団免疫効果, すなわち, 社会全体のHPV感染抑制, 子宮頸がん以外のHPV関連疾患の予防, ジェンダーフリーの観点からも理にかなう.

(2) 思春期以降の女子および成人女性に対する接種[4]

すでに性交経験のある女性においては, ワクチンに含まれるいずれかのHPV型に感染している可能性はあるものの, ワクチンに含まれる未感染のHPV型による疾患の予防効果が得られる. また, HPVに過去の感染歴があったとしても, 次の感染予防という観点から接種意義は十分ある. HPV

の抗体に関しては，自然感染では約半分の人にしか検出感度以上の抗体が産生されず，その場合でもほとんどの場合は非常に低い抗体価である．抗体が陰性であることは必ずしも完全に過去の感染の既往が否定できるとは限らないが，抗体陽性の場合には，感染の既往があると判断できる．

2価および4価ワクチンのいずれも，臨床試験においてHPV抗体陽性でHPVDNA陰性の女性に対して，ワクチンを接種した場合，プラセボの接種に比較して60～80%の感染を予防した．

2. HPVワクチンの接種方法

HPVワクチンの接種前には以下の事項を接種者本人および保護者に説明する．子宮頸がんのおよそ70%以上の予防が期待できる．しかしワクチン接種を受けた女性でも16型，18型以外の発がん性HPVに感染するリスクがある．

1）子宮頸がんやその前がん病変，既存のHPV感染に対する治療効果はない．
2）ワクチン接種後も，成人女性は子宮頸がん検診をうける必要がある．
3）ワクチン接種前にHPV-DNA検査は原則として行う必要はない（HPV抗体の測定は臨床的に行われていない）．

問診票を用いて，被接種者の基本情報，健康状態，既往歴などを確認し，当日，安全に接種ができる対象であることを確認して接種を行う．未成年者に対しては保護者の署名が必要である．

HPVワクチンは温度による影響を受けやすいため，遮光し，凍結を避け，2～8℃で保存する．

2価HPVワクチンも4価ワクチンも，使用前に十分に振り混ぜてから接種する．1回接種量は0.5mLで上腕の三角筋部（または4価ワクチンでは大腿四頭筋）に筋肉内接種する．針が深く入りすぎないように注意する．2価HPVワクチンは，0，1，6か月の接種スケジュール，4価ワクチンは，0，2，6か月の接種スケジュールで，合計3回接種する．

効果

国による公費助成の開始から，5年以上を経過したオーストラリア，英国，

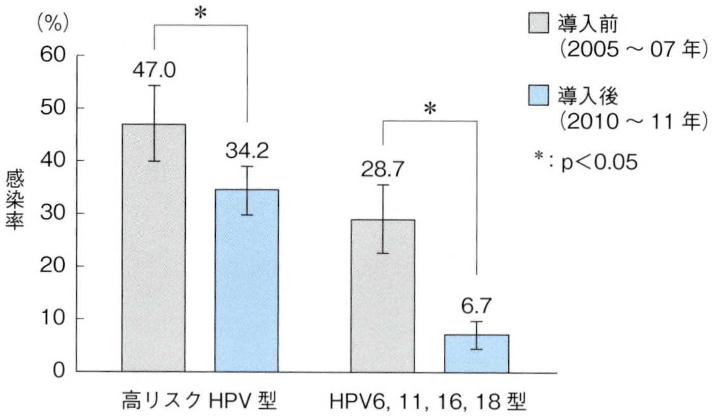

図5　4価HPVワクチン接種プログラム導入前後のHPV感染率（オーストラリア）

パース，メルボルン，シドニーで登録された18〜24歳の女性のHPV感染率を，HPVワクチン接種プログラム導入前後で調査した（χ^2 検定）．HPVワクチン接種プログラム導入後，18〜24歳の女性において，高リスクHPV型，ワクチン含有HPV型の感染率が有意に減少した．

（Tabrizi SN, et al. J Infect Dis. 2012; 206: 1645-51）[7)]

米国などからは，すでに実際にワクチンを接種した年代の女性からのHPV感染率の減少，子宮頸部上皮内がん・高度異形成のpopulation-basedの実際の減少が報告されている．

オーストラリアでは，4価ワクチンに含まれるHPV6，11，16，および18型の感染率は，ワクチンプログラム導入前は28.7%であったが，導入後は6.7%に減少した[7)]（図5）．また，ワクチンプログラムが導入された2007年時点で接種を受けた女性の高度前がん病変および初期子宮頸がん（CIN3）の発生率を比較した結果では，病変発生が46%にまで減少した[8)]（表3）．また，英国スコットランドでは，2価ワクチン接種プログラムが導入された以降の年代別の接種率に従って，前がん病変の程度別の明らかな減少効果が出ている．3回接種率が74%と高い世代では，CIN3（高度前がん病変および初期子宮頸がん）の発生は50%以下に抑制された（図6）[9)]．

表 3　4 価 HPV ワクチン接種による高度病変発症リスクの減少（オーストラリア）

2007 年時点の年齢	ワクチン接種歴	コントロール数	高度病変*	
			発症数	オッズ比（95% CI）
11 ～ 14 歳	なし	619	4	−
	3 回接種	1,410	6	0.71（0.19-2.66）
15 ～ 18 歳	なし	9,918	101	−
	3 回接種	15,367	59	0.43（0.31-0.62）
19 ～ 22 歳	なし	20,896	306	−
	3 回接種	4,188	29	0.47（0.32-0.70）
23 ～ 27 歳	なし	21,599	318	−
	3 回接種	2,022	25	0.95（0.63-1.45）
11 ～ 27 歳	なし	53,032	729	−
	3 回接種	22,987	119	0.54（0.43-0.67）

*高度病変：CIN2/CIN3/SCC/AIS/ 微小浸潤腺がん
オーストラリア，クイーンズランドに住民票があり，2007 年に 12 ～ 26 歳（公費助成により無料で HPV ワクチン接種が可能であった世代）で，2007 年 4 月 1 日から 2011 年 3 月 31 日の間に初めて子宮頸がん検診を実施した女性を対象．
クイーンズランドの細胞診レジスター（98.5 ～ 99.5%のクイーンズランド女性の結果を把握）とワクチン接種履歴をもとに，ケースコントロール解析により HPV ワクチンの有効性を検証した．
HPV ワクチン接種により高度病変の発症リスクが 46%減少した．
（Crowe E, et al. BMJ. 2014; 348: g1458）[8)]

副反応

思春期女子に対する接種であるため，失神が起きることがある．注射や痛みに対する恐怖，興奮などの血管迷走神経反射によるもので HPV ワクチンに特異的なものではない．我が国での 2009 年 12 月から 2013 年 9 月末までの約 880 万回の延べ接種あたりの，2 種類のワクチンの接種後の主な副反応（10 万接種当たり）は，失神は 0.9，発熱 0.9，過敏症 0.3，アナフィラキシーは 0.2，四肢痛 0.2，筋力低下 0.2 などであった．失神の予防のためには，接種に際しできる限り不安の除去を行い，座って接種する．接種後はすぐに帰宅させず，30 分間は待機させる．

2013 年 4 月に定期接種化された以降，ワクチン接種後に接種部以外の疼痛が持続したり，運動障害が現れたりするという副反応が過度にマスコミで取り上げられ，科学的検証がないままに大きな騒動となった．厚生労働省で

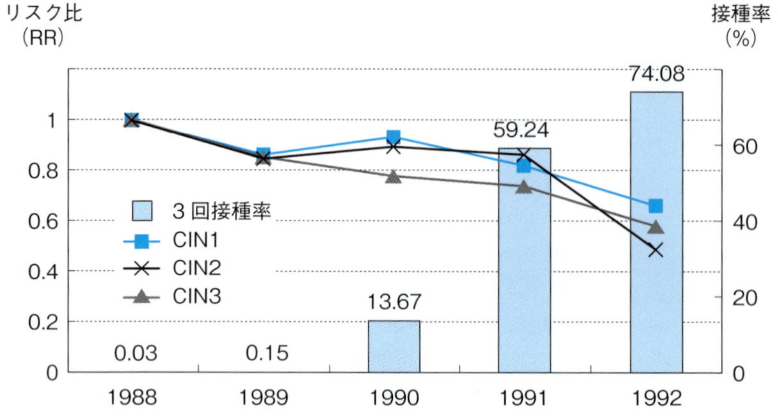

図6　2価HPVワクチン接種プログラム開始前後の誕生コホート別の接種率，CIN1, 2, 3リスク比較（英国）

ワクチン接種率が高い年代になるにつれ，CIN発症リスクが低下し，CIN3は30%まで減少した.

（Pollock KGJ, et al. Br J Cancer. 2014; 111: 1824-30[9] より作図）

は，2013年6月14日副反応検討会を開催し，これまでに収集された医学情報を基に分析・評価した結果，十分に情報提供できない状況にあることから，適切な情報提供ができるまでの間は，積極的な接種勧奨を一時的に差し控えるべきと勧告した.

一方，WHOの諮問委員会であるGACVS（ワクチンの安全性に関する諮問委員会）は，2013年6月13日にHPVワクチンに関する安全性について，「引き続き安全性が再確認された」という声明を発表した．日本から報告されている慢性疼痛の症例に関しても，世界各国で使用が増加しており，他からは同様の徴候が認められていないことから，現時点ではHPVワクチンを疑わしいとする懸念はほとんどない，と述べている．また，世界125カ国の産婦人科学会の集まりである国際産婦人科連合（FIGO）は，2013年8月2日，現在入手可能なすべてのデータ（臨床試験，市販後調査，CDC他）を確認したうえで，子宮頸がん予防ワクチンの接種を継続すべきと声明を出している.

厚生労働省副反応検討部会では，その後，あらためて国内の副反応発生状況を調査し，ワクチン接種後に接種部以外の疼痛が持続したり，運動障害が現れたりするという副反応は10万接種にあたり1.5件であると報告された．海外においても同様の症例が報告されており，ワクチン自体の成分ではなく，ワクチンの安全性への懸念とは捉えられていない．2種のワクチンに副反応発生に有意な差はない．痛みや運動障害発生のメカニズムとしては，心身の反応（機能性身体症状）という見解でほぼ結論に達しているが，接種勧奨再開に至っていない（2017年11月28日現在）．

子宮頸がんワクチン/厚生労働省研究班（研究代表者　祖父江友孝大阪大学教授）の全国疫学調査結果報告（2016年12月26日）により，我が国においても，HPVワクチンと関係なく，思春期の女性に，疼痛や運動障害が発生することが明らかにされた．思春期の女子は，多感な時期にストレスや痛みを抱えて生活しており，ワクチン接種との因果関係のない機能性身体症状の症例があぶりだされたものと考えられる．このような症例に遭遇した場合には，痛みや苦しみをきちんと受け止めて，なるべく早い学際的診断治療のためのアプローチを行うことが重要である．ワクチン接種の前には、子宮頸がん予防の意義と副反応発生の際の注意を伝えるべきである．

● 今後の課題と問題点

WHOは，2014年2月14日に再度出した安全性声明において，「不完全な情報によりワクチン接種による有害性を訴えることは，有効なワクチンが使えなくなるという悪影響をきたす可能性がある」と述べている．最近の日本の先天性風疹症候群の多数の発生も，過去のワクチン行政の失敗によるものである．我が国の子宮頸がん予防促進のためには，以下のことが求め

表4 日本が子宮頸がん予防のために行うべきこと

迅速に

1. 科学的根拠の説明　検診・ワクチンの意義
2. 国からの市民，メディアへの（リスク）コミュニケーション
3. 検診・ワクチン接種の積極的勧奨
4. 検診・ワクチンの全国的インフラ整備（ICTとマイナンバー制）
がん登録・ワクチン登録・検診登録

計画的に

1. 疾患発生登録（ICD10など，バックグラウンド）
ワクチン（医薬品）介入前後および有無群の比較
2. 上記をリンクした施策　Call/recall，安全性・有効性評価
3. 救済・保障のあり方

れている（表4）.

2017年4月18日，日本小児科学会，日本産婦人科学会など17の学術団体等が，HPV種の積極的接種勧奨の再開を求めた共同見解を出している．その根拠として，多くの国が予防接種プログラムを実施し，子宮頸がんの前がん病変が減少している，海外では問題になっているCRPS，POTSの発生率に関してワクチン接種者と一般集団で差がみられない，接種後に生じた症状に対する診療体制が全国的に整備されている，などを挙げている．

HPVワクチンの有効性と安全性については，世界的に認められており，この地球上から子宮頸がんを消滅させることを目的として，ワクチン接種が粛々と進行している．接種がほぼ中止となっている我が国の現状はきわめて例外的である．

WHO，米国CDC，米国臨床腫瘍学会等の最新の声明やガイドラインでは，9価ワクチンを含めて，以下のような推奨が行われており[10-12]，世界とのギャップが拡大している。

- HPVワクチンを国の予防接種として，最優先に若年女子に接種すべきだが，26歳までの女性への接種も推奨される．
- 有効性，安全性が確認されている．
- 子宮頸がんの予防のために，接種機会を逸した対象には，早急に接種継続の施策がとられるべきである．
- 以前に接種をしなかった，あるいは，3回接種を終えていない26歳までの女性にも接種が推奨される．
- 14歳以下の対象は，いずれのワクチンも年長者と比べて免疫原性がよいことから，従来の3回接種から2回接種への変更を推奨している（ただし，接種間隔は原則，6か月以上）
- HPVワクチンは，男女への接種が推奨される．
- 4価および9価HPVワクチンは，11歳以上の男性へのルーチン接種を推奨．
- 以前に接種をしなかった，あるいは，3回接種を終えていない21歳までの男性にも接種．
- MSM（men who have sex with men）あるいは免疫抑制状態（HIV

感染を含む）の男性には，以前にワクチン接種をしていない場合に26歳まで接種を勧告．

ここが知りたいQ&A

(1) ワクチン接種後は，子宮頸がん検診を受けなくてもいいですか？[4)]

HPVワクチンを接種することでHPV 16型とHPV 18型の感染をほぼ100%防ぐことができるが，それ以外の型のHPVを完全に防ぐことはできない．また，ワクチン接種時にすでに感染していたHPVにより，子宮頸がんやHPV関連疾患が発生する可能性がある．とくに，思春期の女子に接種を行う際には，成人後の子宮頸がん検診も不可欠であることを教育するのが重要である．娘の接種に付添いで訪れた母親にも検診を勧めていただきたいものである．

(2) HPVワクチンの接種差し控えが通達され，保護者，接種者である医師・医療従事者，自治体などの現場で大きな混乱と不安が生じていますが，今後の接種は具体的にどうしたらいいですか？[10)]

1）これまでに，既定通りワクチン接種を問題なく3回終了された方は，特に心配することはない．今後，ワクチンの効果が発揮される．

2）これまでに，1回または2回の接種を済ませ，今後のワクチン接種を継続しようと考える方は引き続き接種を行っていただきたい．その際には，接種医からワクチンの説明をきちんと受けていただきたい．

3）これまでに，1回または2回の接種を済ませたが，今後のワクチン接種をためらっている方は接種医に相談していただきたい．それでも不安な方は，ワクチンの積極的接種勧奨が再開してから，接種を行うことをお奨めする．ワクチンの標準的な接種間隔は「6か月間に3回」だが，接種間隔が延びても3回接種することによって，十分な効果がある．1回または2回で中止してしまうと，十分な効果が得られない可能性がある（前述のように，すでにWHO等では2回接種でもよいとしているがその際には2回の接種間限を6か月以上とする必要がある）．

4）現時点で，ワクチン接種を行わないと決められた方は，ワクチンの積極的勧奨が再開してから，あらためて，接種の是非を検討することをお奨めする．

5）国が積極的推奨を再開しても，医護者の不安が簡単に拭えるものではないかもしれない．その際，医師・医療従事者，自治体担当者，厚生労働省等からの適切でわかりやすい説明が求められる．

■文献

1）Bosch FX, Lorincz A, Munoz N, et al. The causal relation between human papillomavirus and cervical cancer. J Clin Pathol. 2002; 55: 244-65.
2）zur Hausen H. Papillomaviruses in human cancer. Appl Pathol. 1987; 5: 19-24.
3）WHO. Weekly epidemiological record. 2009; 84(15): 117-32.
4）今野　良，編．知っておきたい子宮頸がん診療ハンドブック．東京：中外医学社；2012.
5）アメリカ疾病管理予防センターホームページ．〈http://www.cdc.gov/mmwr/preview/mmwrhtml/mm6344a5.htm?s_cid=mm6344a5_w〉
6）http://ganjoho.jp/professional/statistics/statistics.html
7）Tabrizi SN, Brotherton JM, Kaldor JM, et al. Fall in human papillomavirus prevalence following a national vaccination program. J Infect Dis. 2012; 206: 1645-51.
8）Crowe E, Pandeya N, Brotherton JM, et al. Effectiveness of quadrivalent human papillomavirus vaccine for the prevention of cervical abnormalities: case-control study nested within a population based screening programme in Australia. BMJ. 2014; 348: g1458.
9）Pollock KGJ, Kavanagh K, Potts A, et al. Reduction of low-and high-grade cervical abnormalities associated with high uptake of the HPV bivalent vaccine in Scotland. Br J Cancer. 2014; 111: 1824-30.
10）Human papillomavirus vaccines: WHO position paper. 2017, 12. 〈http://www.WHO.int/wer〉
11）Human papillomavirus (HPV). HPV Vaccines: Vaccinating Your Preteen or Teen. Center for Disease Conrtol and Prevention. 〈http://www.cdc.gov/hpv/parents/vaccine.heml〉
12）Primary Prevention of Cervical Cancer: American Society of Clinical Oncology Resource-Strayified Guideline. J Glo Oncol. J Glob Oncol. 2017; 3: 611-34.
13）今野　良．子宮頸癌予防HPVワクチンの副反応・有害事象．日本産婦人科医会報．2013; 65: 10-1.

〈今野　良〉

9 B型肝炎ワクチン

B型肝炎ウイルス感染症

B型肝炎ウイルス（HBV）はヘパドナウイルス（hepadnavirus）科に属する全長約3.2kbのDNAウイルスである．1964年にBlumbergらによって発見され，1976年に本研究に対してノーベル生理学・医学賞が授与された．ウイルスの複製には，肝細胞内でHBVの閉鎖環状2本鎖DNA（covalently closed circular DNA: cccDNA）がmRNAへ転写され，さらにRNAからマイナス鎖DNAが逆転写される必要がある．このためHIVなどと同様に，抗ウイルス薬として逆転写酵素を阻害する核酸アナログ製剤が有効である．HBVはA～Jの9種類の遺伝子型（genotype）に分類され，日本では大部分がC型で，B型が約10%を占める．近年，欧米に多く持続感染をきたしやすいA型が，成人の性感染症として我が国でも急速に広がりつつある[1)]．

HBVはヒト肝細胞に感染するが，ウイルス自身は細胞傷害性を示さず，病原性や持続感染の有無は宿主の免疫機構に大きく依存する．HBV感染には一過性感染と持続感染がある（図1）[1)]．小児期にHBVに感染すると高い確率でHBVキャリア化する（表1）．キャリア化の割合は1歳未満で90%，1～4歳では25～50%，それ以上になると1%以下とされる[2)]．持続感染者の大部分はまず，肝機能正常なHBe抗原陽性の無症候性HBVキャリアとなる．その後免疫能が発達するに従いトランスアミナーゼの上昇が始まり，肝炎を発症する．そのうち約90%はセロコンバージョン（HBe抗原の陰性化とHBe抗体の陽転化）を経て再び無症候性キャリアへと移行する．しかし，約10%の人では慢性肝疾患が継続し，慢性肝炎から肝硬変・肝癌に進行する（図1）．B型慢性肝炎ではこの進行を防ぐために，インターフェロンや抗ウイルス薬（核酸アナログ製剤）の長期投与が行われる[1)]．これらは経済的にも身体的にも負担の大きな治療である．

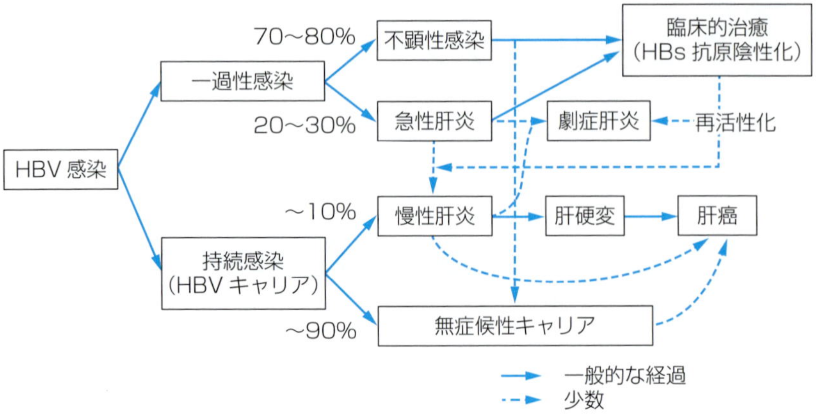

図1　B型肝炎ウイルス感染後の経過
(厚生科学審議会感染症分科会予防接種部会ワクチン評価に関する小委員会. B型肝炎ワクチン作業チーム報告書.〈http://www.mhlw.go.jp/stf/shingi/2r98520000014wdd-att/2r98520000016rr1.pdf〉より一部改変)

表1　B型肝炎ウイルスの感染ルート

新規感染者数(推計)	感染ルート	転　帰
5歳未満の小児 年間約300人	●母児感染 ●水平感染(同居家族, 施設)	●持続感染(キャリア化)しやすい ⇒高齢者の慢性肝疾患
成人 年間約0.8万 〜0.85万人	●水平感染 ●主に性行為(STI) ●医療関連感染 ●職業感染	●主に一過性感染 ●遺伝子型Aでは, 約7.5%に持続感染を起こす ⇒若年者の急性肝炎

成人の初感染では, 多くは一過性感染で自覚症状がないまま治癒し, 20〜30%の感染者が急性肝炎を発症するが, 一般に予後は良好である[1]. しかし, 約2%は劇症肝炎となり, これを発症すると70%は死亡する. また, 前述のように, 日本の大都市を中心に流行している遺伝子型A型のHBVによる急性肝炎では, 成人でも約7.5%が慢性化する(表1)[3].

近年, セロコンバージョン後の肝炎が鎮静化した状態, さらには血清中のHBs抗原が消失して従来B型肝炎は治癒したとみなされていた状態の人でも, 抗がん剤や免疫抑制剤使用による免疫抑制状況下ではHBV感染の再活性化が起こり, 重篤な肝炎を発症することが判明した(図1)[1, 2]. 最も報告が多くかつ重症になり得るのは，リツキシマブを用いて悪性リンパ腫を治療した場合である．移植治療さらには一般的ながん化学療法やリウマチ・膠原病治療でもHBV再活性化のリスクはある．このため，既往感染も含めてHBV感染者がこれらの治療を受ける際には定期的なHBV DNAの測定や抗ウイルス薬の予防投薬が推奨される[1)]．このような長期にわたるHBV感染症の経過から，現在ではいったんHBVに感染すると，小児・成人を問わず，完全な治癒は困難であるとみなされるようになった．HBV感染症に対しては，一生涯のリスクを念頭において感染予防の方針をたてる必要がある．

定期接種開始前の小児B型肝炎ウイルス感染の疫学

HBVの感染経路は水平感染と母子（垂直）感染に大別される．日本では1986年から，HBs抗原陽性の母親から出生した児を対象に母子感染予防処置が開始された．さらに，2016年10月からすべての乳児を対象として定期接種が開始されたので，本稿では，定期接種開始前の本邦における小児B型肝炎ウイルス感染の疫学について記す．

日本には約100万人（全人口の0.8%）のHBVキャリアが存在するとされるが，その大部分は成人で，昔の母子感染を含む小児期の感染に由来する．Tanakaらの研究によれば，「感染を知らないまま潜在しているHBVキャリア」数は2005年時点で903,145人(95% CI: 83.7万～97.0万人)，キャリア率は全人口の0.71%と推計された．一方，母子感染予防処置の普及と予防接種時の同一針使用中止といった衛生環境の改善によって，若い世代のHBVキャリアは急減した．厚生労働省の研究班による一般小児を対象にした大規模疫学調査では，2010～2014年の時点で，HBs抗原陽性率は0.033%(95% CI: 0.011-0.055%）と低いことが判明した[4)]．

日本のHBVキャリアで水平感染と母子感染の比率を推計[5)]すると，データの得られた1950年以降に出生した集団では衛生環境の改善により経年的に水平感染の比率が急減し，1980年代前半にはHBVキャリアの大部分が母子感染に由来していた．1985年から開始された母子感染予防によって小児のキャリアはさらに1/10に激減し[6)]，現在の状態に至っている．日赤の若年初回献血者のデータから推測すると，現在では小児や若年成人もHBVキャリアの多くは水平感染に由来するが，これらの多くは無症候性キャリア

表2　B型肝炎ウイルス集団感染の報告と感染経路

年	研究内容	推定経路	引用元
1982	相撲部でB型肝炎の流行	皮膚と皮膚の接触	Kashiwagi, JAMA
1989	保育園で流行	不明	Shapiro, PID
1989	保育園で流行	不明	Davis, Lancet
1991	保育園で流行	体液	Shapiro, Pedi Annal
2000	大学フットボール部で流行	皮膚と皮膚の接触	Tobe, Arch Intern Med
2002	自宅で同胞間に感染	唾液	Marie-Cardine, JPGN
2005	かみつきで感染―遺伝子配列で同一ウイルスを証明	唾液	Hui, JMV
2006	キャリアの体液からHBV DNA検出	尿，鼻汁，涙	Kidd-Liuggren, J Hosp Infect
2007	血液と汗のHBV DNA量相関	汗	Bereket, Br J Sports Med
2010-11	涙中のHBV DNA感染力を証明	涙，唾液，尿，汗	Komatsu, 肝臓，JID

（厚労省研究班，研究代表 森島恒雄．B型肝炎の母子感染および水平感染の把握とワクチン戦略の再構築に関する研究．平成23年度研究報告書）

であり，医療機関を受診せずに潜在している可能性がある[4)]．一方，小児病床を有する病院を対象にした全国調査では，HBV感染を疑われやすい家族内にキャリアのいる受診者や有症状者が多いためと思われるが，感染源は母親74%，父親10%を含む家族内感染が多くを占め，保育園や家族外からの感染，感染経路不明も少数含まれていた[7)]．したがって，母親以外にもHBVキャリアの同居家族がいる場合には，HBワクチンをなるべく早く接種すべきである．

若年HBVキャリアは血中のウイルス量が多く，大部分が無症状で感染源となりやすい．また，精液・唾液・汗・尿・涙などにも感染性ウイルス粒子が含まれていることが実証されており[8)]，性交渉，家族内感染，施設内感染などで強い感染力を発揮して，小規模の水平感染を引き起こしている．保育園など集団生活におけるHBV感染は社会的に微妙な問題であり，調査が難しく報告される例は少ない（表2）[7)]．しかしこのような状況を推測させるデータとして，上記の小児を対象にした大規模疫学調査では，HBs抗原陽性者の数倍以上のHBV一過性感染者（HBc抗体単独陽性者）が散在していることが判明した．日赤の若年初回献血者の成績でも，HBs抗原陽性者の数倍以上の比率でHBc抗体陽性者がおり，上記の疫学調査の成績とよく一致している[4)]．また，複数回献血者の追跡調査による不顕性 HBV 感染の頻度から推計すると，成人では無症状の新規 HBV 感染者数は年間約 6,000 人程度に達する[7)]．さらに，最近 10 年間の B 型急性肝炎の患者数は増加傾向にあり，推定発症者数は年間 2,000～2,500 人とされる[1, 2)]．男性，若年成人に多く，性的接触による感染と推定されるが，感染経路不明の場合も多い[9)]．これらの集団では，従来日本に存在せず欧米から流入したと考えられる遺伝子型 A の HBV 感染が多数を占めている[1, 2, 9)]．世界的には 2.4 億人の HBV キャリアが存在し，その 20％は肝硬変や肝癌によって死亡する．アジア，東欧では全人口の 8％以上が HBV キャリアである国々も多い．グローバル化の進展する今日では，大部分の若者が HB ワクチン接種を受けていない日本の現状は危険であり，HB ワクチンの定期接種化が期待されていた．これらの調査結果や議論をうけて，2016 年 4 月以降に出生したすべての乳児を対象に，水平感染予防を目的に，2016 年 10 月から定期接種が開始された[1, 4, 9)] (表 3)．

なお，定期接種開始前の調査では，任意でのワクチン接種率（HBs 抗体保有率）は，病院受診者を対象とした調査では，1 歳 53％，2 歳 28％と低年齢では比較的高く，2013 年から母子手帳が改訂されて，HB ワクチンを含めた任意接種のワクチン接種欄が設けられたことや，自治体による HB ワクチン接種の公費助成などが接種の追い風となっていると考えられた[4)]．一方で同調査において，これ以上の年齢では，10％以下と極めて低い結果であった．また，2013～2015 年度の小学 4 年生の学校健診での調査では，HB ワクチン接種率は 1.0～1.5％という結果であった[4)]．

表 3　B 型肝炎ワクチン定期接種化が必要な理由

1. 成人・小児を問わず，HBV 水平感染対策が必要
   ①同居家族や施設など，日常生活における感染防止にはワクチン接種が必要である．
   ②国際化により，若年者の性感染症などによる新たな遺伝子型 A の HBV が流行している．
   ③遺伝子型 A の感染は，成人でもキャリア化しやすい．
2. B 型肝炎は完治が困難であり，免疫抑制療法を受ける際に再活性化や重症肝炎のリスクを負うため感染予防が重要である．
3. 肝疾患の多くは不顕性であり，肝硬変，肝癌への移行を防ぐためには，頻回のスクリーニング検査と慢性肝炎に対する長期の薬物療法が必要である．
4. ワクチン 3 回接種により，ほぼ一生にわたり B 型肝炎の発症を防ぐことができ，肝癌の予防効果は高い．

ワクチンと接種法

1. B型肝炎ワクチン

日本で市販されているHBワクチンは，遺伝子組換え操作によってHBVのS領域遺伝子を酵母で発現させ，産生されたHBs抗原をアジュバント（アルミニウム塩）に吸着させた沈降不活化ワクチンである．ビームゲン®（KMバイオロジクス）とヘプタバックス®-II（MSD）の2製品が市販されており，前者は遺伝子型CのHBVに，後者は遺伝子型AのHBVに由来するワクチンである．最近の研究により両方のワクチンともに，一定以上のHBs抗体価が得られれば，日本に多い遺伝子型Cと遺伝子型B，最近若年成人に流行している遺伝子型AのいずれのHBVに対しても，感染防御能を有することが確認された[4]．さらに，基本的には3回の接種を同一の製剤で行うことが望ましいと考えられるが，異なる製剤を3回接種の中で使用することも可能であることが示された．製剤は懸濁状の沈降ワクチンであり，接種前によく転倒混和して均等に分布させるよう注意する．

2. 接種方法

(1) 定期接種のスケジュール

定期接種のスケジュールは，標準的には1回0.25mL，生後2か月，3か月，7~8か月に計3回接種を行う．1歳までに定期接種を受ければ，費用は公費により負担される．なお，父や祖父母など同居家族にHBVキャリアがいる場合は，早期からの抗体獲得が児にとって有益であり，母子感染予防同様に出生直後から接種を行うことが望まれる．厚生労働省も公費（定期接種）で0か月から接種を行うことを認めているが，現時点では，この点の周知が不十分であり，予防接種表の配布の時期が遅いなどの課題が残されている．

米国と異なり生後2か月から定期接種を開始する理由として，一般的な乳児に対するHBワクチンの接種では，生後2か月からの開始が適当と考えられた．これは，2か月時に接種することで，他のワクチンとの同時接種や将来の混合ワクチン導入の際に便利であること，出生時は紛れ込みの副反応が多いと想定されること，通常は生後2か月時までにHBVに曝露する機会は少ないことに基づいている．米国をはじめとしてアジアの多くの国々では，出生時からHBワクチンを接種している．しかしドイツなどヨーロッパの国々ではHBを含む6種混合ワクチンの使用が広がっていることもあり，日本と同様に2か月からHBワクチン接種を開始している．

(2) 母子感染予防のスケジュール

最も重要な点は，出生直後，できれば生後12時間以内にHBグロブリンとHBワクチンを使用することである（表4）．これを実現するためには，分娩前に出生後の感染予防処置について保護者に説明し，同意を得ておくことが望ましい．これに対応するために，B型肝炎母子感染予防専用の予診票（表5）が作成され，日本小児科学会ホームページでも公開されている．

2回目のワクチン接種は1か月健診時に行う．3回目のHBワクチン接種は生後6か月時に行う．この場合は，他のワクチンと同時接種を行うのが合理的である．産科医療機関から小児科への連絡がスムーズに進むように，母子手帳に挟むことができるHBV母子感染予防専用のカードが作成されている．このカードは製薬会社に問い合わせると配布されるので，産科と小児科の連絡に役立てることも可能である．

出生体重2,000g未満の低出生体重児は，HBワクチンに対する免疫応答が低く，標準的な3回のワクチン接種では十分なHBs抗体価が得られないことが知られている．これら諸外国の報告を勘案して，保険適用とはなっていないが，出生体重2,000g未満の低出生体重児では，生後2か月時にもワクチン接種を追加し，計4回のワクチン接種が推奨される（表6）．出生直後に大きな手術を行うなど重症児の場合も，接種不適当な場合を除き，出生直後のHBグロブリンとHBワクチン接種は優先的に行うことが望ましい．やむを得ず，生後12時間以内にHBワクチン接種が行えない場合でも，出生後早期にHBグロブリンの投与を行った上，重篤な状態から離脱後速やかにHBワクチン接種を行う．

生後9〜12か月を目安に高感度の検査法によりHBs抗原とHBs抗体価を測定し，感染予防処置の効果を判定する（表4）．生後9か月以降に確認検査を行う理由は，出生時に投与されたHBグロブリン製剤中のHBs抗体が残存してHBs抗体検査が陽性となることを防ぐためである．新生児期か

表4 B型肝炎ウイルス母子感染予防のための新しい指針

B型肝炎ウイルス母子感染予防のための新しい指針

日本小児科学会、日本小児栄養消化器肝臓学会、日本産科婦人科学会が要望して、B型肝炎ウイルス母子感染予防処置が変更された。この新しい方式により、生後2か月の抗HBs人免疫グロブリン（以下HBグロブリンと略す）注射を省くことができ、また予防処置の不徹底による母子感染を防止できると期待される。

- HBs抗原陽性の母親から出生した児に対し、原則として以下の感染予防処置を行う[2)]。
  - ① 出生直後（12時間以内が望ましいが、もし遅くなった場合も生後できる限り早期に行う）
    通常は、HBグロブリン1mL（200単位）を2か所に分けて筋肉注射し[3)]、B型肝炎ワクチン（以下HBワクチンと略す）0.25mlを皮下注射する[4)]。
  - ② 生後1か月　　HBワクチン0.25mL皮下注射
  - ③ 生後6か月[5)]　　HBワクチン0.25mL皮下注射

  ◆ 生後9～12か月を目安にHBs抗原とHBs抗体検査を実施[6)]
  HBs抗原陰性かつHBs抗体≧10mIU/mL・・予防処置終了（予防成功と判断）
  HBs抗原陰性かつHBs抗体＜10mIU/mL・・HBワクチン追加接種
  HBs抗原**陽性**・・・専門医療機関への紹介[7)]（B型肝炎ウイルス感染を精査）

- 標準的なHBワクチン追加接種
  HBワクチン0.25mL皮下注射を3回接種（接種時期は、例えばHBs抗原陰性かつHBs抗体＜10mIU/mLを説明した際、さらに1か月後、6か月後[6)]

  ◆ 追加接種終了の1～2か月後に再度、HBs抗原とHBs抗体検査を実施[6)]
  HBs抗原陰性かつHBs抗体≧10mIU/mL・・追加接種は終了（予防成功と判断）
  HBs抗原陰性かつHBs抗体＜10mIU/mL・・無反応例と判断し専門医療機関へ紹介
  HBs抗原**陽性**・・・専門医療機関への紹介[7)]

- 脚注番号の注意事項

2）本指針を用いる場合には、保護者の十分な理解を得る事が望ましい。
3）母親がHBe抗原陽性のキャリアの場合は、従来、生後2か月時にもHBグロブリンの追加注射をしていたが、新しい方式では原則として行わない。
4）出生直後は多様な疾病の罹患リスクが高いので、紛れ込み事故による有害事象の報告が増加する可能性がある。各事象とワクチン接種の因果関係を十分に検討する必要がある。
5）3回目のHBワクチン接種は、4種混合ワクチンなどと同時接種を行える。
6）HBs抗原検査には、EIA法、CLIA法、CLEIA法、HBs抗体検査にはEIA法、RIA法など高感度の検査法を使用することが望ましい。

JCOPY 498-07117

7）B型肝炎ウイルスの母子感染が確認された場合には、母親に自責の念等が発生しないよう精神的な支援を行う。児に対して専門医療機関で定期的に肝機能検査を行う必要があること、肝機能異常が持続する場合には抗ウイルス療法を行う場合があること、治療方法は急速に進歩しており、患児の将来に対して強い不安を抱かないことを指導する。

<全般的な留意事項>

- 分娩前に、HB グロブリンと HB ワクチンについて保護者にあらかじめ説明し、同意を得ておくことが望ましい。
- 母親が B 型肝炎ウイルスキャリアであっても、「ここに記した児の感染予防処置を行えば、母乳哺育を含めた通常の育児が可能である」旨の指導を行う。
- なお、この指針は今後の状況によっては改訂されることがある。

新 日本小児科学会が推奨するB型肝炎ウイルス母子感染予防の管理方法

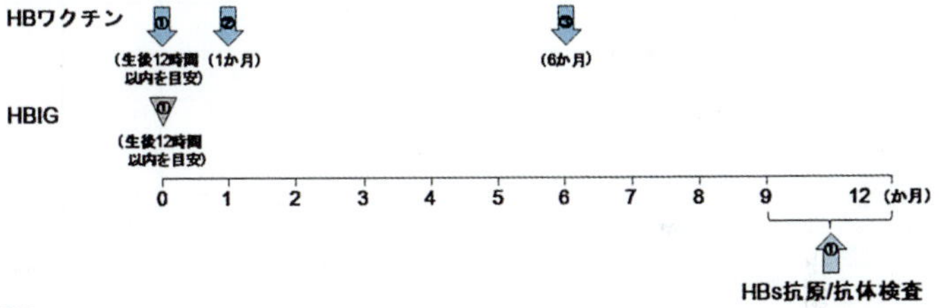

旧 今までの標準的な母子感染予防の管理方法

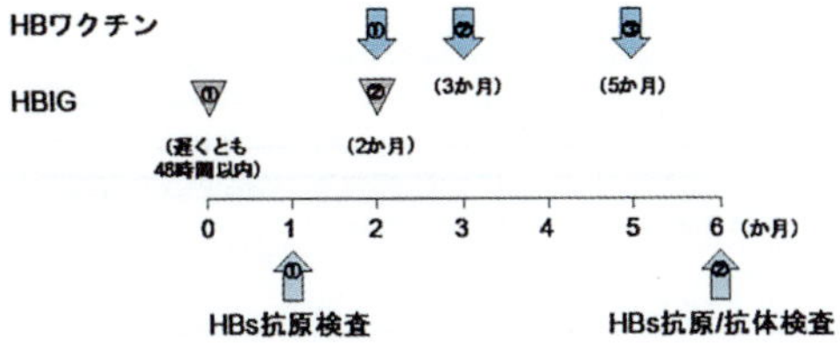

（日本小児科学会ホームページ.〈http://www.jpeds.or.jp/uploads/files/HBV20131218.pdf〉）

表5 B型肝炎母子感染予防接種予診票（新生児・乳児用）

B型肝炎母子感染予防接種予診票（新生児・乳児用）

記入日：平成　　年　　月　　日

＊保護者の方へ：太ワク内におわかりになる範囲でご記入下さい。

住　　所		男・女	診察前の体温　　度　　分
ふりがな 受ける人の氏名			生年月日　平成　　年　　月　　日生 （満　　ヵ月又は生後　　日）
保護者の氏名			電話番号： ワクチン接種回数：　　回目

質　問　事　項	回　答　欄		医師記入欄
1. B型肝炎の予防接種について説明文を読んで理解しましたか	はい	いいえ	
2. 妊娠中に異常がありましたか あれば具体的に書いて下さい（　　　）	はい	いいえ	
3. 近親者に予防接種を受けて具合が悪くなった人はいますか。	はい	いいえ	
4. 近親者に先天性免疫不全と診断された方はいますか	はい	いいえ	
5. お子さんの予防接種について質問がありますか。 あれば具体的に書いて下さい（　　　）	はい	いいえ	

2回目以降の接種時の場合は、6～12にもご記入ください。

6. あなたのお子さんについておたずねします 在胎週数（　　）週　出生体重（　　　）g			
分娩時に異常がありましたか	はい	いいえ	
出生後に異常がありましたか	はい	いいえ	
お子さんの健診で異常があるといわれたことがありますか	はい	いいえ	
7. お子さんの体に具合の悪いところがありますか 具合の悪い症状を書いて下さい（　　　）	はい	いいえ	
8. 1ヵ月以内に家族や周囲で麻疹、風疹、水痘、おたふくかぜなどの病気の方がいましたか　病名（　　　）	はい	いいえ	
9. 1ヵ月以内にお子さんが予防接種を受けましたか 予防接種の種類（　　　）	はい	いいえ	
10. 生まれてから今までに先天性異常、心臓、腎臓、肝臓、脳神経、免疫不全症その他の病気にかかり、医師の診察を受けていますか 病名（　　　）	はい	いいえ	
その病気を診てもらっている医師に今日の予防接種を受けてよいといわれましたか	はい	いいえ	
11. お子さんがひきつけ（けいれん）をおこしたことがありますか （満　　ヵ月又は生後　　日）	はい	いいえ	
そのとき熱が出ましたか	はい	いいえ	
12. その他、お子さんの健康状態のことで伝えておきたいことがあれば具体的に書いて下さい			

13. 医師の記入欄
以上の問診及び診察の結果、今日の予防接種は（　可能　・　見合わせる　）
保護者に対して予防接種の効果、副反応及び医薬品医療機器総合機構法に基づく救済について、説明した。

医師署名又は記名押印

医師の診察・説明を受け、予防接種の効果や目的、重篤な副反応の可能性、医薬品医療機器総合機構法に基づく救済などについて理解した上で、接種を希望しますか　（　接種を希望します　・　接種を希望しません　）
※かっこ内のどちらかを○で囲んでください。

保護者の署名

使用ワクチン名		用法・用量	実施場所・医師名・接種日時	
		皮下接種 ０．２５mL	実施場所	
メーカー名 Lot. No.			医師名	
			接種年月日	年　　月　　日

記載頂きました個人情報はワクチン接種の予診に関してのみ使用致します。

お子さんのB型肝炎母子感染予防について（日本小児科学会の考え方）

B型肝炎の予防接種を実施するに当たって、特に医学的に問題のない元気なお子さんで、医師が接種可能と判断したら、出生後できるだけ早く（12時間以内）にB型肝炎ワクチンとHBグロブリン（B型肝炎に対する抗体をたくさん含んだグロブリン）を接種します。出生後12時間を過ぎても接種は可能ですが、その場合でも生後5日以内の接種が勧められています。時間的に余裕のある出産前に以下をよくお読みください。また、**B型肝炎ワクチンは生後1ヵ月、6ヵ月にも接種しますので、忘れずに受診してください。**

【接種対象】

妊娠中の検査により、あなたはB型肝炎ウイルスを持っているという結果になりました。妊娠中や出産時に母親の血液がお子さんにふれることによってウイルスが感染することがあります。特に乳児期にお子さんがB型肝炎ウイルスに感染すると高率にキャリア化（B型肝炎ウイルスを常に体の中に持った状態）し、将来の慢性肝炎、肝硬変、肝がんのリスクとなるため、ワクチンとHBグロブリンで予防することが重要です。また各国の予防接種ガイドラインにおいても新生児、乳幼児、小児の方に幅広く接種が推奨されています。

【ワクチンの特徴と効果】

遺伝子組換え技術を応用して製造されたB型肝炎ワクチンで、広く国内でも使われています。母子感染予防に用いられた場合のキャリア化予防率は高く、あらかじめB型肝炎ワクチンを接種して免疫が獲得されていると、肝炎のキャリア化が防御されると報告されています。

【ワクチンの副反応】

主な副反応としては、発熱、発疹、倦怠感及び注射部位の疼痛、発赤、腫脹（はれ）、硬結（しこり）等があります。また、きわめてまれな頻度ではありますが、強いアレルギー症状（ショック、アナフィラキシー様症状）などを起こしたという報告があります。

もし接種後に心配な症状がみられた場合は、接種を受けた医師あるいはかかりつけの小児科医に相談してください。

なお、入院が必要な程度の疾病や障害などが生じた場合については、「医薬品副作用被害救済制度」の対象になる場合があります。詳しくは、独立行政法人 医薬品医療機器総合機構にご相談ください。

（参考：独立行政法人　医薬品医療機器総合機構　救済制度相談窓口
電話：0120-149-931（フリーダイヤル）　ホームページ：http://www.pmda.go.jp/kenkouhigai/help.html）

【接種のスケジュール】

まず生まれてすぐに、お子さんにHBグロブリンの投与とワクチン接種を行います。**B型肝炎ワクチンは出生直後、生後1ヵ月、6ヵ月の3回必ず接種してください。ワクチン接種を行う産科や小児科の医師にわかるように、接種記録を母子手帳に記載することが推奨されています。**

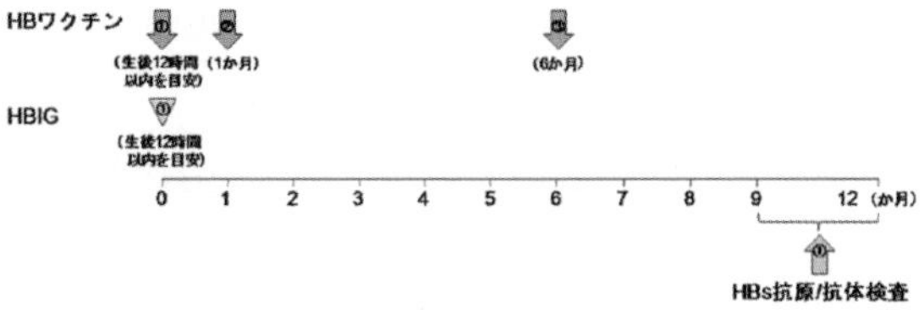

（このスケジュールは標準的なB型肝炎の予防方法です。実際にはお子さんの状況に応じて、HBグロブリンやワクチンの追加が必要な場合もあります。この場合は医師の指示に従ってください。）

【接種が不適当な方（予防接種を受けることが適当でないお子さん）】

次のいずれかに該当すると認められる場合には、接種を受けてはいけません。

1. 明らかな発熱を呈している方。（37.5℃を超える方）
2. 重篤な急性疾患にかかっていることが明らかな方
3. B型肝炎ワクチンの成分によってアナフィラキシーを呈したことがあることが明らかな方。
4. 上記にあげる方のほか、予防接種を行うことが不適当な状態にある方。

【予防接種を受ける前に、医師とよく相談する必要のあるお子さん】

・心臓病、腎臓病、肝臓病や血液の病気にかかっている方
・予防接種を受けたときに、2日以内に発熱のみられた方及び発疹、じんましんなどのアレルギーを疑う異常がみられた方
・今までにけいれんを起こしたことがある方
・過去に本人や近親者で、検査によって免疫状態の異常を指摘されたことのある方
・薬の投与又は食事で皮膚に発疹が出たり、体に異常をきたしたことのある方
・そのほか、医師、保健師の指導を受けている方

【他のワクチンとの接種間隔】

B型肝炎ワクチンの2回目以降の接種時の注意として、生ワクチンの接種を受けた方は、通常27日以上、また他の不活化ワクチンの接種を受けた方は、通常6日以上間隔を置いてB型肝炎ワクチンを接種してください。

【接種を受けるときの注意】

1. からだの具合の悪いときは接種を受けないでください。
2. 接種を受ける前に、必ずお子さんの体温を計りましょう。

【接種後の注意】

1. B型肝炎ワクチン接種後30分間は、様子を観察し、医療スタッフとすぐに連絡をとれるようにしてください。
2. 接種当日の沐浴は差し支えありません。ただし注射したところをこすらないでください。
3. 接種後に発熱したり、接種した部位が腫れたり、赤くなったりすることがありますが、一般にその症状は軽く、通常、数日中に消失します。
4. 接種後は健康管理に注意し、もし、高熱や体調の変化、その他局所の異常反応に気づいた場合は、ただちに医師の診療をうけてください。

（日本小児科学会ホームページ．〈http://www.jpeds.or.jp/uploads/files/hbv_monshinHBV%E5%95%8F%E8%A8% BA%E7%A5%A8.pdf〉）

表6　低出生体重児等の特別な場合に対する日本小児科学会の考え方

2014.3.16

B型肝炎ワクチン接種時期の変更に伴う母子感染予防指針
低出生体重児等の特別な場合に対する日本小児科学会の考え方

B型肝炎ワクチン（HBワクチン）の添付文書の改訂に伴い、日本小児科学会は2013年12月にB型肝炎ウイルス母子感染予防のための新しい指針を公表した。[1]

この指針は主に正期産児を対象にされたものであるため、低出生体重児等の特別な症例に対するB型肝炎母子感染予防に関する日本小児科学会の考え方を提示する。なお、これは現時点の我が国の医療状況に基づいた考え方であり、今後必要に応じ改訂されることがある。

1. HBs抗原陽性の母親から出生した低出生体重児

<u>出生体重2000 g未満</u>

出生体重2000 g未満の低出生体重児はHBワクチンに対する免疫応答の未熟性から3回のHBワクチンでは母子感染予防に十分な抗体価が得られないことが明らかになっている[2,3]。それゆえ、出生時、生後1か月、6か月時の接種以外に、現時点で添付文書に記載はなく保険適応はないが、生後2か月時の接種を加えた計4回の接種が医学上必要と考える。[2,3]

・HBワクチンを原則、出生時、生後1か月、2か月、6か月時の計4回接種を行う。HBグロブリンの追加接種に関しては注3）を参照のこと。

① 出生直後（12時間以内が望ましい。もし遅くなった場合も生後できる限り早期に行う[注1)]）
抗HBs人免疫グロブリン（HBグロブリン）1mL（200単位）[注2)]を2か所に分けて筋肉内注射し、HBワクチン0.25mLを皮下注射する。
② 生後1か月　　HBワクチン0.25mL皮下注射
③ 生後2か月　　HBワクチン0.25mL皮下注射[注3)]
④ 生後6か月　　HBワクチン0.25mL皮下注射

・生後9〜12か月を目安にHBs抗原とHBs抗体検査を実施する。HBワクチンの追加接種に関しては、B型肝炎ウイルス母子感染予防のための新しい指針の追加接種の項を参照。[1]

<u>出生体重2000 g以上</u>

B型肝炎ウイルス母子感染予防のための新しい指針に基づいて感染予防を行う。[1]

・HBワクチンを出生時、生後1か月、6か月時の計3回接種を行う。

① 出生直後（12時間以内が望ましい）
HBグロブリン1mL筋肉内注射とHBワクチン0.25mL皮下注射
② 生後1か月　　HBワクチン0.25mL皮下注射
③ 生後6か月　　HBワクチン0.25mL皮下注射

・生後9〜12か月を目安にHBs抗原とHBs抗体検査を実施する。HBワクチンの追加接種に関しては、B型肝炎ウイルス母子感染予防のための新しい指針の追加接種の項を参照。[1]

2. 出生時に母親の HBs 抗原が不明の母親から出生した新生児

・母親の HBs 抗原検査を直ちに行う。生後 12 時間以内に結果が判明しない場合は、添付文書に記載はないが、HBs 抗原が陽性であることを想定して、HB グロブリン 1mL 筋肉内注射と HB ワクチン 0.25mL を皮下注射する。[2,3]

・結果が判明し、HBs 抗原陽性の場合は、出生体重に応じて感染予防処置を継続する。

3. HBs 抗原陽性の母親から出生し、生後に手術を要することが想定される新生児

接種不適当な場合を除き、原則、出生直後の HB グロブリン 1mL 筋肉内注射と HB ワクチン 0.25mL 皮下注射は優先的に行う。

注 1) 重篤な急性疾患等に罹患しており、やむをえず生後 12 時間以内に HB ワクチン接種が行えない場合でも出生後早期に HB グロブリン投与を行った上、重篤な状態から離脱後速やかに HB ワクチンの投与を行う。

注 2) 低出生体重児で体格上、HB グロブリンの投与量の減量が必要な場合は、0.5mL まで減量できる。[4,5]

注 3) 母子感染のハイリスクである HBe 抗原陽性の母親から出生した児や HB 抗体の獲得が不良である出生体重 1500g 未満の低出生体重児[6,7]においては、生後 2 か月時に 0.5～1mL（添付文書では体重 1kg あたり 0.16～0.24mL）の HB グロブリンの追加接種を行うことも考慮される。[4]

参考文献

1. 日本小児科学会．B 型肝炎ウイルス母子感染予防のための新しい指針．http://www.jpeds.or.jp/uploads/files/HBV20131218.pdf
2. Saari TN. Immunization of Preterm and Low Birth Weight Infants. Pediatrics. 2003;112;193-198
3. Mast EE, et al. A Comprehensive Immunization Strategy to eliminate Hepatitis B Infection in the United States, Recommendation of the Advisory Committee on the Immunization Practice (ACIP) Part I: Immunization of Infants, Children, and Adolescents. MMWR Recomm Rep. 2005;54(RR-16):1-31
4. 抗 HBs 人免疫グロブリン筋注添付文書
5. Wen WH, et al. Mother-to-infant transmission of hepatitis B virus infection: Significance of maternal viral load and strategies for intervention. J Hepatol. 2013;59:24-30.
6. Losonsky GA, et al. Hepatitis B vaccination of premature infants: A reassessment of current recommendations for delayed immunization. Pediatrics. 1999;103:e14.
7. Patel DM, et al. Immunogenicity of hepatitis B vaccine in healthy very low birth weight infants. J Pediatr. 1997; 131: 641-643.

（日本小児科学会ホームページ．〈http://www.jpeds.or.jp/uploads/files/hbboshikansen.pdf〉）

らのHBワクチン接種によって95%程度の児はHBs抗体価が10mIU/mL以上となり，予防成功と判断され，処置を終了する．HBs抗原陰性かつHBs抗体価10mIU/mL未満の場合は，標準的にはさらに3回の追加接種を行う．HBs抗原陽性の場合は専門医療機関へ紹介し，HBV感染者として診断・治療を行う．この場合はとくに，母親が自責の念を持たないように十分な支援が必要である（表4）．さらに，母親自身がHBV感染に対する医療を継続するように指導する．

以前は生後1か月時にHBs抗原・抗体の検査を行い，HBs抗原陽性例ではそれ以降の予防処置を中止していた．しかし，いったんHBs抗原が陽性になっても，その後HBワクチン接種を継続して行うとキャリア化が防げる場合があり，また少なくとも副反応は起こらない．そのため，生後1か月時の採血検査は省略された（表4）．

(3) 任意接種によるB型肝炎ワクチン接種のスケジュール

通常，0.5mLずつを4週間隔で2回，さらに，1回目の接種から20～

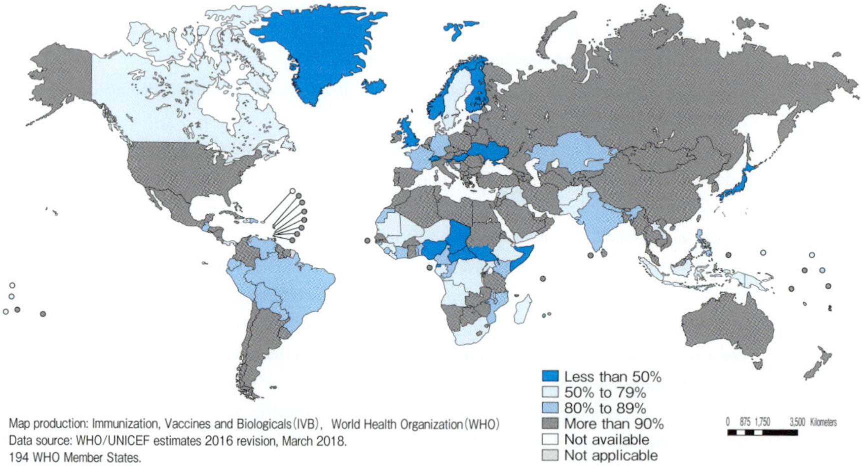

図2　B型肝炎ワクチンを実施している国々
(https://www.who.int/immunization/monitoring_surveillance/burden/vpd/surveillance_type/passive/hepatitis/en/)

24 週後に 1 回の計 3 回を皮下または筋肉内に注射する．ただし，10 歳未満の者には，0.25mL ずつを同様の投与間隔で皮下に注射する．

(4) 汚染事故時の接種スケジュール

患者の HBs 抗原が陽性の場合で，受傷者の HBs 抗体，HBs 抗原がともに陰性の場合は，高力価抗 HBs ヒト免疫グロブリン (HBIG) 1,000～2,000 単位，5～10mL をなるべく早く，少なくとも 48 時間以内に筋注する．さらに HBs ワクチン 0.5mL を 1 回，可能ならば 24 時間以内，少なくとも事故発生後 7 日以内に皮下または筋肉内に注射する．さらに 0.5mL ずつを初回注射の 1 か月後および 3～6 か月後の 2 回，同様の用法で接種する（労災保険，健康保険適用あり）．接種終了後の検査と追加接種の必要性は一般的な感染予防スケジュールと同様である．

▶ 効果

HB ワクチンは，HBV の感染予防を目的としたワクチンであり，急性肝炎の予防に加えて B 型慢性肝疾患（慢性肝炎・肝硬変・肝がん）や HBV 再活性化の防止対策，周囲への感染源対策としても極めて有効である[1, 2]．肝硬変・肝がんなど，HBV 関連疾患による死亡を減少させることが最終的な目標であるが，これを確認するためには長期の観察が必要となる．これを補うためにワクチン効果の指標として，① HBV キャリア率（HBs 抗原持続陽性者の比率），② HBV 感染率（HBc 抗体陽性者の比率），③ HBV に対する免疫獲得率が用いられている．3 回接種後の HBs 抗体価＞ 10mIU/mL が確認された免疫獲得者では，経年的に HBs 抗体価は低下するが，その後長期にわたって予防効果が持続する．実際，免疫獲得者は HB ワクチン接種後 20 年以上の間，HBV 陽性血に曝露されても，まれな場合を除いて一般的には顕性の肝炎発症やキャリア化しないことが知られている[1, 2]．免疫獲得者のほとんどは，HBs 抗体陰性となっても HB ワクチンの追加接種を受けるとブースター効果により直ちに HBs 抗体価の上昇がみられる（免疫学的記憶）ので，HBV 感染に際しても同様の現象が起こると想定されている．

1. HB ワクチン接種後の免疫獲得率

定期接種対象者等の一般集団では，HBs 抗体獲得の検査は通常行わないが，母子感染予防対象者や医療従事者などB型肝炎ウイルス感染のハイリスク者は，HB ワクチン接種後に HBs 抗体獲得の有無について検査を行う．一般に使用されているワクチンの中では効果の個人差は比較的大きい．接種対象者や HB ワクチンの種類によって無効例（nonresponder）の比率は異なるが，5～10%とされる．注目すべきは免疫獲得率が年齢の若いほど高いことで，新生児・小児を含めて 40 歳未満 95%，40～59 歳 90%，60 歳以上 65～70%とされる[1)]．乳幼児期の接種が有利な理由の 1 つである．性差もあり，女性の反応性がよい．成人の，特に腎不全など慢性疾患を有する者や高齢者では反応性が乏しい場合もある．

2. 日本における HBV 母子感染予防処置の効果

日本では，1985 年 6 月から B 型肝炎母子感染防止事業が開始された．このプログラムを完全に実施できれば有効性は高く，94～97%でキャリア化を防ぐことができる[6)]．前述のように，小児の HBV キャリア率は本事業開始前の 0.26%から，1995 年には 0.024%と約 1/10 に低下した[6)]．Sato らの経年的研究によれば，母子感染による HBV キャリア発生数は本事業開始前には，ほとんど変化がなかった[5)]．しかし，1985 年に出生した児は 2013 年には 28 歳に達しており，日赤初回献血者のデータによっても，若年成人の HBV キャリア率の低下が実証されていることから，本事業の効果は明らかである．

3. 諸外国における定期接種化の効果

台湾ではすべての乳児を対象に HB ワクチンの定期接種化が 1986 年に開始されたが，これによって慢性肝疾患や肝癌の死亡率，乳児劇症肝炎や肝癌の頻度が著減した．HBV の高侵淫地区であったアラスカでも HB ワクチン定期接種化により，B 型肝炎や肝癌は防止された．また，すべての児を対象にした HB ワクチン接種（universal vaccination）により，集団全体の B 型急性肝炎が減少することが米国や台湾で確認されている．一方で，定期接種開始前の調査で，母子感染予防対策のみであった日本では，若年成人を中心に急性肝炎の流行が問題となっていることが明らかとなった[1, 2].

副反応

HBワクチンの安全性は確立されており，副反応は他のワクチンと比べても極めて少ない．世界中で20年以上にわたり新生児を含む小児にHBワクチンが接種されてきたが，大きな安全性の問題が起こったことはない[1, 2]．厚生科学審議会予防接種・ワクチン分科会副反応検討部会で公表された統計によれば，189万回のHBワクチン接種で医療機関からの副反応報告は13例（0.001％），うち入院を要する重篤例は5例で，いずれも血小板減少性紫斑病であった．アナフィラキシーを疑われた者は全くいなかった．これらの報告はワクチン接種との因果関係を問わずに集められ，さらに重篤5例のうち3例は他のワクチンとの同時接種であった．他方，市販後調査では副反応は10％以下の確率で倦怠感，頭痛，頭重感，発熱，局所の疼痛・腫脹・硬結・発赤などが報告されているが，いずれも数日で回復した．

保存剤として添加されている水銀化合物は減量化が進み，現在日本で市販されているHBワクチンはヘプタバックス®-Ⅱとビームゲン®の2剤であるが，前者はチメロサールフリー，後者のチメロサール含有量は0.001w/v％と微量である．また，ヘプタバックス®-Ⅱのバイアルゴム栓にはラテックスが含まれているので，ラテックスアレルギー患者は注意する．今後ヘプタバックス®-Ⅱはラテックスを含まないシリンジ製剤に切り替わっていく予定となっている．

HBs抗体陽性にもかかわらずHBVキャリア化する場合があり，HBs抗原ペプチドに変異を有するHBVエスケープミュータント（中和抵抗性変異ウイルス）の感染による．ワクチン接種によるエスケープミュータントの発生が危惧されたが，この変異株はHBV自然感染下でも発生し，「ユニバーサルワクチネーションを行っている集団ではHBVエスケープミュータントが一定の割合で検出されるが，このような変異株が広がる兆候はみられない」というのが標準的見解である[1, 2, 9].

今後の課題と問題点

HBVは日常生活の中でも容易に感染し，いったん感染すると完治が困難で，肝硬変，肝がん，再活性化による劇症肝炎予防など長期間にわたり身体的・経済的負担の大きな治療を要することから，2016 年 10 月から HB ワクチン定期接種が開始された（表 3）．標準的な定期接種開始は生後 2 か月からであるが，家族内や施設内などに HBV キャリアが同居している場合は，直ちにワクチン接種を行うことが推奨される．また，定期接種開始前の調査では，HB ワクチンの任意接種率は低く，乳児のみを対象とした定期接種では不十分であり，定期接種対象者以外の感染ハイリスク者，すなわち，同居家族に HBV 感染者がいる場合，キャリア化しやすい 3～5 歳以下の幼児(特に集団生活をする場合)，思春期から若年成人，感染者に接する可能性のある職業に従事する人に対する任意接種の普及も，あわせて重要である．また，母子感染予防処置のさらなる徹底も，あわせて重要な課題であり，母子感染予防と定期接種の場合の接種スケジュールの違いには十分な注意が必要である．

急性 B 型肝炎は感染症法改正により全数把握の 5 類感染症に指定され，診断後 7 日以内の届出が義務付けられているが，届出率は極めて低い．HB ワクチン定期接種の必要性や効果を判定するためにも，サーベイランスデータの蓄積が重要である．

ここが知りたい Q&A

(1) 医療従事者への HB ワクチン接種の注意点は？

医療従事者など HBV 感染のハイリスク者は HB ワクチンを必ず行うべきである．しかし，ワクチン接種後の HBs 抗体持続期間には個人差が大きく，抗体消失時の追加接種の必要性について統一した見解が得られていなかった．最近，米国 CDC[11] や日本環境感染学会[12] の医療関係者向けガイドラインが改訂され，この点が明確になった．すなわち 3 回接種終了の 1～2 か月後に HBs 抗体価を測定して，10mIU/mL 以上の免疫獲得者は，それ以後の抗体価測定や追加接種は不要と記載されている．一方で，ハイリスク者に対する追加接種の是非を検討する意見もある[13]．10mIU/mL 未満の場合は，もう 1 クール，3 回の追加接種を行う．計 6 回の接種によっても免疫が獲得できない場合は，HBV 感染の危険性が高いことを自覚して，院内感染対策に万全を期し，もし HBV に曝露した場合は HB

免疫グロブリンを使用する（ワクチンと接種方法 2.（4）汚染事故時の接種スケジュールの項を参照）[11]．なお皮下接種で免疫が得られない場合も，皮内接種に変えると HBs 抗体価が上昇することがあるとの報告がある．

また，日本の現状では，ワクチン接種後の HBs 抗体検査を未実施の場合も多い．このような場合は，HB ワクチンの 1 回追加接種を行い，1～2 か月後に HBs 抗体価を確認するとよい．われわれの経験では，HB ワクチン接種を完了している医療従事者も抗体価は経時的に低下するので，調査時には 20％以上の職員が抗体陰性であった．しかし，HB ワクチン 1 回の追加接種後には，約 90％で HBs 抗体価が 10mIU/mL 以上に上昇した[4]．

(2) 混合ワクチンの必要性はどうですか？

EU 諸国や米国での HB ワクチンの定期接種は 6 種混合ワクチン（ジフテリア，百日咳，破傷風，不活化ポリオ，Hib，B 型肝炎）が主流となっている．乳児に対する多種類のワクチン接種による身体的負担や接種費用の負担は大きい．混合ワクチンはこれらの課題を解決できる．厚生労働省予防接種部会の医療経済的評価では，HB ワクチン定期接種化の費用対効果は必ずしもよくないとしている[1, 2]．ただし，ワクチン接種費用を諸外国並みに抑えることでその問題は解決されるとも報告されている．日本でもすでに諸外国で使用されているような HB と Hib の混合ワクチンや 6 種混合ワクチンの開発，導入が強く望まれる．

■文献

1）厚生科学審議会感染症分科会予防接種部会ワクチン評価に関する小委員会．B 型肝炎ワクチン作業チーム報告書．
〈http://www.mhlw.go.jp/stf/shingi/2r98520000014wdd-att/2r98520000016rr1.pdf〉

2）厚生科学審議会感染症分科会予防接種部会ワクチン評価に関する小委員会. ワクチン評価に関する小委員会報告書.
〈http://www.mhlw.go.jp/stf/shingi/2r98520000014wdd-att/2r98520000014weu.pdf〉

3）Ito K, Yotsuyanagi H, Yatsuhashi H, et al. Risk factors for long-term perisistence of serum hepatitis B surface antigen following acute hepatitis B virus infection in Japanese Adults. Hepatology. 2014; 58: 89-97.

4）須磨崎　亮．小児における B 型肝炎の水平感染の実態把握とワクチン戦略の再構築に関する

研究. 平成26年度 総括・分担研究報告書.
5) Sato T, Do SH, Asao T, et al. Estimating numbers of persons with persistent hepatitis B virus infection transmitted vertically and horizontally in the birth cohort during 1950-1985 in Japan. Hepatol Res. 2014; 44: E181-8.
6) 白木和夫. B型肝炎母子感染防止事業開始後に出生した小児のHBVキャリアー率. 病原微生物検出情報（IASR）2000. 〈http://idsc.nih.go.jp/iasr/21/242/dj2422.html〉
7) 森島恒雄. B型肝炎の母子感染および水平感染の把握とワクチン戦略の再構築に関する研究. 平成23年度 総合・分担研究報告書.
8) Komatsu H, Inui A, Sogo T, et al. Tears from children with chronic hepatitis B virus（HBV）infection are infectious vehicles of HBV transmission: experimental transmission of HBV by tears, using mice with chimeric human livers. J Infect Dis. 2012; 206: 478-85.
9) 四柳　宏, 田中靖人, 齋藤昭彦, 他. B型肝炎universal vaccinationへ向けて. 肝臓. 2012; 53: 117-30.
10) WHO position paper. Hepatitis B vaccines. Weekly Epidemiological Record（WER）. 2009; 40: 405.
〈http://www.who.int/immunization/topics/WHO_position_paper_HepB.pdf〉
11) Schillie S, Murphy TV, Sawyer M, et al. CDC guidance for evaluating health-care personnel for hepatitis B virus protection and for administering postexposure management. MMWR Recomm Rep. 2013; 62: 1-19.
12) 日本環境感染学会. 医療関係者のためのワクチンガイドライン　第2版. 2014.
13) Green Book Chapter 18 Hepatitis B. 2016.

〈酒井愛子, 須磨崎　亮〉

10 ロタウイルスワクチン

●ロタウイルス

ロタウイルス[1)]はノロウイルスと並んで急性胃腸炎の原因ウイルスとして重要である．ロタウイルスはレオウイルス科に属する，エンベロープを持たない11分節型の二本鎖RNAウイルスで，直径は約70nm，コア・内殻・外殻の3層構造をとる（図1）．ロタウイルスの名称は，ウイルス粒子の電子顕微鏡像が車輪状の形態（ロタ：ラテン語で車輪の意味）をしていることに由来する．ロタウイルスはヒト以外の哺乳類（ウシ，ブタ，ウマ，サル，イヌ，ネコ，ネズミなど）や鳥類に広く感染する．また，ロタウイルスはA～H群に分けられ，ヒトに感染するのはA～C群であるが大部分はA群であり，通常ロタウイルスとはA群を指す．B群は中国などでは検出されて

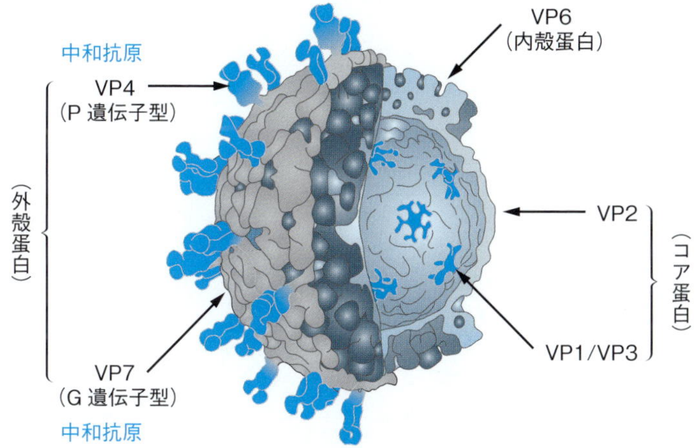

図1　クライオ電子顕微鏡法による電子密度データをコンピュータ解析して得られたロタウイルス粒子（Baylor College of Medicine, Dr. Prasad 提供）

いるが日本での報告はなく，C 群は主に 3 歳以上の年長児や成人で検出されるが報告数は非常に少ない．

A 群ロタウイルスの分類は，外殻蛋白の中和抗原である VP7（G 遺伝子型）と VP4（P 遺伝子型）の組み合わせにより規定される（図 1）．ヒトおよび動物ロタウイルスの G 遺伝子型は 27 種類，P 遺伝子型は 37 種類報告されているが，ヒトでは G1P[8]，G2P[4]，G3P[8]，G4P[8]，G9P[8] の 5 種類の組み合わせが大部分を占め，我が国では 95％以上をこの 5 種類で占めている．

疫学 1)

1．ロタウイルス胃腸炎

ロタウイルスは小児の急性胃腸炎の代表的なウイルスであり，発展途上国を中心に年間約 20 万人の死亡があると推定されている．我が国ではロタウイルス胃腸炎は 3～5 月にかけて流行し（図 2），5 歳までにほぼすべての子どもが感染する．母体由来の移行免疫が消失する生後 6 か月～2 歳までの発症が多いが，実際には成人から高齢者まで幅広い年齢層でみられる．1～2 日の潜伏期の後，下痢，嘔吐，発熱，腹痛などの症状が数日間続き，1 週間程度で自然軽快することが多いが，乳幼児では約 40 人に 1 人の割合で重症

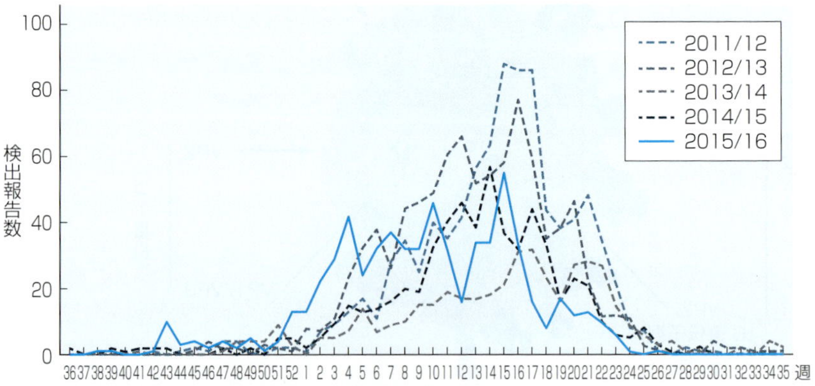

図 2　週別ロタウイルスの検出報告数、過去 4 シーズンとの比較，2011/12 ～ 2015/16 シーズン（病原微生物検出情報：2016 年 9 月 2 日作成）
＊各都道府県市の地方衛生研究所からの検出報告を図にした．

表 1　ロタウイルス胃腸炎の特徴

1）初感染で重症度が高い
2）再感染は起こるが，感染の反復により軽症化する
3）交差免疫が成立し，感染を重ねる毎に強くなる
4）外殻蛋白の VP7 と VP4 が中和抗体を誘導する（免疫原性は VP7 が強い）
5）腸管の局所免疫が重要

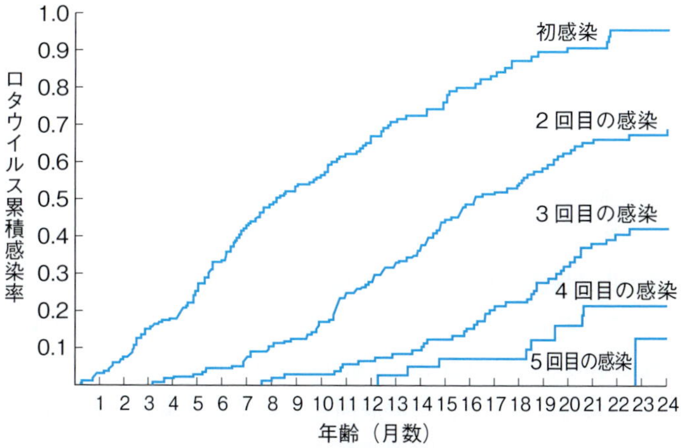

図 3　メキシコでの 2 年間の新生児コホート研究における，ロタウイルス感染と再感染の累積感染率

化する．5 歳未満の急性胃腸炎による入院の 40～50%程度がロタウイルスであり，重症度は他のウイルス性胃腸炎（ノロ，サポ，アデノなど）よりも高いとされている．

ロタウイルスが Bishop により 1973 年に発見されてから，ロタウイルスと胃腸炎の関連について研究が進められ，表 1 に示すような特徴が明らかとなった．その 1 つにメキシコにおいて新生児 200 人を前方視的に 2 年間，ロタウイルス感染について検討した研究がある[2)]．ロタウイルスの初感染は生後 6 か月までに 34%，1 歳までに 67%，2 歳までに 96%に認められた．2 回目，3 回目，4 回目，5 回目の累積感染率は，2 歳までにそれぞれ 69%，42%，22%，13%に認められた（図 3）．つまりロタウイルスの自然感染は再感染を防ぐことはできないため，ワクチン接種によっても再感染を防ぐことはできず，ロタウイルスワクチンは重症化による入院や死亡を予防する目

表2 ロタウイルス胃腸炎との関連が示唆された疾患

中枢神経系	胃腸炎関連痙攣，熱性痙攣，髄膜炎，脳炎・脳症 ギラン・バレー症候群，ライ症候群，出血性ショック脳症症候群
消化器系	腸重積症，胆道閉鎖症，壊死性腸炎，肝障害，消化管出血・潰瘍， 急性膵炎，蛋白漏出性胃腸症
腎・尿路系	急性腎不全，高尿酸血症，尿管結石，溶血性尿毒症症候群 ネフローゼ症候群
血液系	血球貪食症候群，DIC（播種性血管内凝固症候群）
筋系	横紋筋融解症，筋炎
その他	I 型糖尿病，乳児突然死症候群

（津川　毅，他．小児看護．2013; 36: 412-8）[1)]

的で開発が進められてきた．

2. ロタウイルス胃腸炎との関連が示唆されている疾患

また表2に示すように，ロタウイルスは急性胃腸炎以外にさまざまな疾患との関連も示唆されているため注意が必要である．我が国の急性脳炎・脳症1,020例の報告によると，その原因としてインフルエンザが25%，ヒトヘルペスウイルス6, 7型（突発性発疹の原因ウイルス）が11%を占め，ロタウイルスは4%（年間20例程度）の発生があると推定された．ロタウイルス脳炎・脳症では，痙攣は難治性で，38%に後遺症を残し，予後不良であった．さらにロタウイルス胃腸炎の合併症として比較的頻度の高い疾患に胃腸炎関連痙攣がある．その特徴として，下痢・嘔吐などの症状は比較的軽度であり，痙攣は胃腸炎症状の出現から数日後に起こることが多い．また，数分以内の痙攣が群発し，通常のジアゼパム（セルシン®，ホリゾン®，ダイアップ®など）の投与は無効であることが多く，カルバマゼピン（テグレトール®など）の1日1回投与が有効とされる．

ワクチンと接種法[1)]

1. 開発の歴史

現在のワクチンは生ワクチン，不活化ワクチン，トキソイドに大きく分けられるが，ロタウイルスは生ワクチンを中心に開発が進められてきた．生ワクチン作成のための弱毒化の方法としては，「ジェンナー方式」（動物由来の病原体は異なる宿主であるヒトに対して弱毒化している）と「細胞培養」（病原性のある野生株を細胞培養により継代すると弱毒化している）に大きく分けられる．

ロタウイルスワクチンは，重症胃腸炎による入院や死亡を予防する目的で開発が進められてきた[3)]．1983年に細胞培養により弱毒化したヒトロタウイルスWa株（G1P[8]）が成人ボランティアに接種されたが，トランスアミナーゼ上昇の副反応（後にワクチンとの因果関係は否定された）のために開発は中止となった．1984年にはジェンナー方式により弱毒化したウシロタウイルスRIT4237株が重症化を82～89%防いだが，その後の検討での有効性が低く開発は中止された．その後，サルロタウイルスRRV株（G3P[3]）を親株とし，ヒトロタウイルスに多い血清型G1, G2, G4のVP7蛋白をコードする遺伝子をヒトロタウイルスからとった4種類の遺伝子分節組換え体（変法ジェンナー方式）を成分とするロタシールド®が，1998年に米国FDA（Food and Drug Administration：食品医薬品局）から承認された．ロタシールド®は臨床試験で重症化し入院となるロタウイルス胃腸炎の発生を100%近く予防したが，1万人に1人の割合で発生する腸重積症（腸管の中に腸管がもぐり込み腸閉塞を起こす疾患）の副反応のために，発売から1年足らずで市場より撤退した．

2. 現行のロタウイルスワクチンの特徴

上記のロタシールド®での腸重積症の副反応のため，現行のロタウイルスワクチンの臨床試験は6万人規模で行われ，その有効性と安全性が2006年に報告された[4, 5)]（表3）．2009年にはWHO（World Health Organization：世界保健機関）がすべての国で乳児へのロタウイルスワクチン定期接種を勧奨し，現在130カ国以上で認可され，80カ国以上で定期接種化されている．我が国では2011年7月にロタリックス®（1価）が，2012年1月にロタテック®（5価）が認可された．

(1) ロタリックス®（1価ロタウイルスワクチン）

ヒトロタウイルスで最も多く検出されているG1P[8] 遺伝子型の89-12株を親株とし，細胞培養により弱毒化した生ワクチンであり，VP7，VP4

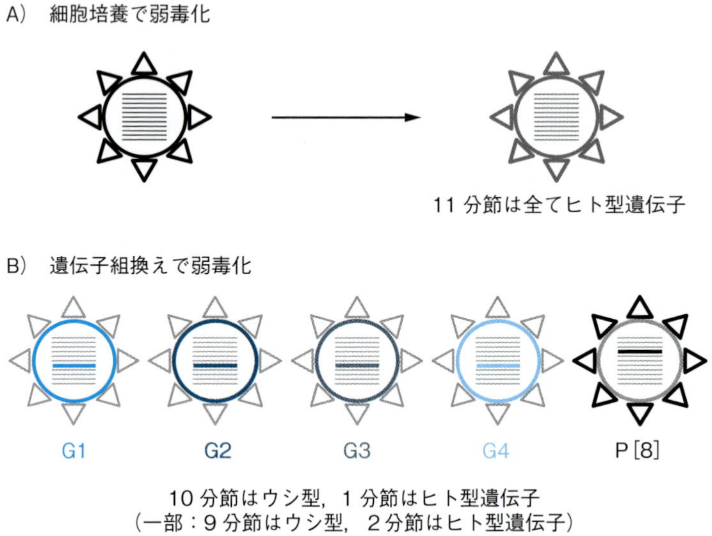

図4 現行の2つのロタウイルスワクチンの模式図
A）1価ヒトロタウイルスワクチン Rotarix（ロタリックス®）の模式図
B）5価ウシ・ヒトロタウイルス組換え体ワクチン RotaTeq（ロタテック®）の模式図

に対する中和抗体だけでなく，内部蛋白質などの共通部分（VP6など）に対する免疫応答も期待している（図4A）．ロタリックス®はG1P[8]の1価ワクチンであるが，G1P[8]株による重症下痢症に対して92%，P[8]遺伝子を共有するG1P[8]，G3P[8]，G4P[8]，G9P[8]株に対しても87%の有効性を示した[4]．一方，G1遺伝子もP[8]遺伝子も共有しないG2P[4]株による重症下痢症に対しての有効性は欧州の臨床試験では86%と報告された．

(2) ロタテック®（5価ロタウイルスワクチン）

ウシロタウイルスWC3株（G6P[5]）を株とし，ヒトロタウイルスに多いG1～G4遺伝子とP[8]遺伝子を組換えた5種類の遺伝子分節組換え体を成分とする変法ジェンナー方式による弱毒生ワクチンであり，主としてVP7，VP4に対する中和抗体の免疫応答を期待している（図4B）．有効性

表 3 現行ロタウイルスワクチンの特徴

商品名（ワクチン構成）	ロタリックス®（1 価）	ロタテック®（5 価）
親ウイルス株	ヒトロタウイルス	ウシロタウイルス
弱毒化の原理	細胞培養	変法ジェンナー方式
含有する G，P 遺伝子型	G1P[8]	G1 〜 G4，P[8]
接種回数	2 回	3 回
1 回投与量	1.5mL	2mL
標準接種時期	生後 2，4 か月	生後 2，4，6 か月
初回接種時期	生後 6 〜 14 週 6 日	生後 6 〜 14 週 6 日 [a]
最短接種間隔	4 週間	4 週間
最終接種時期	生後 24 週まで（2 回目終了）	生後 32 週まで（3 回目終了）
治験での重症ロタウイルス胃腸炎に対する有効性	85%（71.7 〜 92.4%）	98%（88.3 〜 100%）
感染性ロタウイルス便中排泄	25%	9%
利点	高い安全性 接種回数が少ない（2 回）	高い安全性 多くの株への免疫原性獲得
欠点	G2 への交差防御能に懸念	接種回数が多い（3 回）

a：大規模臨床試験における初回接種は生後 6 〜 12 週の期間で行われたため，基本的には生後 12 週までに初回接種を終了することが望ましい[5)]

（津川 毅，他．小児看護．2013; 36: 412-8）[1)]

については重症ロタウイルス下痢症の発症を 98%，またロタウイルスによる入院を 96%予防した[5)]．なお，両試験において下痢症の重症度評価法が異なるために単純な有効性の比較はできない．

3. 接種法

投与スケジュールは生後 6 週以降に 4 週間以上の間隔で，ロタリックス®（1 価）は 2 回，ロタテック®（5 価）は 3 回経口接種するが，ほかのワクチンと異なり接種時期を外れた子どもへのキャッチアップ接種（標準的な投与時期より遅れての接種）は認められていない（表 3）．我が国では，「ロタウイルスワクチンの副反応による腸重積症」の問題もあり，腸重積症の自然発生が少ないうちに接種を完了させるために，生後 2 か月より 4 週間隔で，2~3 回のワクチン接種をしている施設が多い．

4. ワクチン接種の不適当者

1）明らかな発熱，2）重篤な急性疾患，3）ワクチン成分による過敏症の既往，4）腸重積症の既往，5）未治療の先天性消化管障害，6）重症複合型免疫不全症（severe combined immunodeficiency: SCID）のある者が接種不適当者となっている．1）～3）については他のワクチンと同様であるが，上述した腸重積症との関連もあり 4)，5）も重要である．さらに生ワクチンであるロタウイルスの接種時期が生後 2 か月であるため，この時期に 6）の診断がされていない可能性もあるため十分な注意が必要である．

5. 他のワクチンとの同時接種

ロタウイルスワクチンの接種時期は図 5 に示す通り，他の多くの不活化ワクチンの接種時期と重なる．ロタリックス®（1 価），ロタテック®（5 価）ともに，ヒブ（Hib），小児用肺炎球菌，三種混合（DPT），不活化ポリオと同時接種しても，各ワクチン成分に対する免疫応答の低下を認めることはなく，欧米各国においては同時接種が行われている．ロタ，ヒブ（Hib），小児用肺炎球菌，四種混合（DPT-IPV）の必要回数を接種するためには，同時接種が必要となってくる．

6. 接種率

我が国においてロタウイルスワクチンは定期接種化されていないが，都道府県別ワクチン推定接種率(2016 年 1～12 月)の平均は約 65% であった(図 6)．各都道府県別の接種率に差はあるが，最低でも 30%を上回り，70%を上回る都県が 8 つ存在した．ワクチン接種率は, 2012 年 7 月の約 32%から，すべての都道府県で右肩上がりに上昇している．現在，250 以上の自治体でロタウイルスワクチンの公費助成が実施されている．

効果 6)

ロタウイルスワクチンの有効性に関する無作為化臨床試験・症例対照研究の結果をまとめると，重症ロタウイルス胃腸炎の予防効果は 1 人当たりの国内総生産を基準にして経済的に豊かな国では約 90%，貧困国では約 50%，その中間の国では約 70%であった．

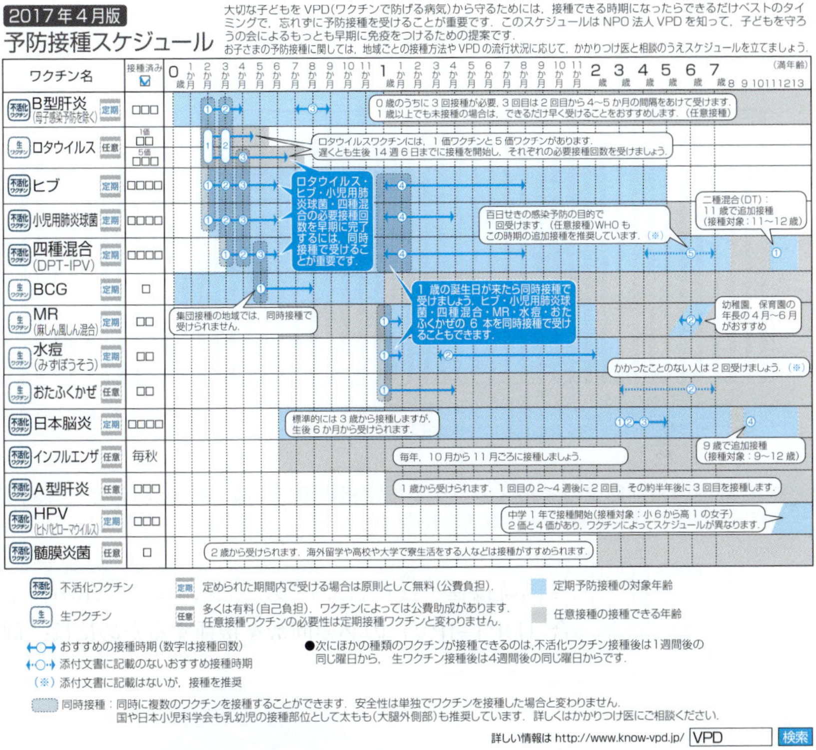

図5 予防接種スケジュール
(「VPDを知って，子どもを守ろう」の会ホームページ)

米国では2006年2月にロタテック®(5価)が，2008年8月にロタリックス®(1価)が導入されたが，2000～2006年のロタウイルス陽性率(中央値：鎖線，網掛部：最大と最小陽性率)と比較すると，ロタウイルスワクチン導入後の2007～2008シーズン(鎖線)，2008～2009シーズン(実線)での陽性率が低下している(図7)[7]．また，ワクチン導入後は流行開始時期が遅くなり，流行期間も短くなっている．

英国では2013年7月にロタリックス®(1価)が定期接種化され，2014年以降は過去2年との比較においてロタウイルス陽性報告数が著明に低下した(図8)[8]．

また，ロタウイルスワクチン導入後におけるロタウイルス陽性患者の減少

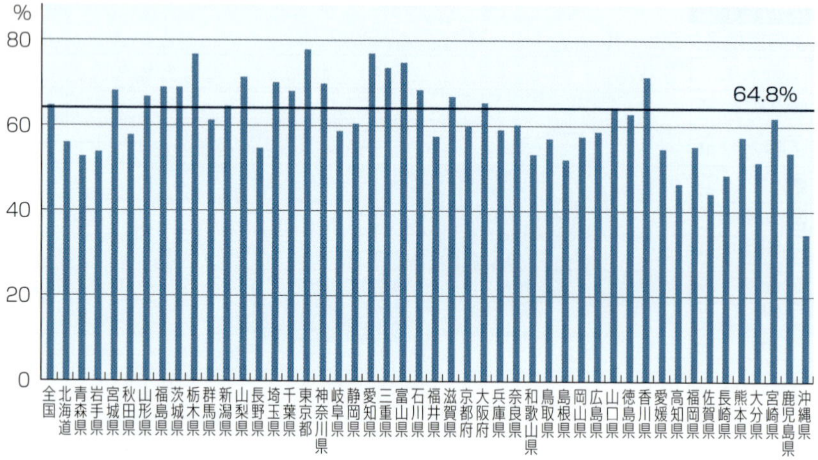

図6　都道府県別ロタウイルスワクチン推定接種率〔平成28(2016)年4～12月〕
（ジャパンワクチン株式会社、MSD株式会社の社内データ（出荷実績）より算出）

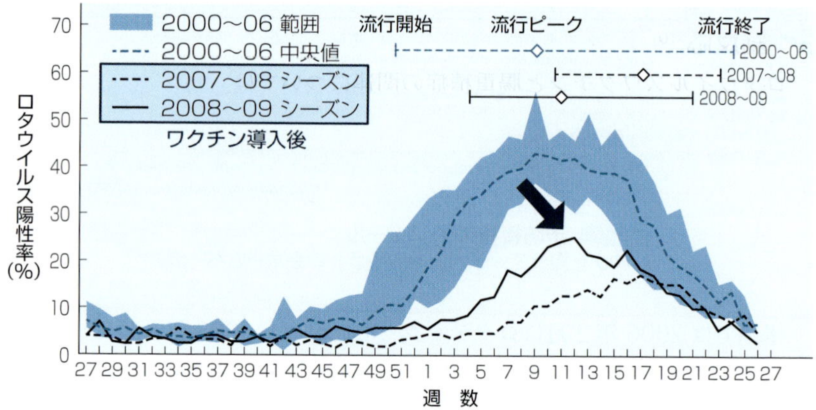

図7　米国におけるロタウイルスワクチン導入前後における
ロタウイルス陽性率の推移

が，ワクチン接種率以上に，あるいはワクチン未接種の年齢層にも及んでいることがわかり，ロタウイルスワクチンの間接効果（集団免疫効果）の可能性も示唆されている[9]．効果の持続期間としては，ヨーロッパで行われたロタテック®（5価）とアジアの高所得国で行われたロタリックス®（1価）の追跡調査から，接種後3歳に達するまで十分なワクチンの重症化予防効果

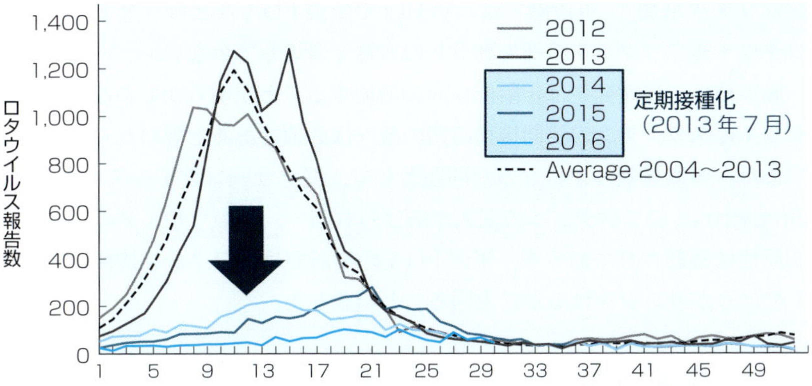

図8 英国におけるロタウイルスワクチン導入前後における週別ロタウイルス報告数の推移

が持続することが明らかとなった.

副反応[10)]

ロタウイルスワクチンと腸重積症の関連については，1998年に米国で認可されたロタシールド®（4価サル・ヒトロタウイルス組換え体ワクチン）で問題となり市場からの撤収を余儀なくされ，その後の検討でロタシールド®の親株であるサルロタウイルスRRV株で腸重積症を起こす可能性が高くなることが示唆された．この副反応による腸重積症は，初回接種後，特にキャッチアップ接種（標準的な投与時期より遅れての接種）を受けた児で多かったことが明らかとなり，現行ロタウイルスワクチンの初回接種時期は厳格化されて開発が進められた（ロタリックス®：生後14週6日まで，ロタテック®：生後12週6日まで）．両ワクチンとも，2006年に発表された6万人規模の大規模臨床試験では「ワクチン接種後の腸重積症の増加は認められない」との結果であった[4, 5)]．我が国でのロタリックス®第III相試験（投与群508人），ロタテック®第III相試験（投与群380人）では腸重積症の発症は認めなかったが症例数が少なく安全性については結論を出すことはできなかった.

その後の市販後調査では，両ワクチンとも初回接種後7日以内の腸重積症は僅かに増加することが明らかとなった（10万人あたり1~5人程度の発症リスク増加）．現段階では，WHOや米国FDAなどは「全ての乳児にロタウイルスワクチン接種を勧奨」の方針を変更していない．

腸重積症の自然発生は年齢依存的に増加することが明らかであるため，ロタウイルスワクチンの初回接種時期の厳守は必須であると思われる（表3）．

また，市販後明らかになった問題として，ブタサーコウイルス（porcine circovirus）のワクチンへの混入があげられる[11]．このウイルスのヒトへの病原性は確認されておらず，米国FDAの検討では「ワクチン接種のメリットのほうがリスクをはるかに上回る」と結論した．

今後の課題と問題点

ロタウイルスワクチンの有効性を評価するためには，重症ロタウイルス胃腸炎の患者数と，総患者数の疫学的データが必要となる．2013年10月より重症例（＝入院）を把握するため，基幹定点（全国約500カ所の病床数300以上の医療機関）でロタウイルス胃腸炎の報告が開始されたが，入院・外来の区別はなく，報告数も少ないため重症例の把握施設としては規模が大きすぎる懸念がある．また，総患者数推定のための小児科定点（全国約3,000カ所の小児科医療機関）での報告項目は「感染性胃腸炎」であり,「ロタウイルス胃腸炎」を独立して把握することは困難なのが現状である．一方,ロタウイルスワクチン接種後の腸重積症の副反応については，厚生労働科学研究班において腸重積症サーベイランスが実施中であるが，継続的な体制は構築されていない．現行ロタウイルスワクチンは生ワクチンであるため，ワクチン株の便中への排泄による周囲への感染，流行する野生株の遺伝子型の変化や，ワクチン株と野生株との遺伝子組換えなどの分子疫学的な変化についても継続的な監視が必要と考えられる．我が国においても、世界各国で有効性の確認されているロタウイルスワクチンの定期接種化が期待されている．

ここが知りたいQ&A

(1) 2種類のロタウイルスワクチンの違いと効果の差は？

両ワクチンともロタウイルス胃腸炎の重症化予防のために開発されたが，弱毒化のメカニズムの違いにより，ヒトロタウイルスを細胞培養したロタリックス®（1価）は2回接種，ウシロタウイルスを骨格としてヒトロタウイルス遺伝子で組換えたロタテック®（5価）は3回接種となっている．また，両ワクチンの臨床試験における胃腸炎の重症度評価法が異なるために単純な比較はできないが，互いに同等の有効性と安全性が示されている．

(2) ロタウイルスワクチン接種後の嘔吐と接種前後の哺乳は？

ロタリックス®（1価）は接種直後にワクチンの大半を吐き出した場合は，再接種させることができる．一方，ロタテック®（5価）の場合は，その回の追加接種は行わない．また両ワクチンとも添付文書では接種前後の哺乳制限はないとあるが，現実的には不要な嘔吐を避けるためにも接種前後30分程度の哺乳制限が望ましい．

■文献

1) 津川　毅，堤　裕幸．ロタウイルスワクチン．小児看護．2013; 36: 412-8.
2) Velazquez FR, Matson DO, Calva JJ, et al. Rotavirus infections in infants as protection against subsequent infections. N Engl J Med. 1996; 335: 1022-8.
3) 津川　毅，堤　裕幸．ウイルス性胃腸炎のワクチンによる予防．臨床検査．2013; 57: 77-84.
4) Ruiz-Palacios GM, Perez-Schael I, Velazquez FR, et al. Safety and efficacy of an attenuated vaccine against severe rotavirus gastroenteritis. N Engl J Med. 2006; 354: 11-22.
5) Vesikari T, Matson DO, Dennehy P, et al. Safety and efficacy of a pentavalent human-bovine (WC3) reassortant rotavirus vaccine. N Engl J Med. 2006; 354: 23-33.
6) 厚生労働省．ロタウイルスワクチン作業班中間報告書（2013年11月18日）．〈http://www.mhlw.go.jp/stf/shingi/0000030084.html〉
7) Centers for Disease Control and Prevention (CDC). Reduction in rotavirus after vaccine introduction—United States, 2000—2009. MMWR. 2009; 58: 1146-9.
8) Public Health England, Norovirus and rotavirus: summary of surveillance 2017. last up date 13 July 2017. 〈https://www.gov.uk/government/statistics/norovirus-national-update〉
9) Gastañaduy PA, Curns AT, Parashar UD, et al. Gastroenteritis hospitalizations in older children and adults in the United States before and after implementation of infant rotavirus vaccination. JAMA. 2013; 310: 851-3.
10) 津川　毅，堤　裕幸．ロタウイルスワクチンと腸重積症．感染症内科．2014; 2: 326-33.
11) Victoria JG, Wang C, Jones MS, et al. Viral nucleic acids in live-attenuated vaccines: detection of minority variants and an adventitious virus. J Virol. 2010; 84: 6033-40.

〈津川　毅〉

11 ムンプスワクチン

ムンプス

ムンプスは流行性耳下腺炎，おたふくかぜとも呼ばれ，パラミキソウイルス科ルブラウイルス属に属するムンプスウイルスによる全身性ウイルス感染症である．ムンプスウイルスに感受性があるのはヒトだけである．飛沫によって感染する．上気道粘膜に感染したムンプスウイルスは，上気道粘膜で増殖した後所属リンパ節で増殖し，リンパ流から血流に入り，ウイルス血症により全身の親和性臓器に運ばれ，そこで増殖して臨床症状が出現する（図1）．ムンプスウイルスは腺組織と中枢神経系に親和性が高いウイルスである．耳下腺などの腺組織の腫脹は，ムンプスウイルスの増殖とそれに伴う免疫反応によりリンパ球が浸潤した結果である．

ムンプスの顕性感染率は，全年齢では70%であるが，1歳児では顕性感染率が20%と低く，年齢が上がるにつれ上昇し4歳児以降では90%である．

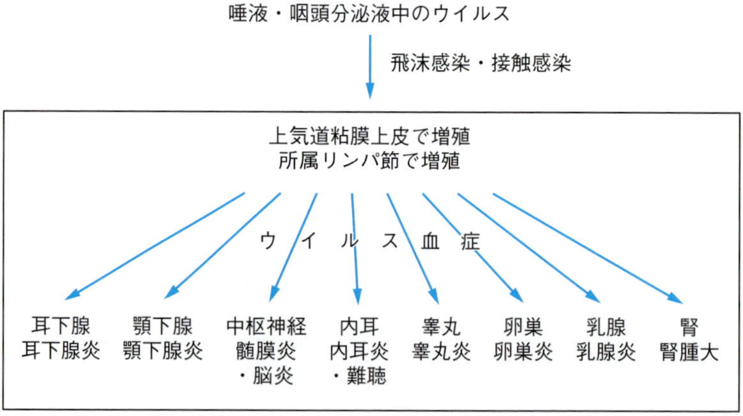

図1　ムンプスウイルスの体内での増殖動態

表 1　ムンプス自然感染の症状とワクチンの副反応

症状	自然感染	ワクチン
耳下腺炎	70%	3%
無菌性髄膜炎		
細胞増多	50%	不明
症候性	3 ～ 10%	1/2,000 ～ 20,000
脳炎	0.02 ～ 0.3%	0.4/1,000,000
難聴	1/400 ～ 1,000	1/6,000,000 ～ 8,000,000
精巣炎	25% ** †	ほとんどなし*
両側腫脹	10% **	ほとんどなし
乳腺炎	15 ～ 30% **	ほとんどなし
卵巣炎	5% **	ほとんどなし
膵炎	4% **	ほとんどなし

第 1 三半期の妊婦が罹患すると 27% は自然流産する
*：詳細な頻度は不明，**：思春期以降の頻度（小児ではまれ）
†：ムンプス精巣炎発症者の 1.5% に精巣癌発症
（庵原俊昭．小児科．2013; 54: 1753-60）[2)]

また，耳下腺腫脹期間も年齢が高くなるにつれ長くなる[1)]．

ムンプスの合併症として代表的なのは無菌性髄膜炎である（表 1）[2)]．ムンプス発症者の 50％に髄液細胞数の増加を認めるが，頭痛，発熱，嘔吐などの臨床症状を認めるのは 3～10％である．ムンプス発症時の年齢が高くなるほど髄膜炎の合併率が高くなる．無菌性髄膜炎の予後は良好である．ムンプスによる脳炎は 0.02～0.3％に認められる．ムンプスワクチンが普及するまでは，米国におけるウイルス性脳炎の最大の原因はムンプスであった[3)]．ムンプスウイルスの直接の侵襲による脳炎である．致死率が高く予後不良である．

難聴も予後の悪い合併症である．ムンプス発症時に聴力検査を行うと，一過性の難聴を認めることがある．回復時に認める難聴は，多くは片側であるが予後不良である．小児では永久の難聴は 1,000 例に 1 例であり，成人では 2％に一過性の難聴が出現し，その後の永久性難聴は 400 例に 1 例である[2)]．難聴も年齢が高くなるほど頻度が高くなる．

思春期以降の男性がムンプスを発症すると，25％に精巣炎を合併する．両側の精巣が腫脹するのは 10％である．ムンプス精巣炎を合併すると，治癒後に精巣が萎縮し精子形成能は低下するが，不妊になるのは極めてまれである．思春期以降の女性がムンプスを発症すると，15～30％に乳腺炎を，

5%に卵巣炎を合併する．第1三半期の妊婦がムンプスを発症すると，27%は自然流産するが，ムンプスウイルスと関連する奇形は報告されていない．

ムンプスの臨床診断は，ムンプス流行時期に認める48時間以上持続する急性耳下腺腫脹である．ムンプスワクチン歴の有無にかかわらず，ムンプス流行時期の急性耳下腺腫脹の原因の多くはムンプスであり，ムンプスが流行していない時期の急性耳下腺腫脹の原因の多くはムンプス以外である．

ムンプスの確定診断はウイルス学的に行われる．古典的な確定診断の方法は，唾液からのウイルス分離である．耳下腺腫脹開始後5日を経過すると，耳下腺が腫脹していてもウイルスが分離されにくくなる[4)]．血清IgM抗体測定も有力な診断方法であるが，発症早期だと陰性のこともあり，確実な診断を期待するのであれば発症3日後以降に測定する[2)]．急性期と回復期の血清を用いて測定する血清IgG抗体の有意上昇（測定誤差以上の抗体価の上昇）も診断的価値がある．酵素免疫法（enzyme immunoassay: EIA）による抗体価の有意上昇は2倍である．2回血清を採取する必要がある．近代的な確定診断方法は，polymerase chain reaction（PCR）法やloop-mediated isothermal amplification（LAMP）法を用いて，唾液や髄液中のムンプスウイルス遺伝子を検出する方法である．一部の専門機関で行われている．

疫学

本邦ではムンプスは4~5年ごとに流行する．1990年代に麻疹ムンプス風疹混合（measles-mumps-rubella: MMR）ワクチンが使用されたときには，ムンプス患者の報告数が一時的に減少したが，MMRが中止になってからは再度4~5年ごとに流行を繰り返している．近年ムンプスワクチンの接種率が高まるにつれ，ムンプス患者の報告数の減少が認められている．発症者の多くは3~6歳児である．

欧米では第二次世界大戦前まではムンプスは軍隊で流行する感染症であった[3)]．子どもの人口の増加と都市化によりムンプスは子どもの感染症となったが，ムンプスワクチンが広く行き渡るようになり発症者数は減少している．近年はムンプスワクチンを2回定期接種で行っていても，時々高校や大学でムンプスが流行している（表2）[5)]．

表 2　ムンプスワクチン 2 回接種後のムンプス流行

- 2006 年：アメリカ中西部の大学で流行（Vaccine. 2009; 27: 6186, N Engl J Med. 2008; 358: 1850）
- 2010 年：オランダの大学で流行（Vaccine. 2012; 30: 4676）
- 2009-2010 年：ニューヨーク州 Orange County の高校生男子を中心に流行（N Engl J Med. 2012; 367: 1704, Pediatrics 2012; 130: e1567）
- 2009-2010 年：グアム島の高校生で流行（Pediatr Infect Dis J. 2013; 32: 374）

表 3　世界と日本の代表的なムンプスワクチン株

ワクチン株	遺伝子型	製造国	使用細胞	備考
Jeryl Lynn	A	米国・英国	ニワトリ胚細胞	2 種類の株が 5：1 で混合
RIT-4385	A	英国	ニワトリ胚細胞	Jeryl Lynn 株の優位株
Urabe-AM9 *	B	フランス	発育鶏卵	
Leningrad-3	N	ロシア	ウズラ胚細胞	
L-Zagreb	N	クロアチア・インド	ニワトリ胚細胞	Leningrad-3 株由来
S-12	H	イラン	MRC-5	
BBM-18	H	スイス	MRC-5	S-12 由来，Rubini 株の後継
Urabe-AM9 *	B	日本	ニワトリ胚細胞	製造休止中
星野	B	日本	ニワトリ胚細胞	
鳥居	B	日本	ニワトリ胚細胞	
宮原	B	日本	ニワトリ胚細胞	販売一時休止
NK-M46	B	日本	ニワトリ胚細胞	製造中止

L：Leningrad，MRC-5：ヒト二倍体線維芽細胞

*フランス Sanofi 社と阪大微研会の Urabe-AM9 株は継代歴が異なる．

- スイスで開発された Rubini 株は有効率が低いため市場から撤退し，かわって BBM-18 株を開発した．

ムンプスウイルスは SH（small hydrophobie）遺伝子の塩基配列によって A～N までの 12 群に遺伝子型が分かれている．Jeryl-Lynn（JL）株は遺伝子型 A，本邦で開発されたワクチン株はすべて遺伝子型 B，Leningrad 株は遺伝子型 N である（表 3）[6]．現在本邦を含め，欧米や韓国で流行しているのは遺伝子型 G である．

ワクチンと接種法

世界で使用されているムンプスワクチンは，ムンプスウイルスを培養細胞または発育鶏卵で継代することで病原性を減弱させた生ワクチンである[3]．JL 株は発育鶏卵で継代させた後ニワトリ胎児細胞で継代してワクチン化している．Urabe-AM9 株も培養細胞と発育鶏卵（羊膜腔）で継代すること

で病原性を減弱（弱毒）させている．サノフィのUrabe-AM9株と阪大微生物病研究会（微研）のUrabe-AM9株とは，途中までの継代は同じであるがワクチンに用いる最終の継代歴が異なっている．ムンプスウイルスが分離された当初は不活化ワクチンの開発も試みられたが，効果が不十分であったため開発が中止された．世界で使用されている代表的なムンプスワクチン株を表3に示した．

欧米ではMMRワクチンが広く用いられており，メルクが開発したJL株か，グラクソスミスクラインが開発したJL株由来のRIT-4385株が含まれている．JL株は5：1の割合で2種類のワクチン株が混ざった株であり，JL株の優位株を単離した株がRIT-4385株である．東欧，インド，南米のMMRワクチンにはLeningrad-Zagreb株が用いられており，フランスのサノフィは，免疫原性を考慮し，Urabe-AM9株を含むMMRワクチンを海外向けに発売している．Leningrad株はモルモット腎細胞とウズラ細胞に継代することで病原性を減弱させたワクチンで，ロシアで用いられている．Rubini株はスイスで開発された，ヒト2倍体細胞で継代することで病原性を減弱させたワクチン株であるが，効果が他の株よりも劣っていたため発売が中止された[3]．

本邦ではムンプスワクチン株は5株開発されたが，現在市販されているのは星野株と鳥居株の2株である．いずれもワクチン化する前にはニワトリ胎児細胞で継代されているが，含まれるオボアルブミン濃度は1ng/mL以下である．

効果

ヨーロッパの調査では，ムンプスワクチンを1回定期接種している国は90%，2回定期接種している国は99%患者数が減少しているが，時に高校生や大学生の間でムンプス流行を認めている[5, 7]．株を限定せずに調査したムンプスワクチンの有効率は，1回接種群では73～91%，2回接種群では79～95%である[3]．1回接種群と2回接種群が同時にムンプス流行を経験した調査では，1回接種群66%，2回接種群86%と，2回接種群の方が高率であった．

スイスやスペインで行われた株ごとの有効率調査では，JL株は62～78%

表4　ムンプスワクチンの効果（三重県）

場所	発症率（%）		有効率（%）	P値
	未接種群	接種群		
保育園				
K	64.7（33/51）*	6.5（2/31）	90.0	＜0.0001
S	50.8（30/59）	10.6（5/47）	79.1	＜0.0001
合計	57.3（63/110）	9.0（7/78）	84.3	＜0.0001
小学校				
K	46.8（73/156）	8.0（14/176）	82.9	＜0.0001
星野株		8.3（11/132）	82.3	
鳥居株		8.7（2/23）	81.4	
家庭	46.9（15/32）	10.3（4/39）	78.1	0.0006

*発症者数/対象者数　　（庵原俊昭．臨床とウイルス．2010; 38: 386-92）[9]

であるのに対し，Urabe株は73～87％と，Urabe株の方が優れていた[2, 3]．また，2000年に星野株からJL株に変更した韓国では，2007年からムンプス患者数が増加している[8]．JL株の有効性が劣る原因として，JL株の免疫原性が低いこと，現在欧米や日本，韓国で流行しているムンプスウイルスの遺伝子型がGであり，この型はJLの遺伝子型Aとかけ離れていることなどが関与していると推察されている[6]．

本邦での保育園や小学校におけるムンプス流行時の調査では，本邦ワクチン株の有効率は79～90％であり（表4），ヨーロッパでのUrabe株の有効率と同等であった．また，星野株と鳥居株の間には有効率に差を認めていないが，ワクチン後の発症者（二次性ワクチン不全者）の唾液からのウイルス分離率を比較すると，鳥居株の方が星野株よりも分離率が高率である[9]．鳥居株のワクチンを受けた例の方が，ワクチン後の発症時に周囲への感染リスクが高いことを示唆している．

ムンプスワクチン後のワクチン不全者（vaccine failure: VF）の多くは二次性ワクチン不全である[10]．二次性ワクチン不全者では，ムンプス初感染者に比べると，唾液からのウイルス分離率は約1/2に低下し，耳下腺腫脹期間は短縮し，髄膜炎合併率も1/10に低下している．また，思春期では精巣炎合併率も低下する[2]．

副反応

ムンプスワクチン後の耳下腺腫脹率は3%とされているが，本邦のムンプスワクチン株による耳下腺腫脹率は1.2%である．ワクチン株による耳下腺腫脹は接種後20日頃に腫脹する．ムンプスが流行すると，ムンプスワクチン接種を希望する者が増加する．ムンプスワクチン後17日以内に耳下腺腫脹を認めた場合，その原因は野生株の紛れ込みである[8)]．ワクチン後に耳下腺腫脹を認めた場合，ウイルス学的にその原因を調べることは，ワクチンの安全性評価のために大切である．なお，ワクチン後の耳下腺腫脹率は，1歳児が一番低く，接種時の年齢が高くなるほど耳下腺腫脹率は増加する（表5）[1)]．

ムンプスワクチン後に問題となる合併症は無菌性髄膜炎である．本邦では1990年代に麻疹ムンプス風疹混合（measles-mumps-rubella: MMR）ワクチンを導入したが，MMRワクチン統一株に含まれているムンプスウイルス（Urabe株）による無菌性髄膜炎の発症率が500接種に1人と多かったために，MMRワクチンを中止した．その後の調査で，製造承認と異なる株が混在していたことが原因としてあげられている．

無菌性髄膜炎合併率は，JL株100万接種に1人，サノフィのUrabe株28,400～120,000接種に1人，Leningrad-Zagreb（LZ）株3,390接種に1人と，JL株は極めて低率である[2)]．Leningrad株やLZ株を用いている国では，自然感染と比べると無菌性髄膜炎の発症頻度は少ないので，リスクベネフィットの面からムンプスワクチンの方が，ベネフィットが高いと評価し，Leningrad株やLZ株を用いて定期接種を行っている．一方，本邦

表5　年齢群によるムンプスワクチン後の耳下腺腫脹率（野生株分離陽性例を除く）

年齢群	接種者数	腫脹者数	腫脹率	RR	P value
1歳	7,472	24	0.32	1	
2～3歳	2,436	29	1.19	3.71	＜0.0001
4～6歳	1,172	14	1.19	3.72	＜0.0001
7～10歳	379	5	1.31	4.11	0.00178

ムンプスワクチン後の髄膜炎：3歳男児（全体：1/11,500，腫脹例：1/68）
（庵原俊昭．日本小児科医会会報．2011; 41: 95-8[1)] より改変）

の星野株，鳥居株の無菌性髄膜炎発症率は，前向き調査ではそれぞれ2,282接種に1人，1,963接種に1人であり，市販後調査ではいずれも20,000接種に1人である．本邦のムンプスワクチン後の無菌性髄膜炎の特徴は，年齢が高くなるにつれ合併率の頻度が高くなることと男性の割合が高いことである．

欧米を含め，ムンプスワクチン2回目接種後の無菌性髄膜炎の頻度は不明である．ワクチン後の免疫不全者における無菌性髄膜炎発症率は，ムンプス初感染時の1/10であることから，2回目接種時の年齢が高くなっても，無菌性髄膜炎の発症率が増加しないことが推察されている．

ムンプスワクチン後の難聴は報告されているが，その頻度は極めてまれであり，精巣炎も極めてまれである．理論上卵アレルギー児に接種するとアナフィラキシーの危険性はあるが，含まれているオボアルブミン濃度は，アナフィラキシーを発症させないレベルである．

今後の課題と問題点

1. 接種年齢

自然ムンプスでは，耳下腺腫脹率，ムンプス髄膜炎発症率，ムンプス難聴発症率などは，年齢が高くなるほど増加する．ムンプスワクチン後の耳下腺腫脹率，無菌性髄膜炎合併率も年齢が高くなるほど増加することから，安全性を考慮すると，初回接種はムンプスワクチンの接種が認められている1歳早期に接種することが勧められる[2, 9]．

JL株はムンプスワクチン後の免疫獲得率が低いため2回接種が勧められている．2回接種している国の多くは，初回は1歳，2回目は4~6歳で接種している．本邦のムンプスワクチン株は，有効性の面からJL株よりも優れているが，MRワクチンとの兼ね合いから2回接種が勧められている．2回目のムンプスワクチン接種時期は，ムンプスの好発年齢から小学校就学前が候補に挙がっている．

2. 定期接種化と使用する株

先進国でムンプスワクチンを定期接種にしていない国は日本だけである．ムンプスワクチンの定期接種化を目指す動きはあるが，定期接種化に当たっ

表6　推定されるムンプスの年間患者数と合併症発症数

項目	自然感染		ワクチン	
	割合（%）	人数 / 年間	割合	人数 / 年間
毎年の出生数	100	120万人	100	120万人
顕性感染者数	70	84万人	90 *	108万人
無菌性髄膜炎	3 ～ 10	2.5万～ 8.4万人	1/20,000	54人
脳炎	0.02 ～ 0.3	168 ～ 2,520人	極めてまれ	NA
難聴　片側	1/400 ～ 1/1,000	840 ～ 2,100人	極めてまれ	NA
成人発症	1.4	1,176人		
男性発症	50	588人		
精巣炎発症	25	147人	極めてまれ	NA

NA：not applicable
*接種率
1歳に接種すれば無菌性髄膜炎の頻度は減少する.

ての問題点は，本邦ムンプスワクチン株の安全性，特に無菌性髄膜炎の合併率の評価である．理想のムンプスワクチンは，免疫原性が高く，安全性が高いワクチンであるが[5)]，本邦ワクチン株は，免疫原性は優れているが，安全性は劣っており，JL株は，安全性は優れているが，免疫原性は劣っている．ロシアや東欧では，リスクベネフィットの観点から，本邦ワクチン株と同等の無菌性髄膜炎発症率であるLeningrad株やLZ株を用いて定期接種を行い，ムンプス流行をコントロールしている．

本邦におけるムンプスと本邦ムンプスワクチンのリスクベネフィットを表6に示した．ムンプスワクチン接種により，自然感染時のムンプス髄膜炎2.5万~8.4万人が54人に減少する（99.9%の減少）．難聴も年間1,000~2,000人がほとんど認めなくなる．また，ムンプスワクチンを2回接種したとしても医療経済性も認められている．リスクベネフィットや医療経済性を考慮すると，本邦のワクチン株を使ってでも定期接種化すべきである．現在，安全性を考慮した株を選択するか，免疫原性を考慮した株を選択するか，検討が行われている．

ここが知りたいQ&A

●ムンプスワクチン緊急接種の効果は？

麻疹ワクチンや水痘ワクチンの緊急接種が有効なのは，接種後早期からワクチンによる免疫が誘導され，この免疫により先に感染した野生株の増殖が抑制されるためである．臨床上，ワクチンによる副反応の出現時期が，通常の潜伏期間よりも早くなっている．一方，ムンプスでは緊急接種の効果が劣るとされている．その原因として，ムンプスの潜伏期間は通常16〜18日に対して，ムンプスワクチン後の副反応出現時期は20日前後と，潜伏期間よりも副反応出現時期が遅くなっており，免疫誘導時期が麻疹ワクチンよりも遅いことが関係していると推察されている．

■文献

1）庵原俊昭．ムンプスとムンプスワクチン．日本小児科医会会報．2011; 41: 95-8.
2）庵原俊昭．ムンプス．小児科．2013; 54: 1753-60.
3）Rubin SA, Plotkin SA. Mumps vaccine. In: Plotkin SA, et al. editors. Vaccines. 6th ed. Philadelphia: Elsevier; 2013. p.419-46.
4）庵原俊昭，落合　仁，渡辺正博，他．唾液からのウイルス分離成績からみたムンプス患児の登校登園停止期間．日本小児科医会会報．2008; 36: 163-6.
5）Plotkin SA. Mumps vaccine: Do we need a new one? Pediatr Infect Dis J. 2013; 32: 381-2.
6）木所　稔，竹田　誠．ムンプスウイルスの新たな分離基準と国内流行状況．病原微生物検出情報．2013; 34: 224-5.
7）Galazka AM, Robertson SE, Kraigher A. Mumps and mumps vaccine: a global review. Bull World Health Organ. 1999: 77: 3-14.
8）Choe Y, Eom H, Lee H. Reemergence of mumps in South Korea: description of epidemiologic changes and vaccine strains utilized. 〈http://icaaconline.com/php/icaac2013abstracts/data/papers/2013_G-1457.htm〉
9）庵原俊昭．ムンプスワクチン：現状と今後．臨床とウイルス．2010; 38: 386-92.
10）庵原俊昭．おたふくかぜ再感染とVaccine Failureの臨床．臨床とウイルス．2008; 36: 50-4.

〈寺田喜平，庵原俊昭〉

12 インフルエンザワクチン

●インフルエンザワクチンの歴史

インフルエンザは毎年流行を繰り返し，流行年度には高齢者を中心に超過死亡が増加することから，一部個人負担で老人へのインフルエンザワクチンが勧奨接種のワクチンとして推奨されてきた．老人の肺炎だけでなく，乳幼児のインフルエンザ脳症の合併症などからインフルエンザの重要性の認識が高まってきた[1)]．

古代は星の運行が寒気を呼び込み有熱性気道感染症の流行に影響を及ぼす（influence）と考えられ，インフルエンザと呼ばれるようになった．1889年の流行時にインフルエンザ桿菌が分離され，病原体であるかどうかが論争の的であったが，1918年のスペイン風邪の頃から疑問が深まりインフルエンザウイルスが分離され否定された．インフルエンザウイルスとワクチンの歴史を図1に示した．ウイルスは1930年代の初頭にヒトのインフルエンザウイルスがフェレットで分離された．同じ頃発育鶏卵を用いてウイルスが分離できることがわかり，発育鶏卵で増やしたインフルエンザウイルスを皮下接種すると2週後には中和抗体が検出され，6か月維持できることがわかり，インフルエンザ様疾患の入院に対して有効率が70～80%と報告されていた．1947年のイタリア風邪には同じ製法で作製したワクチンは効果がなく，これまでと同じH1N1亜型であっても抗原変異には効果が減弱することがわかった[2)]．当時の全粒子不活化ワクチンは副反応として発熱率が高く，その原因としては原材料の卵の汚染とともに宿主由来の脂質膜成分を含んでおり，これらを除去する方法が考案された．現在のスプリットワクチンの原型となるゾーナル超遠心精製後に界面活性剤とエーテルで分解し発熱の原因となる脂質膜成分を除去した安全性の高いスプリットワクチンが1970年代から製造されている．その後不活化インフルエンザワクチンの製造法には大きな変化はなく現在に至っている．抗原変異に対処するためにも高い抗体価

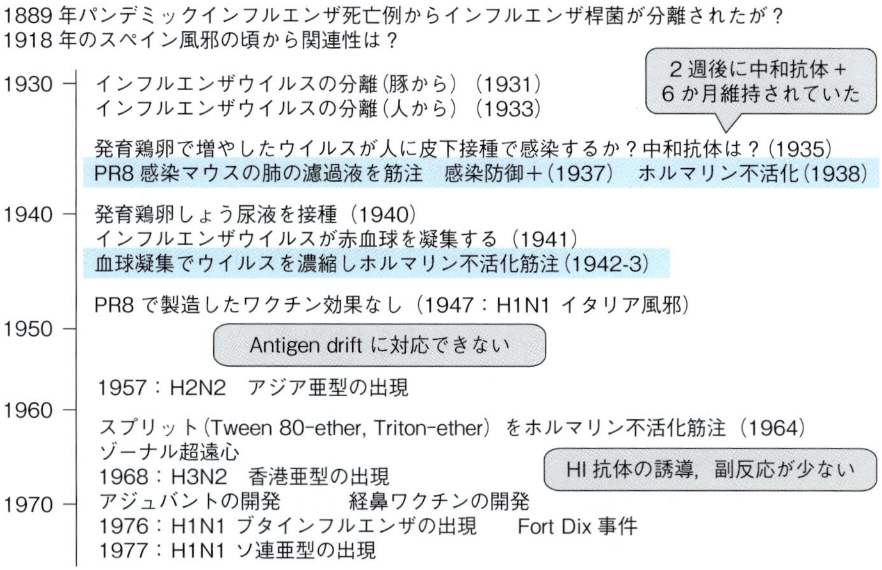
1889 年パンデミックインフルエンザ死亡例からインフルエンザ桿菌が分離されたが？
1918 年のスペイン風邪の頃から関連性は？
1930
インフルエンザウイルスの分離（豚から）（1931）
インフルエンザウイルスの分離（人から）（1933）
2 週後に中和抗体＋
6 か月維持されていた
発育鶏卵で増やしたウイルスが人に皮下接種で感染するか？中和抗体は？（1935）
PR8 感染マウスの肺の濾過液を筋注　感染防御＋（1937）　ホルマリン不活化（1938）
1940
発育鶏卵しょう尿液を接種（1940）
インフルエンザウイルスが赤血球を凝集する（1941）
血球凝集でウイルスを濃縮しホルマリン不活化筋注（1942-3）
PR8 で製造したワクチン効果なし（1947：H1N1 イタリア風邪）
1950
Antigen drift に対応できない
1957：H2N2　アジア亜型の出現
1960
スプリット（Tween 80-ether, Triton-ether）をホルマリン不活化筋注（1964）
ゾーナル超遠心
1968：H3N2　香港亜型の出現
HI 抗体の誘導，副反応が少ない
1970
アジュバントの開発　　　経鼻ワクチンの開発
1976：H1N1 ブタインフルエンザの出現　　Fort Dix 事件
1977：H1N1 ソ連亜型の出現

図 1 インフルエンザワクチン開発の歴史

を誘導する必要があると考えられ，1960 年代からアジュバントワクチンの開発が始まった[2)]．我が国でもインフルエンザワクチンの研究・開発のために 1961 年にインフルエンザワクチン研究会が組織され，研究集会の冒頭の記録には「もう少しワクチンの免疫効果のよいものを作ろうじゃないかということで，まずアジュバントワクチンを検討しよう」と述べられている．ミネラルオイル，ゴマ油，アルミと研究されたがヒトで安全性と有効性のバランスのとれたアジュバント添加インフルエンザワクチンは開発できなかった．

▶ 疫学

インフルエンザウイルスはウイルス粒子の中に存在する核タンパク（NP）の抗原性の差によって A，B，C の 3 種類のウイルスが存在する．ヒトに対して病原性が高いのは A，B 型で，C 型の流行はまれで，B 型インフルエンザウイルスはヒト以外に感染する宿主が存在しないことから世界的な大流行を起こすことはない．A 型インフルエンザウイルスはヒト以外に鳥類，ウマ，ブタ，アザラシなどの動物にも感染し特にトリは多くのウイルスの自然宿主となっている．インフルエンザウイルスの抗原性はウイルス粒子の外側に存在する赤血球凝集抗原（hemagglutinin: HA）とノイラミニダーゼ（neuraminidase: NA）により規定され，A型のHAタンパクには16種類，NAタンパクには9種類の異なるタンパクが存在し，その組合せで144種類のウイルスが存在する．20世紀になってヒトに流行してきたA型インフルエンザウイルスはH1N1（ソ連），H2N2（アジア型），H3N2（香港型）で，20世紀初頭のスペイン風邪はH1N1でトリ由来のウイルスと考えられている．香港H3N2は今まで流行していたH2N2のアジア型のN2とトリのウイルスのH3が遺伝子再集合おこしてH3N2が出現したと考えられ，こうしたウイルスの変異は抗原の不連続変異（シフト）で，ヒトのウイルスとトリのウイルスの両方の受容体を持つブタの上気道粘膜上皮細胞で両方のウイルスが同時に感染することで遺伝子の組換えを起こし，新型のウイルスが誕生すると考えられている．こうして出現した抗原の不連続変異をもったウイルスは，今までにヒトに流行したことがないウイルスで，世界中に伝播しパンデミックを起こしてきた．こうした大きな抗原性の変化ではなくヒトからヒトに感染しているうちに変異を蓄積し抗原性が変化し抗原の連続変異（ドリフト）が出現し，数年毎のインフルエンザ流行の原因となる．

2009年4月にメキシコでブタ由来のH1N1が出現し一瞬にして世界中に流行が拡大し，それまで流行していたソ連型を駆逐し常在ウイルスとなった．インフルエンザウイルスは1930年に最初ブタから分離されており，ヒトのウイルスはスペイン風邪以降のH1N1，H2N2アジア型，H3N2香港型と推移し，ブタのインフルエンザウイルスもヒトと同様にH3N2が流行し，H1N1と混在し，ヒト，ブタ，トリのインフルエンザウイルスが遺伝子再集合により出現したものである[3)]．

症状

インフルエンザは通常1～4日の潜伏期間の後に高熱とともに発症する．気道症状として咳嗽，鼻汁・鼻閉感を伴い風邪症候群と異なるところは倦怠感，頭痛，関節痛の全身症状を伴うところからインフルエンザは独立した疾患単位として認められるようになった．迅速診断キットの普及によりインフルエンザ感染症が必ずしも高熱と全身症状を伴うものではなく，発熱を認めない例もある．2009年のパンデミックでは高齢者の感染者は少なく小児と若年層に多く，中には発症後急激に呼吸状態が増悪する急性呼吸窮迫症候群（ARDS）で人工呼吸器管理が必要となった症例が報告されている．

インフルエンザの合併症として脳症が1997年の流行時から注目されており，毎年100例前後の報告がみられ，5歳未満の幼児に多く発熱，異常行動・言動とともに24時間以内に痙攣・意識障害が進行する．H3N2香港型の流行シーズンに増える傾向がある．病態はウイルス感染に伴うサイトカインの過剰産生による血管内皮障害を起こし脳浮腫を伴い視床，内包，被殻部の壊死を認める急性壊死性脳症や，血小板減少・凝固異常による出血傾向が出現するhemorrhagic shock and encephalopathy（出血性ショック脳症）を起こす．脳症症例の中枢神経からウイルス抗原・遺伝子が検出されることは極めてまれであり，ウイルスが直接侵入しているものではなく個体差により感染に伴うサイトカインの過剰産生により発症するところから，ワクチン接種による抗体で予防できるものではない[4)]．

ワクチン接種の対象

人口動態とワクチン製造量，ワクチン政策の変遷を図2に示した．インフルエンザの流行は罹患した学童が家庭にインフルエンザを持ち込むことで流行が増幅されると考え，1962年から学童を対象に学童集団接種が行われた．しかしながらワクチン接種後の発熱や局所反応の副反応の問題と社会全体のインフルエンザの流行は制御できていないところから，学童集団接種による社会のインフルエンザをコントロールする政策に疑問がもたれるようになった．学童集団接種ではインフルエンザの流行はコントロールできないことが明らかとなったが，長年の間「インフルエンザワクチンは効かない」と曲解され，1994年の予防接種法改正により定期接種のワクチンから任意接種のワクチンとなり，ワクチン製造量も35万人分と低下し，1997年の流行では老人ホームで肺炎による死亡例が多発し，インフルエンザワクチンは感染により重症化しやすいハイリスク群を対象とする方針に転換した．ハイリスク群は喘息を含む慢性肺疾患，循環器疾患，糖尿病，肝疾患，悪性腫瘍，神経疾患などの基礎疾患をもつ成人，50歳以上では糖尿病，高血圧の成人病の頻度が増加するところからハイリスク集団とみなされている．また小児

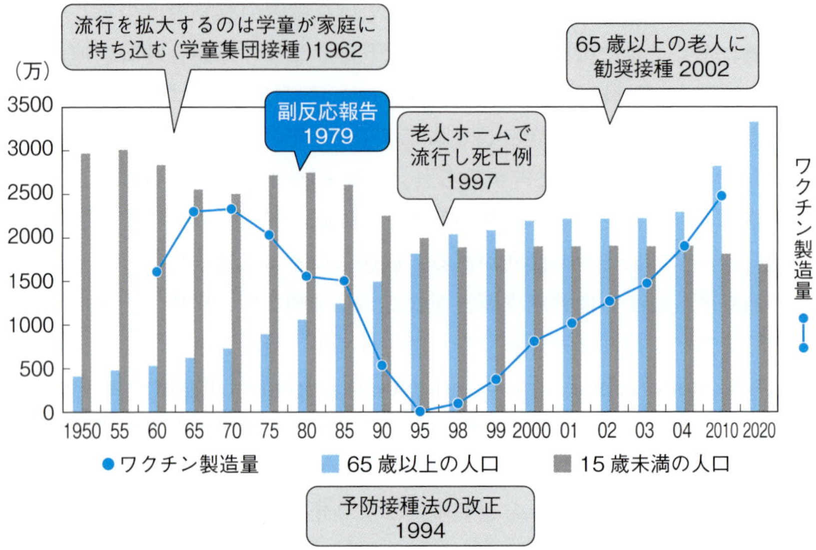

図2　人口動態とインフルエンザワクチン製造量
1998年には小児人口と65歳以上の高齢者の人口が逆転した.

科領域では生後6か月から5歳未満では入院率が高いためにインフルエンザワクチン接種が推奨されている[5].

ワクチンの効果

インフルエンザワクチンの効果は高齢者に対して入院・死亡を予防する効果として50～60%以上の有効性は認められている．ハイリスク群としてワクチン接種が推奨されている疾患のなかで，冠動脈疾患，悪性血液疾患，肝疾患に関しては疫学調査で有効性が確認されている．インフルエンザワクチンの有効性に関する論文は，1967年から2011年までに5,707件の論文が発表されており，無作為比較試験でPCRによるインフルエンザウイルス感染を指標にしてワクチンの有効性を調べた論文は8件であった．それらをまとめてみるとワクチン接種群で感染例は221/18,797，コントロール群で357/13,095で18～65歳での有効率は59%（95% CI: 51-67%)，8～17歳の群では医療機関を受診しPCRを指標として有効性を認めた報告論文は6/17であったが，2歳以下では66%が有効であった翌年では，全く効果が認められなかったと評価は定まっていない[6]．成績のばらつきは流行株とワクチン株の抗原性のズレと考えられてきた．抗原性の一致した 2009 H1N1 パンデミックの有効率は 69%（95% CI: 60–93%）とされている．

ワクチンの剤型による免疫応答

すべての有効なワクチンは自然免疫系にシグナルを入れてサイトカインを誘導することで獲得免疫を誘導する．現在インフルエンザワクチンは弱毒生，全粒子不活化，不活化サブユニット，スプリットワクチンが存在し，自然免疫系へのシグナルを図 3 に示した．インフルエンザ生ワクチンでは自然感

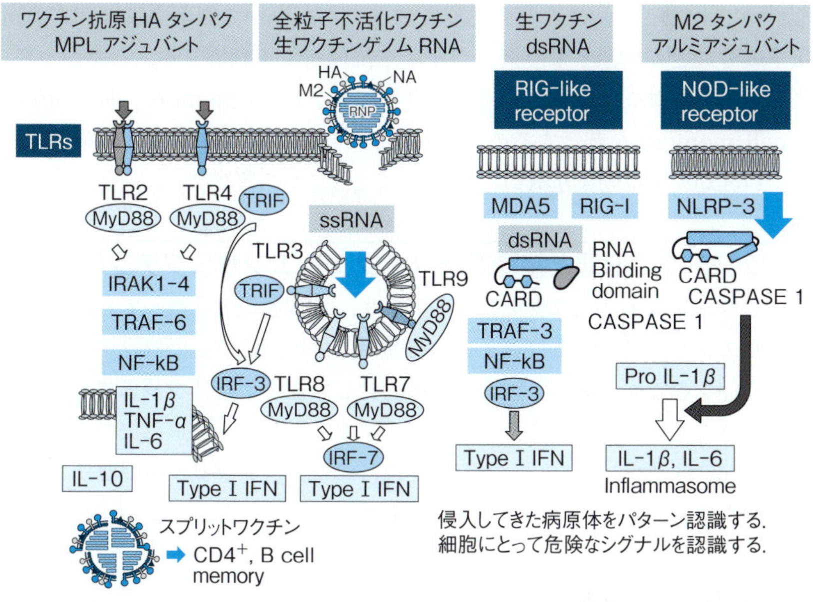

図 3 インフルエンザワクチンの剤型による自然免疫系へのシグナル

自然感染・生ワクチンでは粒子内の一本鎖 RNA ウイルス遺伝子（ssRNA）が細胞内に取り込まれ endosome の TLR3, 7 にシグナルを入れ type I interferon（IFN）を誘導する．ウイルスは増殖する過程に産生される二本鎖 RNA（dsRNA）が RIG-I にシグナルを入れ caspase recruitment domain（CARD）に caspase を動員し炎症性サイトカンを誘導する．インフルエンザ M2 タンパクやアルミアジュバントは NOD-like receptor, inflammasome に刺激を入れ同様に炎症性サイトカインを産生する．全粒子不活化ワクチンでは粒子内のゲノム RNA が TLR に刺激を入れる，不活化スプリットワクチンはこうした自然免疫系にシグナルが入らない．

染と同様に感染し，ウイルスの一本鎖 RNA は細胞質の自然免疫受容体の Toll-like receptor（TLR）に認識され，感染後の複製過程で生じる二本鎖 RNA は retinoic acid inducible gene（RIG）-I を刺激する[7]．またインフルエンザウイルスの M2 タンパクは inflammasome を刺激し IFN-α，IL-1 β，IL-6，TNF-αのサイトカインを誘導する．ウイルス感染，生ワクチンはこうして自然免疫系に多くのシグナルをいれる．全粒子不活化ワクチンは細胞内に取り込まれるが増殖することはなく，ウイルス粒子内のゲノム RNA は二次構造をとり，細胞内 RNA 分解酵素の作用で残った二本鎖 RNA は TLR3 を刺激するが，RIG-I には刺激が入らない．一方，スプリットワクチンは粒子がバラバラになり理論的には自然免疫系にシグナルは入らないので naïve な個体に獲得免疫を誘導できないが，製剤中に残存する遺伝子成分などが刺激となり弱いながらも抗体産生を誘導する．したがって，スプリットワクチン成分である HA タンパクが CD4 memory，抗体産生の B cell memory を刺激するのみで，今までにインフルエンザの感染の既往がない乳幼児では効果が低い[8]．

ワクチンの形態と接種方法（インフルエンザワクチンの限界）

同じウイルス不活化ワクチンでもポリオ，日本脳炎と比較しても現行のインフルエンザスプリットワクチンの有効性は低い．これらのワクチンはウイルス血症を起こすウイルス感染症を標的として血中に抗体を誘導すれば発症を抑えることが可能である．一方，インフルエンザは上気道感染でウイルス血症を起こすことはない．したがって現行の季節性スプリットワクチンには限界がありその対応について図 4 に示した．

1．投与ルートの問題

ワクチン接種により血中に IgG 抗体が誘導され，気道粘膜にしみ出してくる抗体により感染を抑えると考えられる．現行ワクチンでは上気道に IgA 抗体が誘導されないために感染防御能には限界がある．投与ルートとしては筋注，皮下接種であるが，自然感染に近い経鼻投与のワクチンが開発されており，抗原性が近い亜型のウイルスに関しても交叉免疫原性があることからその有効性が期待されている．また，アメリカでは弱毒の噴霧の生ワクチン

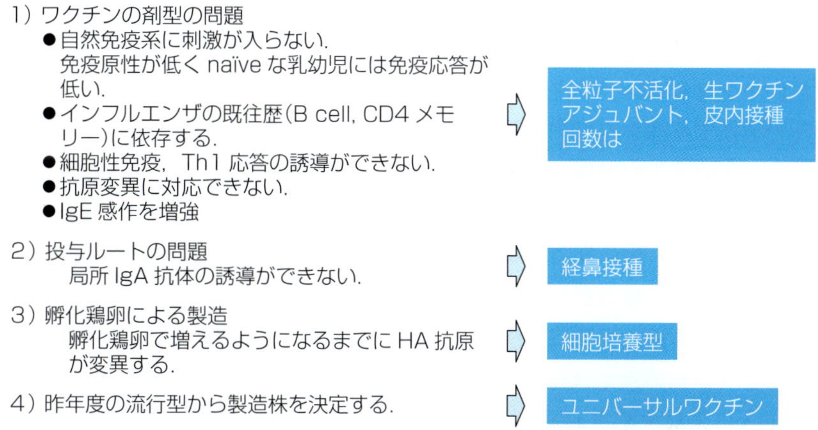
1）ワクチンの剤型の問題
●自然免疫系に刺激が入らない.
免疫原性が低く naïve な乳幼児には免疫応答が低い.
●インフルエンザの既往歴（B cell, CD4 メモリー）に依存する.
●細胞性免疫，Th1 応答の誘導ができない.
●抗原変異に対応できない.
●IgE 感作を増強
全粒子不活化，生ワクチン
アジュバント，皮内接種
回数は
2）投与ルートの問題
局所 IgA 抗体の誘導ができない.
経鼻接種
3）孵化鶏卵による製造
孵化鶏卵で増えるようになるまでに HA 抗原が変異する.
細胞培養型
4）昨年度の流行型から製造株を決定する.
ユニバーサルワクチン

図4 現行インフルエンザワクチンの限界と対応策

が認可され使用されている．生体内で増殖し，鼻汁，発熱との副反応の問題と，被接種者からの二次感染問題から接種は 2 歳以上と限定されている．高齢者は今までの感染歴から生ワクチンは中和され，抗体応答が低いことから 50 歳以上にも適応がなく，2～49 歳と適応年齢が限られている[9]．

しかしながら，その後 H1N1 に対する有効性が認められなかったことから 2016/17 シーズンにはアメリカでは推奨から外された[10]．

2. アナフィラキシー

2011/12 シーズンのインフルエンザワクチン接種後にアナフィラキシーが起こりその原因はインフルエンザワクチン成分に対する IgE 抗体の存在が報告されており，感作の原因は Th2 応答に偏った免疫応答のみを誘導する現行のスプリットワクチンの剤型に問題があることが明らかとなり，Th1 応答も誘導できる有効なワクチンの剤型を検討する必要がある[11, 12]．これらの課題を克服するためにはワクチンの基本的な剤型を精製全粒子不活化，スプリット＋アジュバントにするか検討する時期にある．アジュバントに関しては Th1/Th2 のバランスのとれた応答が必要であり，理想的なアジュバントはインフルエンザウイルスそのものである．

3. ワクチンの抗原性と季節性ワクチン株選定

現行スプリットワクチン株と流行株との抗原性の変異が挙げられる．季節性のインフルエンザワクチン株の選定だけではなくワクチン製造のために鶏卵で増殖する株を選択するが，その過程に変異が導入され流行野生株型ではあるが鶏卵馴化の過程で抗原変異をきたし有効性が減弱する[13]．その解決策として組織培養型ワクチンの開発は，主としてパンデミックワクチンの抗原製造の迅速性，生産性の面から検討されているが，季節性ワクチンにも抗原変異に対応する観点から応用が期待されるものも，ウイルスの収量は発育鶏卵を使用する従来の製造方法が高い収量を得ることができる．

ワクチン株の選定は毎年 WHO 推奨株が 2 月に決まり，我が国では製造株が 3 月末に決定される．前シーズンの流行株，増殖性，抗原性，血清抗体の保有状況を参考に次のシーズンのワクチン株が選定される．最近では B 型にはビクトリア，山形タイプと異なる抗原性のウイルスが混在流行しワクチン株の選定に毎年苦慮している．現在 3 株としての総タンパク量が規定されているが，B 型 2 株を含めた 4 株のワクチンは 2015/16 シーズンから導入されている．

4. 接種回数の問題

2010/11 シーズンまでスプリットワクチンの接種量は 1 歳以下で 0.1mL，1 歳から 6 歳未満で 0.2mL，6～12 歳までは 0.3mL で 2 回接種，13 歳以上で 0.5mL 1 回接種と決められており，世界の基準と比較すると抗原量が少ないことから検討が行われ 2011/12 年のシーズンから 3 歳未満が 0.25mL，3 歳以上で 0.5mL と増量されたが，接種回数は 13 歳未満では 2 回接種のままである．インフルエンザワクチンは過去の罹患の既往があれば 1 回の接種で抗体が産生され，アメリカでは 9 歳以上は 1 回とされている．我が国では接種回数の検討は行われてなく，山口県宇部市で開業されている鈴木英太郎先生とインフルエンザワクチン接種前と 1 回目と 2 回目接種の 1 か月後の HI 抗体を検討してみると 7 歳以上では 1 回接種でも良好な抗体応答を示しており[14]，筆者らは 10 歳以上で毎年接種していれば 1 回接種で行っている．

ワクチンの副反応

1994年から2010年までの北里第一三共ワクチンで製造したインフルエンザワクチン接種後の市販後調査に報告された副反応例数を表1に示した．17年間で約1億接種機会があり急性散在性脳脊髄膜炎（ADEM），ギランバレー症候群，小脳失調症，ITPなどの入院するような症例はほぼもれなく報告されているものと考えられ数百万接種に1例の頻度である．

表1 インフルエンザワクチン接種後の副反応（1994-2010年　市販後調査の結果）

副反応	
アナフィラキシー・ショック	67
蕁麻疹	83
発疹・発赤	422
急性散在性脳脊髄炎（ADEM）	31
ギラン・バレー症候群，ミラー・フィッシャー症候群	27
急性小脳失調症	3
特発性血小板減少性紫斑病（ITP）・血小板減少	10
出荷総数：約10,286万人分（0.5mL/人換算）	

ここが知りたいQ&A

1）新型H5N1やH7N9インフルエンザウイルスはどうなるのですか？

1997年に香港でH5N1ウイルスに18名が感染し6名が死亡し，香港市場の鶏を廃棄処分し流行は沈静化したが，H5N1ウイルスは中国の水鳥の世界に浸淫している．2004年にベトナムで死亡例が報告され，2003年から2017年4月までに859例の患者報告と453例の死亡例が報告されている．2014年にエジプトの流行以降は年間報告例数は激減している．トリ型のレセプターはヒトの肺には存在するが種の壁を越えてヒトに流行を起こす変異は認められていない．2013年2月から中国でH7N9の流行が報告され，その後2016年から再び流行し2017年4月までに1,461例の診断例と551例の死亡例が報告されている．ヒト–ヒト感染は限られた集団で報告されているが，証拠はなくH5N1，H7N9がパンデミックを起こすとは限っていない．ワクチンはパンデミックを想定してprototypeのワクチンとしてシミュレーションしている．

2）1歳以下のインフルエンザワクチンの有効性は？

現行のスプリット型インフルエンザワクチンはインフルエンザの罹患歴に応じてブースターのワクチンで罹患した経験のない乳児にとっては有効性が低く，むしろ保護者がワクチン接種をすることで周りから守ってあげることが重要と思われる．

3）経鼻インフルエンザワクチンはどうなっているの？

インフルエンザは気道感染で自然感染に模したワクチン接種が期待され経鼻接種のワクチンが開発されてきた．CDC は，2016/7 シーズンには H1N1 の有効性がないことから推奨しないと報告されている．しかし欧州では使用されており，我が国への導入を目指して臨床試験が行われた．生ワクチンの噴霧ワクチンだけでなく，現行のスプリットワクチンに粘膜アジュバントを加えた製剤や，全粒子不活化ワクチンの経鼻ワクチンの臨床試験開発中である．

4）卵アレルギーといわれているがインフルエンザワクチン接種は大丈夫ですか？

インフルエンザワクチン接種後のアナフィラキシー反応は，ワクチンが発育鶏卵を用いて製造されていることから，卵アレルギーが疑われてきた．しかし，現行のインフルエンザワクチンに含まれる卵の成分の量は 1ng/mL 以下でアナフィラキシーを起こすレベルではなく，麻疹ワクチンと同様に安全に接種は可能である．

■文献

1）CDC: Prevention and control of influenza: recommendations of Advisory Committee on Immunization Practices（ACIP）. MMWR. 2008; 57: 1-60.

2）Kilbourne ED. A race with evolution: a history of influenza vaccines. In: Plotkin SA, editor. History of vaccine development. New York, Dordrecht, Heidelberg, London: Springer; 2011. p.137-44.

3）Novel swine-origin influenza A（H1N1）virus investigation team. Dawood FS, Jain S, Finelli L, et al. Emergence of a novel swine-origin influenza A（H1N1）virus in humans. N Engl J Med. 2009; 360: 2605-15.

4）厚生労働科学研究費補助金（新興・再興感染症研究事業）「インフルエンザ脳症の発症因子の解明とそれに基づく発症前診断方法の確立に関する研究」.

〈www.nih.go.jp/niid/ja/flu-m/flutoppage/593-idsc/.../4365-pr4092.html〉
5) Nakayama T. Vaccine chronicle in Japan. J Infect Chemother. 2013; 19: 787-98.
6) Osterholm MT, Kelley NS, Sommer A, et al. Efficacy and effectiveness of influenza vaccines: a systematic review and meta-analysis. Lancet Infect Dis. 2012; 12: 36-44.
7) Aoshi T, Koyama S, Kobiyama K. Innate and adaptive immune responses to viral infection and vaccination. Curr Opin Virol. 2011; 1: 226-32.
8) Kumagai T, Nagai T, Okui T, et al. Poor immune responses to influenza vaccination in infants. Vaccine. 2004; 22: 3404-10.
9) Carter NJ, Curran MP. Live attenuated influenza vaccine (FluMist®: Fluenz™): a review of its use in the prevention of seasonal influenza in children and adults. Drugs. 2011; 71: 1591-622.
10) Jackson ML, Chung JR, Jackson LA, et al. Influenza vaccine effectiveness in the United States during the 2015-2016 season. N Engl J Med. 2016; 377: 534-43.
11) Nagao M, Fujisawa T, Ihara T, et al. Highly increased levels of IgE antibodies to vaccine components in children with influenza vaccine-associated anaphylaxis. J Allergy Clin Immunol. 2016; 137: 861-7.
12) Nakayama T, Kumagai T, Nishimura N, et al. Seasonal split influenza vaccine induced IgE sensitization against influenza vaccine. Vaccine. 2015; 33: 6099-105.
13) Kishida N, Fujisaki S, Yokoyama M, et al. Evaluation of influenza virus A/H3N2 and B vaccines on the basis of cross-reactivity of postvaccination human serum antibodies against influenza viruses A/H3N2 and B isolated in MDCK cells and embryonated hen eggs. Clin Vaccine Immunol. 2012; 19: 897-908.
14) 鈴木英太郎，中山哲夫，市原清志．インフルエンザ HA ワクチンの 2 回接種は全小児に必要か？外来小児科．2016; 19: 166-80.

〈中山哲夫〉

13 新型インフルエンザウイルスワクチン

新型インフルエンザウイルスと新型インフルエンザ

インフルエンザウイルスは核タンパク（NP）の構造からA型，B型，C型に分類される（表1）．突然の発熱，頭痛，関節痛，筋肉痛などの症状（インフルエンザ様症状，influenza-like illness: ILI）を発症させるのは，A

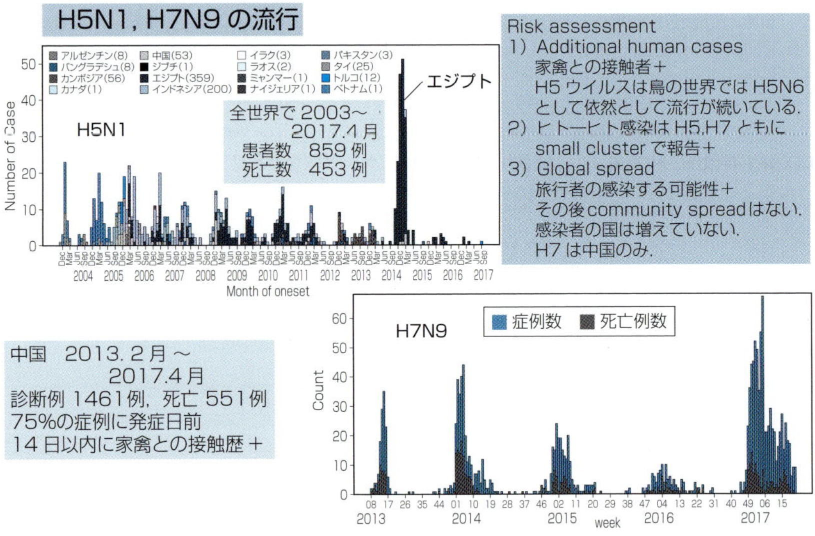

図1　H5N1，H7N9の流行状況
H5N1は2003年から2017年4月までの患者報告例数は859例、死亡例453例が報告されている．2014年のエジプトの流行以来激減している．
H7N9は2013年2月から2017年の4月までの診断例1461例、死亡例551例が報告されている．2016年末から2017年にかけて中国で再流行している．いずれも家禽類との接触者でヒト-ヒト感染は限られた集団でみられている．中国への旅行者への感染はあるが帰国後の二次感染は報告されていない．
（WHO. Influenza at the human-animal interface. Summary and assessment. 2017; 3.21-5.16）

表1 型別のインフルエンザウイルスの特徴

項目	A型	B型	C型
自然宿主	カモ	ヒト	ヒト
種類（亜型）	144*	2系統*	1種類
変異[†]			
連続変異	あり・早い	あり	あり
不連続変異	あり	なし	なし
臨床症状			
ILI	++	++	−
URI	+	+	+

ILI: インフルエンザ様症状（高熱，筋肉痛，頭痛など），URI: 上気道炎症状
* A型インフルエンザウイルスは16種類のHAと9種類のNAがあり，組み合わせると144種類の亜型が存在する．現在ヒトの間で流行しているのは，H1N1とH3N2の2種類だけである．B型インフルエンザウイルスは抗原性が大きく異なるビクトリア系統と山形系統がある．
[†]ヒトに感染するインフルエンザウイルスは連続変異により，抗体と反応する部位に変異が集積している．一方，不連続変異はブタなど他の動物に感染しているインフルエンザウイルスのヒトへの感染により発生する．いわゆる新型インフルエンザウイルスである．

型とB型であり，C型は上気道炎や下気道炎を引き起こす．B型，C型の自然宿主はヒトであり，B型，C型からは，現在流行している株と大きく抗原性が異なるインフルエンザウイルスは出現しない．B型は抗原性が異なる山形系統とビクトリア系統に大別される．

A型インフルエンザウイルスの自然宿主はカモであり，このウイルスは鳥類から哺乳類まで広く感染する．A型インフルエンザウイルスのエンベロープ上にはヘマグルチニン（hemagglutinine: HA）とノイラミニダーゼ（neuraminidase: NA）の2種類の構造タンパクがあり，A型インフルエンザウイルスの抗原性を決定している．HAは16種類，NAは9種類あり，144種類のA型インフルエンザウイルスの亜型が存在する．144種類の亜型のうち，ヒトに感染するのはA(H1N1)，A(H2N2)，A(H3N2）の3種類だけである．

新型インフルエンザウイルスとは，ヒトからヒトに効率よく感染できるようになった現在流行しているインフルエンザウイルスと抗原性が大きく異なるインフルエンザウイルスの総称であり，ヒトからみた概念である．自然界では，それぞれの動物（鳥類と哺乳類）に感染しやすい亜型が存在する．ヒトからみると，ヒトに馴染みがない141種類のA型インフルエンザウイル

表2　インフルエンザウイルスレセプターの分布

	レセプター	
	α 2・3 結合シアル酸	α 2・6 結合シアル酸
カモなどの鳥類	小腸	なし
ブタ	上気道	上気道
ヒト	細気管支・肺胞	上気道

ス亜型が自然界に存在しており，理論上いずれの亜型もヒトにとっては新型インフルエンザウイルスとなる危険性がある．

ヒトからヒトにインフルエンザウイルスが効率よく感染するためには，インフルエンザウイルスが上気道で感染する必要がある．インフルエンザウイルスが上気道で効率よく増殖するためには，少なくとも2つの条件がある[1)]．1つは，ヒトの上気道に存在するインフルエンザウイルスのレセプターであるα 2・6 結合シアル酸を介して感染する能力を有することである（表2）．鳥類やウマに感染するインフルエンザウイルスは，α 2・3 結合シアル酸を介して感染するため，ヒトに感染するためには HA が変異する必要がある．なお，ブタは上気道にα 2・3 結合シアル酸とα 2・6 結合シアル酸を持った唯一の哺乳類である．1918 年のスペイン風邪の出現，1968 年の香港かぜの出現，2009 年の A(H1N1) pdm ウイルスの出現にブタが関与していることが示唆されている．なお，ヒトは細気管支および肺胞にα 2・3 結合シアル酸を持っており，トリ由来のインフルエンザウイルスを肺深く吸い込むと，感染する危険性がある．

2つ目は，インフルエンザウイルスの増殖温度である[1)]．トリの体温は 41℃であり，ヒトの上気道の温度は 34℃である．インフルエンザウイルスの温度増殖性に関与する遺伝子はポリメラーゼ PB2 に位置している．ヒトに感染しやすくなるためには PB2 の変異も必要である．2012 年頃から中国でトリからヒトに感染している A(H7N9) は，HA と PB2 の遺伝子配列はヒトに感染しやすくなっているが，ヒト-ヒト感染は容易に起こっていない．ヒトの間で容易にインフルエンザウイルスが感染するためには，HA と PB2 以外の要素が関係していると推察されているが，その要素に関しては現在までのところ不明である．

新型インフルエンザウイルスに対しては，多くのヒトは免疫を持たないとされている．この多くのヒトが免疫を持たないという概念は，多くのヒトでは抗体が検出されないという概念である．インフルエンザは局所性ウイルス感染症であり，免疫記憶細胞をもっていても，抗体価が低いと二次免疫応答が開始するまでに感染は成立し発症するため，新型インフルエンザウイルスが出現すると，パンデミック（大流行）をきたす危険性がある．なお，新型インフルエンザとは新型インフルエンザウイルス感染により生じた臨床症状であり，新型であろうと旧型であろうとインフルエンザウイルスが感染したときの臨床症状はILIである．なお，2009年のパンデミック時には，今までの季節性インフルエンザと比較すると，小児では下気道炎をきたして入院した症例の割合が高い特徴があった[2)]．

本邦を含めた世界各地で，新型インフルエンザウイルスと新型インフルエンザが混乱して用いられている．ヒトの間で新たに登場する危険性があるのは，現在ヒトの間で流行しているインフルエンザウイルスと免疫原性が大きく異なるインフルエンザウイルスであり，新たなインフルエンザウイルスが登場しても出現する症状はILIと下気道炎である．

現在までのところ新型インフルエンザウイルスとして出現が危惧されているのは，ニワトリからヒトに感染しているA(H5N1)，A(H7N9)と，過去にヒトの間で流行したことがあるA(H2N2)と，現在流行しているウイルスと免疫原性が大きく異なるA(H3N2)（香港かぜ出現時の抗原性を持つ）である．1997年に香港でA型トリインフルエンザウイルスH5N1が18例に感染し6例が死亡し世界中を震撼させた．幸いなことにヒト-ヒト感染はなく鶏を大量に処分することで流行は終焉した．2003年には重症の肺炎死亡例の発症が続き，世界中にパニックを起こしたが，その原因はSARSと判明した．その後，2004年に突然ベトナムで死亡例が報告され，韓国でH5N1の鶏への流行とともに，我が国においても山口県，京都府の養鶏場で鶏の大量死が報道されH5N1のウイルスの侵入が確認され，大きな社会問題となった．2005～8年まではインドネシア・中国を中心にその後トルコ，エジプトに感染が拡大したが2015年のエジプトの流行以降は患者報告数が減少し2003年2月から2017年4月まで859例が報告され死亡例は453例で家禽からの感染と想定された．我が国ではヒトでのH5感染は報告されてないが，2016年になって家禽や野鳥でのH5N6の感染例が多数報告されており，H5N6ウイルスは養鶏場に持ち込まれたが廃棄処分によりヒトへの感染例は報告されていない．

H7ウイルスに関して1950～60年代は動物と接種した無症状の成人から分離されておりヒトに対して病原性は低いものとされていた．2003年オランダの養鶏場で流行があり養鶏業者とその家族にも感染しており診察に行った獣医師がARDSで死亡した．分離されたウイルスはH7N7でポリメラーゼ遺伝子の変異を認めたことが報告された．

2013年2月になって中国でH7N9の流行が始まり2015～16年には発症例数は減少していたが2017年になって再流行し2013年からの累積症例数は1461例で551例の死亡例と発生件数が増えている．

H5，H7いずれも家禽との接触者が主体である．中国への旅行者に感染し発症者が外国に戻って二次感染で外国に伝播することはない．H5，H7共にヒト-ヒト感染家族内等のsmall clusterでの報告はあるが，community levelの感染は報告されていない．

日本の新型インフルエンザウイルスワクチンの製法

1. ワクチン株の製造

現在までのところ，本邦を含めた世界各国のH5N1インフルエンザワクチンは，ニワトリから分離した高病原性インフルエンザウイルスのHAの高病原性を発揮する部分を遺伝子操作で低病原性に変更したHA遺伝子と高病原性H5N1ウイルスのNA遺伝子を，発育鶏卵で増殖のいいPR-8株（A（H1N1）由来）とリアソーティングした株をワクチン株として用いている[1, 3]．ベトナム株（クレード1），インドネシア株（クレード2.2），アンフィ株（クレード2.3），チンハイ株（クレード2.2）などの株が準備されている．一方，バクスターは病原性の高い野生株をそのままVero細胞で増殖させ，ワクチン株として用いている[3, 4]．

2. 新型インフルエンザワクチンの製造

本邦を含めた多くの先進国で使用されている季節性インフルエンザワクチンの剤型は，精製ウイルス粒子をエーテルや界面活性剤で処理し，HAを精

表3 インフルエンザワクチンの剤型による免疫誘導・増強効果

剤型	アジュバント	プライミング	ブースティング
全粒子	なし	++	++
	あり	++	++
スプリット	なし	±	++
	あり*	+++	++
サブユニット	なし	−?	++

*: スクワレン系アジュバントはアルミアジュバントよりもプライミング増強効果が高い

- 免疫のない人に免疫を誘導することをプライミング，一度誘導された免疫を増強することをブースティングという．
- 全粒子ワクチンでは，ワクチンに含まれるインフルエンザウイルス由来 RNA が TLR 3/7 を刺激する内因性アジュバントとして働き，自然免疫応答を惹起し，それに続く獲得免疫を誘導する（プライミング）が，スプリットワクチンやサブユニットワクチンにはインフルエンザウイルス由来 RNA が含まれていないため，プライミング効果は認めにくい．

製したスプリットワクチンである（表3）．精製スプリットワクチンの特徴は，安全性は高いが，免疫記憶細胞を持たないヒトに免疫を誘導する効果（プライミング）が不十分な点である[5]．一方，不活化全粒子インフルエンザワクチンは，粒子内のゲノム RNA が自然免疫系に刺激を入れるため，優れたプライミング効果を持っている．ハンガリーなどの一部の国では今でも用いられている．

日本が開発した新型インフルエンザウイルスワクチンは，マウスでの実験結果を基に，発育鶏卵で増殖させたインフルエンザウイルス全粒子を不活化し，そこにアジュバントとしてアルミニウム加えた沈降インフルエンザワクチンである[6]．A(H5N1) ベトナム株を用いて開発された．不活化全粒子インフルエンザワクチンにアルミニウムアジュバントが必要かについては意見が分かれている．

世界の新型インフルエンザウイルスワクチン

欧米で新型インフルエンザウイルスによるパンデミックに備えて準備されている剤型は，アジュバントを含まない全粒子不活化インフルエンザウイルスワクチン，アジュバントとして MF59 を加えたスプリットワクチン，アジュバントとして AS03 を接種直前に混ぜるスプリットワクチンの 3 種類

表4 本邦におけるインフルエンザワクチンの種類と製法

インフルエンザワクチンの種類	ウイルス増殖方法	剤型	アジュバント	現状
季節性	発育鶏卵	スプリット	なし	チメロサール入りとチメロサールなしがある**
プレパンデミック	発育鶏卵 発育鶏卵 発育鶏卵 細胞培養 細胞培養	全粒子 スプリット スプリット 全粒子 全粒子	アルミ系 MF59 * AS03 * なし アルミ系	日本 EU * EU * 日本（A 社） 日本（B 社）
プロトタイプ***	細胞培養 細胞培養 細胞培養	全粒子 全粒子 スプリット	なし アルミ系 AS03	日本（A 社） 日本（B 社） 日本（C 社）

*2009 年パンデミック時に臨床試験を実施，MF59，AS03 ともに脂溶性のスクワレン系アジュバント

**1 人用インフルエンザワクチン（プレフィルドワクチンを含む）はチメロサールを含有していない

***インフルエンザウイルス増殖に用いる培養細胞は，A 社は Vero 細胞（アフリカミドリザル腎細胞由来），B 社は MDCK 細胞（イヌ腎細胞由来），C 社は EB66（アヒル胎児細胞由来）を用いている

である（表4）．中国では日本と同様にアルミニウムをアジュバントとして加えた不活化全粒子インフルエンザウイルスワクチンを開発している．

バクスターが開発した不活化全粒子インフルエンザウイルスワクチンの接種 HA 量は，1 回 7.5 μg であり，季節性インフルエンザワクチンに用いる量の半量である[4]．小児でも安全性が認められている．ノバルティスが開発したのが MF59 を含むスプリットワクチンであり，グラクソ・スミスクライン（GSK）が開発したのが AS03 を含むスプリットワクチンである．MF59，AS03 ともに油性のスクワレン系のアジュバントであり，スプリットワクチンと混合して用いる必要がある．アジュバントとしての効果は AS03 の方が優れている．臨床治験が実施されたが，実際には使用されなかった．

沈降インフルエンザワクチン H5N1 の接種法

1．個別の接種法

日本の沈降インフルエンザワクチン H5N1 は，皮下注射でも筋肉注射でも接種は可能であるが，局所の副反応の出現率を低下させるために筋肉注射

表5 インフルエンザワクチンのバイアルの種類と特徴

	マルチバイアル	少人数用バイアル	プレフィルドシリンジ
容量	10mL	1mL	0.5mL
成人の接種人数	20人	2人	1人
防腐剤*	含有	含有	含まない†
製造時のロス	少ない‡	多い	多い
製造時のスピード	早い	やや遅い	やや遅い
短期間の接種	優れている	向いていない	向いていない
対象施設	病院・施設	診療所	診療所
接種方式	集団的個別接種¶	個別接種	個別接種

*フェノキシエタノールまたはチメロサールを含んでいる　（筆者作成）
† 2009年のパンデミック時に妊婦に接種が勧められた
‡少量バイアルやプレフィルドシリンジよりも多くの人に接種できる
¶ 一度に多人数に接種できる場に向いている
注：マルチバイアル・少量バイアルともに一度使用すると24時間以内に使用する

（解説）2009年パンデミック時，A(H1N1) pdm09対策として用いられたインフルエンザワクチンのバイアルには3種類があった．マルチバイアルは製造ロスが少なく，短期間に多人数の人に接種するのには向いているが，少人数を接種する医療機関には不向きである．次回のパンデミック時には目的に応じたバイアルの製造・供給と使用が期待される．

で接種することが勧められている．3週間隔で2回接種するのが原則である．欧米の新型インフルエンザウイルスワクチンも筋注で接種する．特にスクワレン系アジュバントを含む新型インフルエンザウイルスワクチンは，正しく筋注することが大切である．

2. パンデミック時の接種法

現在までのところ想定されているパンデミックワクチンの剤型は，マルチバイアル，少人数用バイアル，プレフィルドシリンジの3種類である．各剤型の特徴を表5に示した．マルチバイアルはロスが少なく多くのヒトに接種できる剤型である．2009年のパンデミック時の反省から，新型インフルエンザウイルスのパンデミック時に想定されている基本の接種方法は集団接種であり，このために使用されるのがマルチバイアルである．少人数用バイアルやプレフィルドシリンジは，医療機関で接種する場合や妊婦などに接種する場合に使用することが考慮されている．

沈降インフルエンザワクチンの効果

今までの日本の沈降インフルエンザワクチンH5N1の成績を概要すると[6]，①沈降インフルエンザワクチンの剤型では，A(H5N1) ならば用いる株を替えても3週間間隔で2回接種すると，免疫記憶（免疫プライミング）が誘導されるが，誘導された抗体は専ら接種した株に対して反応し，他の株に対する反応は低いこと，②免疫プライミング後，6か月以降に1回接種すると，プライミングに用いた株と同じであっても異なっていても，いずれも追加接種の効果（ブースティング）が認められ，しかも免疫プライミングおよび追加接種に用いた株以外の株に対しても，効果的に反応すること（免疫幅の拡大），③1期初回を異なる株で3回接種しても，誘導される抗体は1期1回目に接種した株に対する抗体が主であり，1期2回目に接種した株に対する抗体価は低値であること，④1期初回と1期2回目を6か月間隔で接種した場合，1期初回をインドネシア株で接種し，2回目をインドネシア株またはベトナム株で接種すると，幅広く色々な株と反応する抗体が誘導されるが，1期初回をベトナム株で接種し，2回目もインドネシア株またはベトナム株を用いて接種しても幅広い抗体の誘導は困難であったこと，などである．

A(H7N9) は免疫原性が低いウイルスである．A(H5N1) と同じ剤型でワクチンを製造した時，沈降インフルエンザワクチンH5N1と同じ免疫原性をヒトで示すかが今後の課題となっている[1]．

沈降インフルエンザワクチンH5N1の副反応

ワクチンの副反応には，予測される全身反応，予測される局所反応，予測されない臨床症状の3種類がある．予測されない臨床症状がいわゆる紛れ込みである．成人では発熱率は低いが，注射部位の紅斑（82.4%），疼痛（69.4%），腫脹（53.5%）などの局所反応は比較的頻度が高い副反応である．

沈降インフルエンザワクチンH5N1の副反応で問題となるのは，13歳未満小児に接種したときの発熱率の高さである（表6）[7]．6か月～3歳未満群が一番高く，年齢が上がるにつれ発熱率が低下し，13～20歳未満群は成人と同等である．発熱率で興味深いことは，初回接種1回目の方が2回目

表 6 小児における沈降インフルエンザワクチン（H5N1 株）の発熱率

年齢	回数	発熱率（%）		
		A 社	B 社	合計
6 か月～ 3 歳未満	1 回目 2 回目	25/34 (73.5%) 9/34 (26.5%)	28/39 (71.8%) 5/38 (13.2%)	53/73 (72.6%) 14/72 (19.4%)
3 ～ 7 歳未満	1 回目 2 回目	40/58 (69.0%) 7/57 (12.3%)	31/56 (55.4%) 6/56 (11.3%)	71/114 (62.3%) 13/110 (11.8%)
7 ～ 13 歳未満	1 回目 2 回目	39/69 (56.5%) 4/67 (6.0%)	22/65 (33.8%) 1/65 (1.5%)	61/134 (45.5%) 5/132 (3.8%)
13 ～ 20 歳未満	1 回目 2 回目	5/26 (19.2%) 0/26 (0 %)	2/27 (7.4%) 1/27 (3.7%)	7/53 (13.2%) 1/53 (1.9%)

バクスター社の全粒子ワクチンの発熱率は，6 か月～ 3 歳未満群では初回 18.1%，2 回目 11.5%であり，3 ～ 8 歳の初回は 5.3%，9 ～ 17 歳の初回は 1.7%である（van der Velden MVW, et al. J Infect Dis. 2014: 209; 12-23）[4].

接種よりも有意に発熱率が高率である点である．免疫の面からは，発熱率が高いことは効率よく自然免疫が働いていることを示しており，発熱群の方が，発熱を認めなかった群よりも高い抗体価が誘導されている[8]．

現在までのところ，沈降インフルエンザワクチン H5N1 の小児への接種の安全性は臨床治験の結果安全性は確立されており，新型インフルエンザウイルスが出現しパンデミックを起こしたときは，リスクベネフィットを考慮し，小児へのインフルエンザワクチン接種もパンデミック対策の 1 つの選択肢となっている．なお，バクスターが開発した全粒子不活化インフルエンザワクチンの小児への接種成績では，6 か月～ 3 歳未満群における 1 回目の発熱率は 18.1%，2 回目の発熱率は 11.5%と，本邦沈降インフルエンザ H5N1 ワクチンと比べると発熱率は低いが，沈降インフルエンザワクチン H5N1 と同様に 1 回目の方が発熱率は高率である[4]．なお，接種量は，3 歳未満は 3.75 μg，3 歳以上は成人と同量の 7.5 μg である．

今後の課題

1. 細胞培養インフルエンザワクチンの開発

沈降インフルエンザワクチン H5N1 は発育鶏卵で増殖させた，PR-8 株をバックボーンとするリコンビナントウイルスを用いて開発された．このワクチンを緊急で製造するにあたってのネックは発育鶏卵の準備に時間がかかること，高病原性ウイルスをそのまま用いることが不可能なこと（ニワトリ胎児を殺すため発育鶏卵での増殖が不可能），などである．これらの難点を克服するために培養細胞を用いてインフルエンザワクチンを製造する事業が進んでいる（表4）．現在までのところ，インフルエンザウイルスを増殖するための細胞として，Vero細胞（アフリカミドリザル腎細胞由来），MDCK細胞（イヌ腎細胞由来），EB66細胞（アヒル胎児細胞由来）を用いた製造プラントが可動している[9]．

2. プレパンデミックワクチン，パンデミックワクチン，プロトタイプワクチン（表7）

新型インフルエンザウイルスによるパンデミックに備えて準備されるインフルエンザワクチンがプレパンデミックワクチンであり，本邦では沈降インフルエンザワクチンH5N1が該当し，A(H5N1）亜型以外の亜型の製造は薬事法上認められていない．

パンデミックワクチンとは，パンデミックを起こした亜型を用いて製造されるワクチンである．製造承認を受けている剤型は，スプリットワクチン，全粒子不活化ワクチン，沈降インフルエンザワクチンの3種類である．A(H1N1)，A(H2N2)，A(H3N2）が新型インフルエンザウイルスとして登場したときは，スプリットワクチン，全粒子不活化ワクチンで対応すること

表7 用途に応じたインフルエンザワクチンの種類

用途	剤型	備考
季節性インフルエンザワクチン	スプリット アジュバントなし	●季節性インフルエンザ対策に使用
プレパンデミックワクチン	全粒子 アルミアジュバント	●パンデミックに備えて準備されているワクチン ●我が国ではH5N1を用いて年間1,000万人分製造
パンデミックワクチン	未確定	●パンデミック時にパンデミックをおこした株を用いて製造するワクチン ●パンデミックをおこした亜型に応じて剤型を決定する
プロトタイプワクチン	開発中	●パンデミックをおこしたすべての亜型に対して製造するワクチン ●メーカーにより剤型は異なっている ●不活化全粒子ワクチンが承認されている（2013年）

* AH1N1，AH3N2，B山形系統，Bビクトリア系統の4種類のインフルエンザウイルス

JCOPY 498-07117

表8 インフルエンザワクチン免疫原性の評価基準（EMA）

	18～60歳	≧60歳
抗体陽転率（seroresponse rate）*1	＞40%	＞30%
抗体増加率（GMT ratio）*2	＞2.5倍	＞2倍
抗体陽性率（seropositive rate）*3	＞70%	＞60%

EMA: European Medicines Agency（欧州医薬品局）
GMT: geometric mean titer（幾何平均抗体価）
*1 抗体陽転率:「接種前＜10倍かつ接種後≧40倍」または「変化率が4倍以上」の割合
*2 抗体増加率（抗体価変化率）: 接種前後の幾何平均抗体価（GMT）の増加倍率
*3 抗体陽性率: 抗体価≧40倍の割合
注1: 季節性インフルエンザワクチンでは少なくとも1項目以上満たすこと（EMA）
注2: プロトタイプワクチンでは，EMAは3項目とも満たすこと，米国食品医薬局（FDA）は少なくとも1項目満たすことが条件

が予定されており，A(H5N1）がパンデミックを起こしたときは沈降インフルエンザワクチンの剤型で製造される予定である．

プロトタイプワクチンとは，パンデミックを起こした亜型に関わらず，すべての亜型を用いて製造することが認可されたワクチンである．プロトタイプワクチンとして認可されるためには，ヨーロッパ医薬品庁（European Medicines Agency: EMA）の季節性インフルエンザワクチンの承認基準の3項目すべても満たす必要がある．EMAの基準を表8に示した．武田薬品工業はバクスター社と提携しVero細胞培養インフルエンザワクチンを製造し治験の結果プロトタイプとして承認を受けた．また，化血研はGSK社と提携しAS03アジュバントを用いたサブユニットワクチンでプロトタイプのワクチンとして評価できる．北里第一三共ワクチンの全粒子不活化+アルミアジュバントの製剤は当初目標の4,000万人分の製造目標を達成できなかった．

現実問題としてパンデミックが起きるとウイルスを分離しreverse genetics法でワクチン株を樹立・製造し供給までには最低6か月を必要とする．各社，承認されたパンデミックワクチンの製造方法で対処することになる．新型インフルエンザウイルスによるパンデミックが起こるかどうか，何型が出現するか予測できない状況下で事前に免疫をつけるプレパンデミックワクチンの考え方や，H5パンデミックワクチンの備蓄の必要性，プロト

タイプワクチンの意義を考え直す時期である．H5N1 パンデミックワクチン自体がプロトタイプだから，承認された製造方法で免疫原性と安全性を確認する意味合いしかない．H7 では免疫原性が低いところからアジュバントを用いる必要がある．

3. インフルエンザの発症予防に関わるのは HI（hemagglutination inhibition）抗体か NT（neutralizing test）抗体か？

従来インフルエンザウイルスに対する抗体は HI 法で測定されており，成人では HI 抗体 40 倍は 50％の，HI 抗体 160 倍は 90％の人の発症を予防する抗体価であることが示されている．ヒトで感染を繰り返している A(H1N1)，A(H3N2)，B 型などでは，HI 抗体 40 倍の陽性率は NT 抗体 40 倍の陽性率と一致しており，HI 抗体と NT 抗体の互換性が認められている[10)]．

測定するウイルスに対して感度が高い培養細胞が存在するならば，ウイルス感染症の抗体測定の基本は NT 法である．体内に感染したウイルスの増殖を抑制する抗体価が *in vitro* で検出される．インフルエンザウイルスの HI 抗体は，インフルエンザウイルスの HA と反応する抗体価を測定する方法で，HA が細胞のレセプターに付着するタンパクであることから，HI 抗体がインフルエンザウイルスの感染を予防する抗体と間接的に考えられている．NT 抗体は HI 抗体が反応する HA の頭部（head）以外にも茎部（stalk）にも反応し，NA とも反応する幅広い抗体である．NT の方が *in vivo* の状態をよく反映している．

ヒトに感染するインフルエンザウイルスは，発育鶏卵に馴化しやすく高い HA 活性を持っており，HI 抗体価が高く表示される．一方，鳥類に感染しているインフルエンザウイルスでは HA 活性が低く，HI 法で抗体を測定するのは困難である．また，HI 法の問題点は，用いる血球の動物の種類や同じ動物でも年齢や系統により抗体価が異なる点である．A(H1N1）や A(H3N2）の HI 抗体測定にはヒト O 型血球やニワトリ血球が用いられているが，A(H5N1）の HI 抗体測定にはウマ血球や七面鳥血球が用いられている．いずれの血球を用いても NT 法に比べて感度は低率である．ヒトに馴化していないインフルエンザウイルスを用いたワクチンの免疫原性は NT

で評価すべきである.

ここが知りたいQ&A

●A(H1N1), A(H2N2), A(H3N2) 以外の新型インフルエンザウイルスは出現する?

理論的には出現する可能性はあるが, 歴史上ヒトの間でパンデミックを起こした亜型は, AH1, AH2, AH3の3種類だけであり, また, 高病原性インフルエンザウイルスによりニワトリが多数死亡する感染症は, 病原体が同定される前から家禽ペストとして恐れられていた疾患であるが, 家禽ペストが流行したときにインフルエンザのパンデミックは認められていない事実がある. 理論的にはヒトに感染しやすい亜型による新型インフルエンザウイルスの出現に対して警戒する必要はあるが, 歴史上は高い警戒をする必要がないことを示している.

■文献

1) 小田切孝人, 田代眞人. 中国でヒトに感染した鳥インフル A(H7N9) ウイルスの性状, 検査系の開発およびワクチン開発とその問題点. ウイルス. 2013; 63: 233-40.
2) Tran D, Vaudry W, Moore DL, et al. Comparison of children hospitalized with seasonal versus pandemic influenza A, 2004-2009. Pediatrics. 2012; 130: 397-406.
3) Keitel WA, Piedra PA. Influennza A(H5N1) vaccines: Are we better prepared for the next pandemic? J Infect Dis. 2014; 203: 1-3.
4) van der Velden MVW, Fritz R, Pullabauer EM, et al. Safety and immunogenicity of a Vero cell culture-derived whole-virus influenza A(H5N1) vaccine in a pediatric population. J Infect Dis. 2014; 209: 12-23.
5) 林　正行, 石井　健. ワクチン効果と自然免疫. 臨床とウイルス. 2013; 41: 187-95.
6) 庵原俊昭. 沈降新型インフルエンザワクチンの評価とインフルエンザ A(H1N1) 2009 ワクチンの今後. ウイルス. 2010; 60: 69-78.
7) 沈降インフルエンザワクチン (H5N1 株) (ベトナム株) 添付文書.
8) Nakayama T, Kashiwagi Y, Kawashima H, et al. Alum-adjuvanted H5N1 whole virion inactivated vaccine (WIV) enhanced inflammatory cytokine producton. Vaccine. 2012; 30: 3885-90.
9) 庵原俊昭. ワクチン. 医薬ジャーナル. 2014; 50: S110-4.
10) Veguilla V, Hancock K, Schiffer J, et al. Sensitivity and specificity of serologic assays for detection of human infection with 2009 pandemic H1N1 virus in U.S. population. J Clin Microbiol. 2011; 49: 2210-5.

〈中山哲夫, 庵原俊昭〉

14 帯状疱疹サブユニットワクチン

●帯状疱疹

帯状疱疹は，片側性のデルマトームに沿って帯状に水疱が形成され，また疼痛を伴うのが特徴である．病態は，初感染の水痘感染時に脊髄後根神経節に潜伏感染した水痘・帯状疱疹ウイルス（VZV）が再活性化して発症する．病因は液性免疫の低下ではなく，特に細胞性免疫の低下と関連の深いことがわかっている．VZV 特異細胞性免疫は年齢とともに低下し[1]，またそれが帯状疱疹の重症度や帯状疱疹後神経痛（post herpetic neuralgia: PHN）とも関連する[2]．免疫抑制状態が高度である場合は，水痘のような播種性帯状疱疹となることもある．一般に痛みは皮疹出現の数日前から出現し，出現後新規皮疹が 3 ～ 5 日にわたって続き，痂皮化までに 10 ～ 15 日を要す．また痛みのみで皮疹の出現しない無疹性帯状疱疹も存在する．

帯状疱疹の合併症は, PHN，皮膚の 2 次性細菌性感染，角膜炎や上強膜炎，虹彩炎，ブドウ膜炎，急性網膜壊死などの眼合併症，無菌性髄膜炎，血管炎，顔面神経麻痺（Ramsay Hunt 症候群），聴覚障害，運動神経炎，横断性神経炎などがある．

▶疫学

我が国における帯状疱疹の疫学調査，宮崎県における大規模調査[3]では，図 1 に示すように年齢群で帯状疱疹の罹患率を分けてみると 50 歳から罹患率が急上昇していた．80 歳までに 3 人に 1 人が帯状疱疹を経験すると推定されている．罹患率は，50 歳未満が 3.0/ 千人・年，一方 50 歳以上では 5 ~8/ 千人・年と増加していた．50 歳以上を対象とした小豆島の調査[4]でも，罹患率は 10.9/ 千人・年，PHN 発症率はその帯状疱疹の 19.7％で認められた．また PHN 発症率は 60 歳代では 13.6% であるが 80 歳では 32.9% と，年齢とともに増加していた．帯状疱疹の再発率は 3 ～ 6%で，再発まで平均

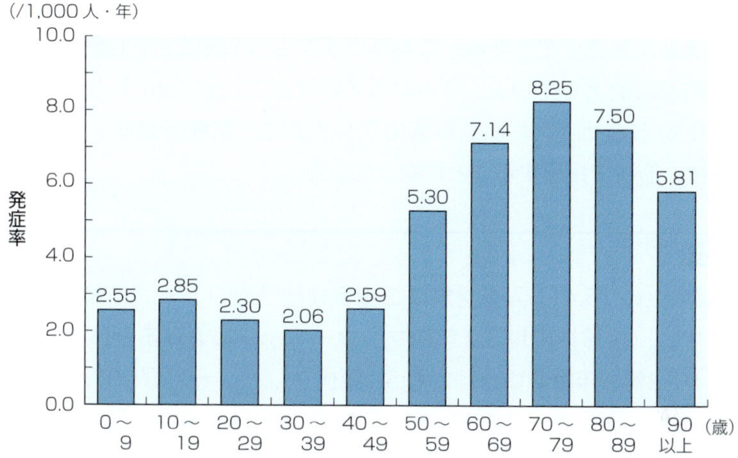

帯状疱疹の発症率は 50 歳以上で上昇し，70 歳代でピークになる．
また，平均発症率は約 33%であることから，日本では 80 歳までに
約 3 人に 1 人が帯状疱疹を経験すると推定されている．
平均発症率
4.15 人 / 千人・年× 80 年÷ 10 ＝ 33.2%

図 1 帯状疱疹の年代別発症率
(Toyama N, et al. J Med Virol. 2009; 81: 2053-8[3])

13 年経過していたが，1 年以内の再発も 8%に認めた[5]．再発の帯状疱疹は初発に比較して重症度や痛みの強さは軽症であったが，80 歳を越えるとそれらは重症となった[6]．また同様に PHN も 80 歳以上で重症であった．

性差では女性の罹患率が高い．また水痘は夏に減少するが，帯状疱疹は夏に増加し逆の関係にある．健康小児の帯状疱疹では，1 歳未満での水痘罹患と関連し，感染後の免疫成立が不十分であることと関係していた[7]．

釧路市で行われた前方視的観察研究[8] では入院率は 3.4%（帯状疱疹の罹患率は 10.2/ 千人・年）であった．死亡については，厚生科研の研究班や日本医師会，日本小児科医会，日本小児科学会の 3 団体の合同調査[9] では，それぞれ 4/3,497 人，3/18,091 人と多くはないが報告されていた．

ワクチンと接種法

我が国では，2016 年に水痘弱毒生ワクチンが 50 歳以上を対象に帯状疱

疹予防として適応追加となったが，新たに2018年秋頃にサブユニット不活化ワクチンが発売予定である．このワクチンも50歳以上を対象に，帯状疱疹の予防を目的としている．これはVZVのglycoprotein Eとアジュバンド AS01を含むサブユニット不活化ワクチンで，接種回数は2か月開けて2回接種，筋注で接種することになっている．

効果

50歳以上の15,411人を対象に2重盲検法（RCT）による検討（ZOE-50）[10]では，接種後平均3.2年のフォローアップにおける全体のワクチン効果は97.2%，年齢群に分けても50歳代96.6%，60歳代97.4%，70歳以上97.9%であった．また70歳以上の13,900人を対象としたRCTによる検討（ZOE-70）[11]でも，接種後平均3.7年のフォローアップにおける全体のワクチン効果は89.8%，ZOE-50とZOE-70の2つを加えた70歳以上（16,596人）における全体のワクチン効果は91.3%，PHNに対するワクチン効果は88.8%であった．

副反応

表1に示すように，接種部位の副反応では痛みがもっとも多く，プラセボ8.5%に対し68.7%で痛みを認めた．また全身反応では全身倦怠がもっ

表1　帯状疱疹サブユニットワクチンの副反応

	帯状疱疹ワクチン	プラセボ
接種部位反応	74.1%	9.9%
痛み	68.7%	8.5%
発赤	39.2%	1.0%
腫脹	22.6%	0.4%
全身反応	53.0%	25.1%
全身倦怠	68.7%	8.5%
筋痛	31.2%	8.1%
頭痛	24.6%	10.9%
シバリング	14.9%	4.4%
消化器症状	10.9%	2.6%
発熱	12.3%	2.0%
ワクチン関連の重症副作用	0.2%	0.1%

(Cunningham AL, et al. N Engl J Med. 2016; 375: 1019-32[11])

JCOPY 498-07117

とも多く，プラセボ 8.5％に対し 68.7％で認めた．ワクチンに関連すると思われる重篤な副作用は両群で大きな差はなかった[11]．

今後の課題と問題点

不活化ワクチンであるので，免疫抑制者，特に小児癌や白血病など生ワクチンを接種できない児への接種について，今後安全性が確認されれば使用できるようになると考えられている．またワクチン効果の持続期間が今後の検討課題となる．一般医家としては，帯状疱疹予防のために水痘弱毒生ワクチンとこのサブユニットワクチンをどのように使い分けるのかが課題となるであろう．さらに医療経済的に検討する必要がある．

ここが知りたい Q&A

● 水痘ワクチンが定期接種化されて，今後帯状疱疹が増加するのでしょうか？

水痘ワクチン被接種者は帯状疱疹を起こしにくく，自然感染児に比較して 73％も低いと報告されている．さらに水痘ワクチン被接種児の帯状疱疹から検出された VZV の分子生物学的分析では，30 ～ 40％は顕性感染していないにもかかわらず，野生株 VZV によるものであった．水痘ワクチンの定期接種化によって水痘の流行は減少し，当然 1 歳未満の水痘感染も減少して小児における帯状疱疹は減少する（小児の帯状疱疹は 1 歳未満の水痘感染が多いことから）と予測される．一方，小児科医（ブースター機会が多いことから）の帯状疱疹は少ないと報告されているように，水痘の流行が減少すると VZV の曝露機会が減少してブースターが減少し，そのため細胞性免疫の低下が早くなると推測される．その結果，帯状疱疹が増加すると考えられている．実際，カナダのアルバータ州における報告でも，水痘ワクチンの定期接種後に小児の帯状疱疹は減少したが，高齢者の帯状疱疹は増加している．

■文献

1) Okuno Y, Takao Y, Miyazaki Y, et al. Herpes Zoster (SHEZ) Study Group. Assessment of skin test with varicella-zoster virus antigen for predicting the risk of

herpes zoster. Epidemiol Infect. 2013; 141: 706-13.
2) Asada H, Nagayama K, Okazaki A, et al. Herpes Zoster (SHEZ) Study group. An inverse correlation of VZV skin-test reaction, but not antibody, with severity of herpes zoster skin symptoms and zoster-associated pain. J Dermatol Sci. 2013; 69: 243-9.
3) Toyama N, Shiraki K; Society of the Miyazaki Prefecture Dermatologists. Epidemiology of herpes zoster and its relationship to varicella in Japan: A 10-year survey of 48, 388 herpes zoster cases in Miyazaki prefecture. J Med Virol. 2009; 81: 2053-8.
4) Takao Y, Miyazaki Y, Okeda M, et al. Incidences of herpes zoster and postherpetic neuralgia in Japanese adults aged 50 years and older from a community-based prospective cohort Study: the SHEZ Study. J Epidemiol. 2015; 25: 617-25.
5) 白木公康．帯状疱疹と再発の特徴．臨床とウイルス．2017; S20: 42.
6) Nakamura Y, Miyagawa F, Okazaki A, et al; Shozu Herpes Zoster Study Group. Clinical and immunologic features of recurrent herpes zoster (HZ). J Am Acad Dermatol. 2016; 75: 950-6.
7) Terada K, Kawano S, Yoshihiro K, et al. Varicella-zoster virus reactivation is related to the low response of VZV-specific immunity after chickenpox in infancy. J Infect Dis. 1994; 169: 650-2.
8) Sato K, Adachi K, Nakamura H, et al. Burden of herpes zoster and postherpetic neuralgia in Japanese adults 60 years of age or older: Results from an observational, prospective, physician practice-based cohort study. Dermatol. 2017; 44: 414-22.
9) 保坂シゲリ，小森　貴，保科　清，他．日本医師会・日本小児科医会・日本小児科学会合同調査委員会．ムンプスおよび水痘・帯状疱疹ウイルス感染による重症化と重症な合併症を呈した症例についての調査．日本小児科医会会報．2012; 44: 182-6.
10) Lal H, Cunningham AL, Godeaux O, et al. Heineman TC; ZOE-50 Study Group. Efficacy of an adjuvanted herpes zoster subunit vaccine in older adults. N Engl J Med. 2015; 372: 2087-96.
11) Cunningham AL, Lal H, Kovac M, et al. ZOE-70 Study Group. Efficacy of the herpes zoster subunit vaccine in adults 70 years of age or older. N Engl J Med. 2016; 375: 1019-32.

〈寺田喜平〉

15 A型肝炎ワクチン

A型肝炎

1. A型肝炎とは

A型肝炎は，A型肝炎ウイルスの経口感染によって発症する急性肝炎である．A型肝炎ウイルスは糞便中に排泄され，糞口感染によっても伝播する．

2～6週間の潜伏期間ののち，発熱，全身倦怠感，黄疸が出現する．食欲不振，悪心・嘔吐などの消化器症状を伴い，肝腫大や濃色尿，灰白色便などを認めることがある．血清トランスアミナーゼ（AST, ALT）やALP, LDHなどが上昇する．他の血清検査ではIgMの増加，チモール混濁反応（TTT値）で判定される膠質反応の上昇がみられる（図1）．

特異的治療はなく，治療法は安静や対症療法が中心であるが，多くは1～2か月の経過で回復し慢性化しない．劇症化する例はまれである．しかし，

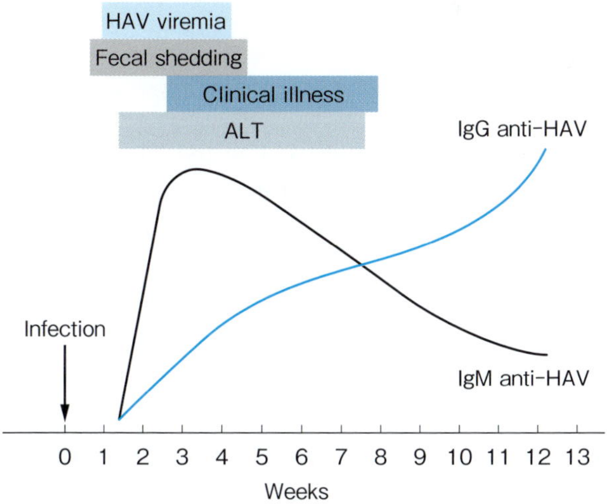

図1　A型肝炎の臨床経過

トランスアミナーゼの正常化に3~6か月を要する例や，正常化後に再上昇する例もあるが，慢性化せず，予後は良好である．また，A型肝炎には肝外合併症として，急性腎不全，貧血，心筋障害などがある．

成人では顕性感染が多く，通常，年齢が上がるにつれ重症度も上昇する．A型肝炎の症例全体の致死率は0.1~0.3%であるが，50歳以上では1.8%に達する．一方，小児では不顕性感染が多く，時に無症状のまま，集団発生の感染源となることもある[1]．

感染者の感染力が強いのは，黄疸が出現する前の2週間である．この間，便に排出されるウイルス量は多いが，黄疸の出現後は便中へのウイルス排出は減少する．しかし，3週間後まで排出が続くこともある．成人に比較すると，小児の方が便へのウイルスの排出は長く続く傾向にある．

確定診断には，血液や便中におけるPCR法による病原体遺伝子の検出，もしくは血清でのIgM抗体の検出である．

A型肝炎は感染症法の4類感染症であり，医師は，上記の症状や所見からA型肝炎を疑い，A型肝炎と診断した場合（確定例），または上記の臨床的特徴を呈していないが，確定診断検査にてA型肝炎の感染が証明された場合（無症状病原体保有者）には，都道府県知事に届け出ることが義務付けられている．なお，A型肝炎により死亡した例や，A型肝炎により死亡したと疑われる例も届け出る義務がある．

2. A型肝炎ウイルス

A型肝炎ウイルス（HAV: hepatitis A virus）は，ピコルナウイルス科のヘパトウイルス属に属する．ピコルナウイルス（Picornaviridae）とは，小さな（ピコ: pico），RNA（ルナ: rna）ウイルスを意味する．A型肝炎ウイルスの遺伝子型は6種類に分けられているが，血清型は1種類のみである．

A型肝炎ウイルスは酸に耐性であり，熱，乾燥などにも強い．胃酸によって不活化しない．エーテルなどの脂溶性物質，界面活性剤，蛋白分解酵素などに耐性であるが，高圧滅菌，紫外線照射，ホルマリン処理，塩素剤処理などで失活する[2]．

A型肝炎ウイルスは胃や小腸から吸収され，血流に乗って，肝臓にたどりつき，肝臓で増殖する．増殖したA型肝炎ウイルスは胆汁とともに十二指腸に排出され，再び小腸から吸収されるものと，便中に排出されるものとがある．また，腸管の粘膜でもA型肝炎ウイルスの増殖が起こると考えられている．A型肝炎ウイルス自身は一般的に細胞障害を起こさず，肝炎は宿主免疫反応としておきる．

疫学

A型肝炎ウイルスは世界中に分布している．衛生環境が劣悪な地域では主に乳幼児期に感染するため，肝炎の発生率は低く，流行も起こらない．しかし上下水道などの整備により衛生環境が改善すると，肝炎の発生率に大きな変化が生じる．まず，都市部を中心に感染率が低下し，感受性者が蓄積され

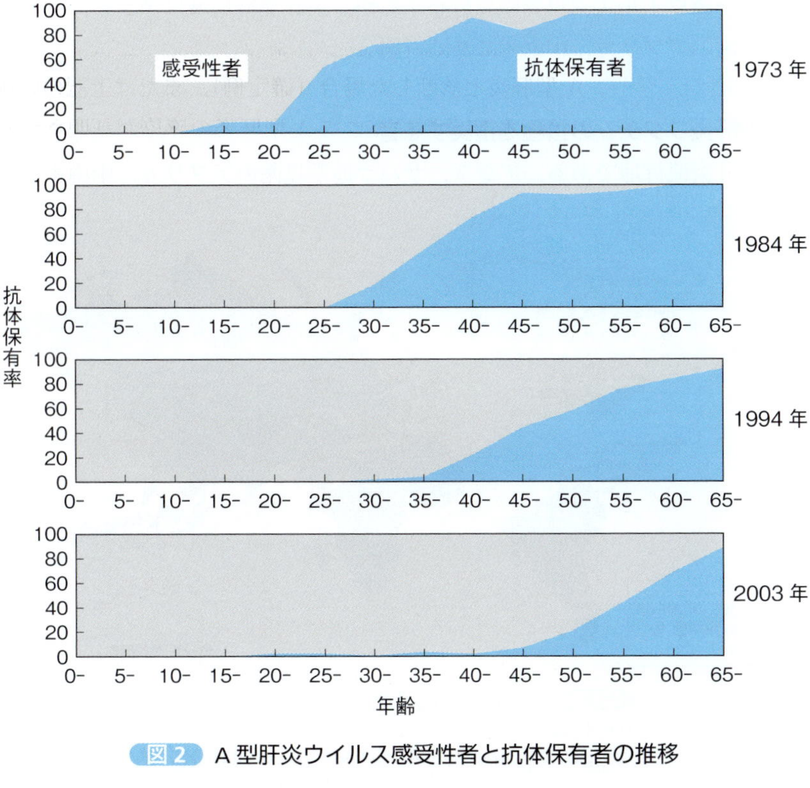

図 2　A 型肝炎ウイルス感受性者と抗体保有者の推移

て流行が認められるようになる[3]．

海外では1988年に中国上海で約30万例にもおよぶA型肝炎の流行があった．最近では，オランダや英国などでセミドライトマトに関連した集団発生，2012年から2013年にかけて北欧で冷凍イチゴに関連した集団発生，2014年には米国で冷凍ザクロに関連した集団発生などが報告されている．また，2002年には中国大連において日本人渡航者の集団発生例があった．

一方，日本はA型肝炎の少ない国の1つである．日本人の年齢別抗体保有状況の調査結果によれば，A型肝炎ウイルス抗体保有率曲線が高年齢層にシフトしている（図2）．日本では過去40年以上にわたって，A型肝炎ウイルスの感染が少ないことが明らかにされている[4]．

渡航時に接種が必要な国や地域

A型肝炎ウイルスは世界中に分布するが，主な流行地域はアジア，サハラ砂漠以南のアフリカ，中南米である（図3）．

●A型肝炎ワクチンの接種を推奨する者

A型肝炎流行地である，アジア，サハラ砂漠以南のアフリカ，中南米への

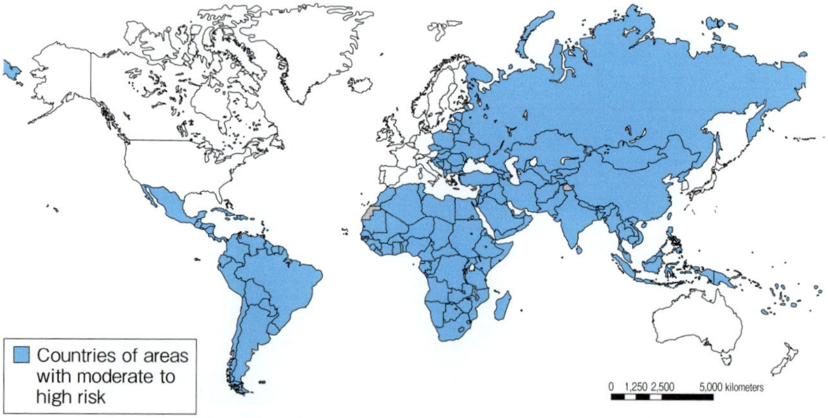

図3　A型肝炎の流行地域
（WHOのホームページより作成
〈http://www.who.int/ith/ITH_chapter_6.pdf?ua=1〉）

渡航者が接種の適応となる．とくに都市部以外の上下水道が整備されていない衛生状態の悪い場所に滞在する者には強く推奨する[5)].

その他，A 型肝炎患者と接触機会が多い医療従事者，A 型肝炎ウイルスの抗体をもたない基礎疾患（慢性肝疾患など）を有する者，男性同性愛者などが接種対象者として挙げられる[6)].

ワクチンと接種法

1. 日本の A 型肝炎ワクチン

日本の A 型肝炎ワクチン（エイムゲン®）は，不活化ワクチンである．アフリカミドリザル腎臓由来細胞で培養した A 型肝炎ウイルスを高度に精製し，不活化後安定剤を加え，凍結乾燥したワクチンで，アジュバントを含まない[7)].

接種回数は 3 回で，接種スケジュールは 0.5mL ずつを 2～4 週間間隔で 2 回，筋肉内または皮下に接種する．さらに，初回接種後 24 週を経過した後に 0.5mL を追加接種する．

なお，エイムゲンの使用適応が，2013 年 3 月から 16 歳未満の小児へも拡大された．小児への用法，用量も成人と同様である．

接種方法は皮下または筋肉内に接種する．添付文書上も，筋肉注射することが小児を含めて認められた．なお，筋肉注射する場合の接種部位は，三角筋あるいは大腿外側広筋である．

2. 海外の A 型肝炎ワクチン

海外で使用されている主な A 型肝炎ワクチンも不活化ワクチンであるが，各社のワクチンは，ワクチンの製造に用いたウイルス株，ウイルスの遺伝子型，アジュバントの有無が異なる（表 1，2）.

また，海外の A 型肝炎ワクチンの接種回数は 2 回で，初回接種後，2 回目を 6 か月以降に接種する．接種方法は筋肉内に接種する[8)].

その他にも，海外では A 型肝炎と B 型肝炎が混合されたワクチンや，A 型肝炎と腸チフスが混合されたワクチンも使用されている．

表1 A型肝炎ワクチンの成分

製品名	製造国	剤型	アジュバント	保存剤	ウイルス株	遺伝子型
エイムゲン	日本	凍結乾燥	なし	なし	KRM003	ⅢB
Havrix	ベルギー	液状	Al(OH)3	2-PE	HM175	ⅠB
VAQTA	アメリカ	液状	Al(OH)3	なし	CR326F	ⅠA
Avaxim	フランス	液状	Al(OH)3	2-PE	GBM	ⅠA
Epaxal	スイス	液状	Virosome	なし	RG-SB	ⅠB

（石井孝司，他．A型肝炎ワクチン．BIO Clinica. 2013; 28: 321-5）

表2 A型肝炎ワクチンの接種方法

製品名	抗原量	接種量	接種方法	接種回数	接種間隔
エイムゲン	0.5μg	0.5mL	皮下注射 筋肉注射	3	0，2～4週，6か月
Havrix	720EL.U. 1,440EL.U.	1-18歳 0.5mL 19歳以上 1.0mL	筋肉注射	2	0，6～12か月
VAQTA	25U 50U	1-18歳 0.5mL 19歳以上 1.0mL	筋肉注射	2	0，6～18か月
Avaxim	80U 160U	1-15歳 0.5mL 16歳以上 0.5mL	筋肉注射	2	0，6～18か月
Epaxal	25IU	1歳以上 0.5mL	筋肉注射	2	0，6～12か月

（Plotkin SA, et al. Vaccine. 7th ed. Elsevier. 2017）

3. ヒト免疫グロブリン

A型肝炎ワクチンが開発される以前は，筋注用ヒト免疫グロブリンがA型肝炎の予防に使用されていた．しかし，筋注用ヒト免疫グロブリンは血液製剤であることや，即効性はあるが有効抗体価の持続が短いことに問題点がある．そのため，現在では，A型肝炎の予防には，免疫グログリン製剤ではなく，A型肝炎ワクチンが使用される．

効果

10歳以上の健康者を対象に実施された臨床試験の結果によれば，A型肝炎ワクチンを2～4週間隔で2回接種後の抗体陽転率は100％で，平均抗体価が約500mIU/mLだった．6か月後に平均抗体価は約200mIU/mLまで低下するが，この時点で3回目の接種をすると約3,000mIU/mLに上昇した[9]．5年経過後でも約400mIU/mLの抗体価が保たれていた[10]．

16 歳未満の小児を対象とした臨床試験でも，A 型肝炎ワクチン 0.5mL の 2 回接種後に，抗 A 型肝炎ウイルス抗体陰性者（55 名）の 100%が抗体陽性となった[11)].

10 歳以上に対して筋肉内接種と皮下接種の有効性と安全性を比較した臨床試験では，3 回接種（0 週，4 週，24 週に接種）群では，2 回目接種以降，抗体陽転率は筋肉内接種，皮下接種群とも 100%となった．平均抗体価は，筋肉内接種群が皮下接種群より高い値で推移し，初回接種後 28 週では，筋肉内接種群（3,388mIU/mL）が皮下接種群（2,344mIU/mL）に対し，有意に高い値となった[9)].

副反応

10 歳以上の健康人を対象とした臨床試験において，のべ接種例数 2,710 例中 162 例（6.0%）に副反応が認められた．主な副反応は，全身倦怠感（2.8%），局所の疼痛（1.6%），局所の発赤（1.0%），発熱（0.6%），頭痛（0.5%）などであった[9)].

16 歳未満の小児に対する臨床試験での副反応は，総接種数 678 例中 12 例（1.8%）で認められ，その内容は，発熱（0.6%），局所の発赤（0.6%），全身倦怠感（0.4%）および疼痛（0.4%）などであり，重篤なものはなかった[11)].

今後の課題と問題点

海外の A 型肝炎ワクチンは，2 回接種である．接種間隔は，初回接種から 6 か月以降に 2 回目を接種する．そして，海外の A 型肝炎ワクチンの間では，互換性は問題ないことが報告されている[11)].

日本と海外の A 型肝炎ワクチンの互換性を検証した報告は少ないが[12)]，互換性はあると考えられる．

ここが知りたい Q&A

(1) A 型肝炎ワクチンを接種前に抗体価の測定が必要？

我が国では A 型肝炎の発生件数は年々減少している．届け出された発生件数と，抗体保有率から推察される A 型肝炎の有病率のいずれにおいても世界中で最も低いレベルにある．我が国の年齢別のA型肝炎ウイルス抗体保有率の推移を前掲図2に示した．60歳未満の者がA型肝炎ウイルスの抗体を有していないことが明確であり，この年齢群では抗体測定は不要と考える．

(2) A型肝炎ワクチンを接種後に抗体価の測定が必要？

A型肝炎ウイルスの感染防御に必要なA型肝炎ウイルス抗体価は，一般的に10mIU/mL以上と考えられている．現在市販されている，A型肝炎ウイルス抗体キット「アーキテクト®・HAVAB®-G」の添付文書では，本キットの感度はワクチン接種者および急性肝炎既往の患者では98%以上であったと報告されている．しかし，A型肝炎ウイルス抗体価のカットオフが高い数値で設定されており，ワクチン接種後の抗体獲得を正確に反映できない可能性がある．

(3) A型肝炎ウイルスの曝露した後にも予防できるか？

A型肝炎は潜伏期間が2~6週間と長いため，海外のA型肝炎ワクチンは，A型肝炎に感染したと考えられる時点以降の接種（曝露後接種）としても使用されることがある[13]．

■文献

1) Control of communicable diseases manual 19th.
2) 国立感染症研究所感染症疫学情報センターホームページ. 〈http://www.nih.go.jp/niid/ja/diseases/a/hepatitis/hepatitis-a/392-encyclopedia/320-hepatitis-a-intro.html〉
3) World Health Organization, Department of Communicable Disease Surveillance and Response:Hepatitis A, 2000. 〈http://www.who.int/csr/disease/hepatitis/whocdscsredc2007/en/index.html〉
4) 国立感染症研究所感染症疫学情報センターホームページ. 〈http://idsc.nih.go.jp/iasr/31/368/dj3681.html〉
5) CDC. Health Information for International Travel, The Yellow book. 2014.
6) CDC. Epidemiology and Prevention of Vaccine-Preventable Diseases, The Pink book: Course Textbook. 12th Edition Second Printing. 2012.
7) エイムゲン審査報告書. 平成25年4月4日.
8) Plotkin SA, Orenstein WA, Offit PA. Vaccine. 7th ed. Elsevier; 2017. p.319-34.

9) 飯野四郎，谷川久一，三宅和彦，他．DCK-171（乾燥組織培養不活化 A 型肝炎ワクチン）の第Ⅲ相臨床試験．基礎と臨床．1993; 27: 237-44.

10) 遠藤　修，田中克明，岩田滉一郎，他．不活化 A 型肝炎ワクチン接種後の抗体価の長期観察．臨床とウイルス．1997; 25: 43-7.

11) 白木和夫，富樫武弘，成瀬　宏，他．DCK-171（乾燥組織培養不活化 A 型肝炎ワクチン）の小児領域第Ⅲ相臨床試験．小児内科．1995; 27: 313-9.

12) Fukushima S, Kiyohara T, Ishii K, et al. Immunogenicity of aluminum-adsorbed hepatitis A vaccine (Havrix®) administered as a third dose after primary doses of Japanese aluminum-free hepatitis A vaccine (Aimmugen®) for Japanese travelers to endemic countries. Vaccine. 2017; 35: 6412-5.

13) WHO. Weekly Epidemiological Record. 2012; 87: 261-76.

〈福島慎二，濱田篤郎〉

16 狂犬病ワクチン

●狂犬病

狂犬病は代表的なウイルス性人獣共通感染症の 1 つであり，特徴的な臨床像から恐水病とも呼ばれる．病原体はラブドウイルス科リッサウイルス属に分類される狂犬病ウイルス（rabies virus: RbVrs）である．

狂犬病の臨床的特徴は，RbVrs が致死的な脳炎を引き起こすため，発病すればほぼ 100％死亡すること，潜伏期が通常 1〜3 か月と長いこと，狂犬病発病以前に RbVrs に感染しているか否かを知る検査方法がないことである．一度発病した狂犬病に対する有効な治療法は確立されていないが，狂犬病危険動物に咬まれたあと，ただちに狂犬病ワクチン（rabies vaccine: RbVac）を繰り返し接種する曝露後発病予防（post-exposure prophylaxis: PEP）によって，ほとんどの場合，発病を免れることはできる．すなわち，狂犬病は予防できるが，治癒はきわめて困難な疾患である．

1. 感染経路

RbVrs は狂犬病動物の唾液中に高濃度に含まれるため，咬傷による感染がもっとも一般的な感染経路である．特殊な感染経路として，多数のコウモリが生息する洞窟に入り経気道的に感染した例，実験室内で RbVrs 感染動物の脳を粉砕中に脳組織のエアロゾルを吸い込んで感染した例，角膜，腎臓，肝臓などの移植を介して感染した例などがある[1)]．現在まで医学的に証明されたヒトからヒトへの狂犬病感染例は，臓器移植を介する例のみである．

2. 臨床経過

ヒトの狂犬病の経過は潜伏期，前駆期，急性神経症状期，昏睡期に分けられる．唾液とともに体内に入った RbVrs は傷口付近の筋肉細胞内で増殖し，神経筋接合部から神経細胞に侵入し，細胞質の流れにのって上行する．やがてウイルスが脊髄に達してはじめて症状が出る．すなわち，RbVrs が傷口から脊髄に達するまでが潜伏期であり，普通 1～3 か月であるが，1 年以上の例も 7～8％ほどある．

前駆期は，RbVrs が脊髄に達してから脳に達するまでの期間である．一度治癒した咬傷部位の疼痛，かゆみ，知覚異常などがほぼ半数の患者にみられ，発熱，頭痛，筋肉痛，倦怠感などの症状もある．

ウイルスが脳に達すると，患者は強い不安感，異常行動，見当識障害，幻覚，痙攣発作，麻痺といった神経症状を現す（急性神経症状期）．半数近くの患者に，水を飲もうとすると咽頭喉頭部の有痛性の痙攣発作が起こり，患者は水分摂取を拒否する（恐水発作）．また，痙攣が起きなくとも，洗顔や手洗いなどの水に触れる行為を避ける患者もみられる．さらに，冷たい風が頬にあたっても咽頭喉頭部の痙攣が起こるので患者は風を避ける（恐風症）．急性神経症状期は 2～10 日ほど続くが，この間に意識状態が徐々に悪化し，昏睡に陥る．延命処置をしなければ，昏睡に陥って間もなく呼吸が停止して死亡する．通常狂犬病に回復期はないと考えてよい．

3. 診断と鑑別診断

狂犬病常在地で狂犬病危険動物に咬まれた既往歴があり，恐水発作のような典型的な症状があれば，臨床的に狂犬病と診断することは可能ではあるが，咬傷既往歴は不明であることが多いため，臨床診断は困難である．狂犬病の生前診断は，唾液や髄液からの RbVrs 分離，皮膚生検標本，角膜擦過標本での蛍光抗体法によるウイルス抗原の証明，逆転写ポリメラーゼ連鎖反応（RT-PCR）によるウイルス遺伝子の証明などによって行う．いずれの検査法も RbVrs が脳組織で増殖し，さらに脳以外の部位に広がったのちにはじめて陽性となるので，病初期の診断には役立たず，狂犬病の生前早期診断はほぼ不可能である．

4. 治療と予後

発病してしまった狂犬病に対する有効な治療法は確立されていない．これまで狂犬病発病後に救命できた症例が医学雑誌に 8 例報告されている（表 1）．

15 歳の女性は，RbVac や RIG の投与を受けず，人工呼吸管理の下で強

表1　狂犬病救命例8例の比較

症例	年齢，性別	発生国	発生年	感染源	ワクチン接種	後遺症
症例1	6歳　M	米国	1970	コウモリ	曝露後発病予防	なし
症例2	45歳　F	アルゼンチン	1972	イヌ	曝露後発病予防	ほぼ完全に回復
症例3	32歳　M	米国	1977	実験室内感染	曝露前免疫	失語症
症例4	9歳　M	メキシコ	1992	イヌ	曝露後発病予防	四肢麻痺等*
症例5	6歳　M	インド	2000	イヌ	曝露後発病予防	四肢硬直等*
症例6	15歳　F	米国	2004	コウモリ	なし	あり，社会復帰
症例7	17歳　F	米国	2009	コウモリ	曝露後発病予防	なし
症例8	8歳　F	米国	2011	ネコ（未確定）	なし	なし

M：男性，F：女性　　*救命後2～4年で死亡

力な鎮静処置を受け，抗ウイルス薬などの投与を受けて救命された[2)]．この症例での治療を基礎として，Milwaukee rabies protocol（MRP）が，ウイスコンシン大学から提唱された．しかし，MRPに従った治療成功例の正式な報告がない一方で，治療失敗例が少なからずあることから，MRPは確立された治療法として認められていない．

WHOは，狂犬病が確定診断された症例に対しては，苦痛を軽減するための緩和治療を推奨している[3)]．狂犬病危険動物に咬まれた場合は，ただちにRbVac接種を開始する曝露後発病予防が，若干の失敗例はあるものの，現在でも狂犬病死を免れる唯一有効な方法と考えるべきである．

疫学

狂犬病は，感受性に差があるとはいえ，ほとんどすべての哺乳動物が罹患するため，一部の島国や半島の国々を除いて，全世界で発生している．しかし，地域によってRbVrsを伝播する動物の種類が異なり，狂犬病の発生状況も異なる．アジア，アフリカ，中南米ではイヌを中心に狂犬病が多発し（都市型），北米ではキツネ，アライグマ，スカンクなど野生動物の間で狂犬病が発生している（森林型）（図1）．さらに南北米大陸ではコウモリがRbVrsを伝播し，ヨーロッパ，アフリカ，オーストラリアのコウモリは，狂犬病類似リッサウイルスを伝播している．ヒトがこのリッサウイルスに感染すると臨床的に狂犬病を発病する．

日本では，第2次世界大戦後の混乱期に狂犬病の流行がみられたが，1957年以降，1970年に1例，2006年に2例の輸入狂犬病症例を除いて，

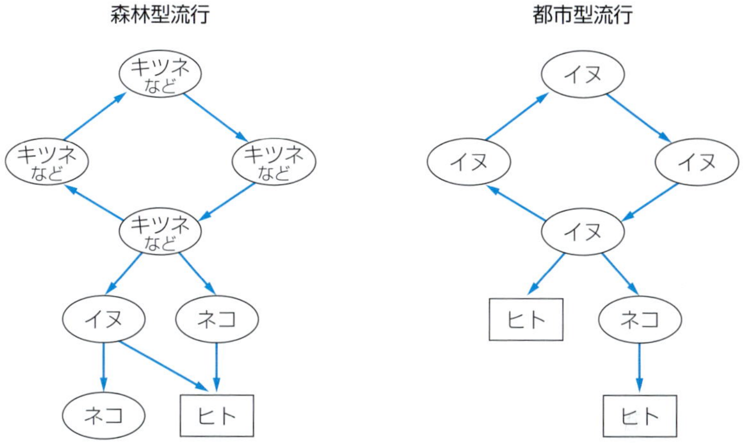

図 1 狂犬病の流行型
アジア，アフリカ，中南米では都市部のイヌの間で狂犬病ウイルスの感染環が形成されており，ヒトやネコなどの動物が偶発的に狂犬病ウイルスの感染を受ける．北米ではキツネ，アライグマ，スカンクなど野生動物の間で狂犬病ウイルスの感染環が成立しており，イヌやネコが偶発的に感染を受け，さらに感染したイヌやネコからヒトが感染を受けることもある．

ヒトの狂犬病も動物の狂犬病も発生の報告がない[1)]．このため狂犬病は「過去の病気」と思いこんでいる日本人も少なくない．しかし，海外では今なお動物およびヒトの狂犬病が発生している国々が少なくない．世界保健機構（WHO）の報告では全世界の狂犬病犠牲者の 55％はアジアで，45％はアフリカで発生している[3)]．

渡航時に接種が必要な国や地域

海外の狂犬病常在地でイヌやネコなどの狂犬病危険動物に咬まれたため，当院ワクチン外来を受診した咬傷被害者 1,293 例で受傷した国を調べると，1,074 例（83.1％）がアジア諸国で受傷しており，うちタイが 435 例で最も多く，中国 159 例，インド 128 例，インドネシア 108 例，フィリピン 78 例と続いていた[5)]（図 2）．咬傷被害者数の多少と狂犬病発病の危険は正比例しないが，渡航者に注意を促しておく必要はある．また，加害動物種ではイヌの他にサル，ネコが多かった（図 3）．

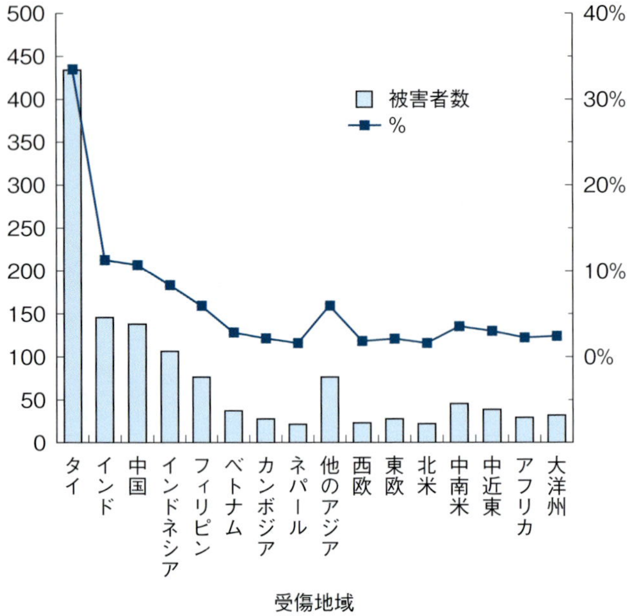

図2 当院で狂犬病曝露後発病予防を受けた海外渡航者が咬傷などを受けた地域と被害者数

南北米大陸ではコウモリがRbVrsを伝播しており，米国内で発生した狂犬病患者はほとんどすべてコウモリから感染を受けている．米国に留学した日本人が大学の寮内で狂犬病のコウモリに咬まれた例もあるので[5]，米大陸への渡航者にはあらかじめ注意を促しておく必要がある．

原則的には，狂犬病常在地に旅行，出張，赴任する人々には出国前にRbVac接種を受けるよう勧めるべきである．しかし，実際に接種するか否かは，渡航者の旅行形態，滞在期間，渡航先の医療レベル，本人の希望などを勘案して判断すべきである．

ワクチンと接種法

現在日本で認可されているRbVacは化学及血清療法研究所（化血研）が製造している精製ニワトリ胚細胞ワクチン（PCEC-K）だけである．PCEC-Kは初代培養ニワトリ線維芽細胞で増殖させた弱毒RbVrsのFlury

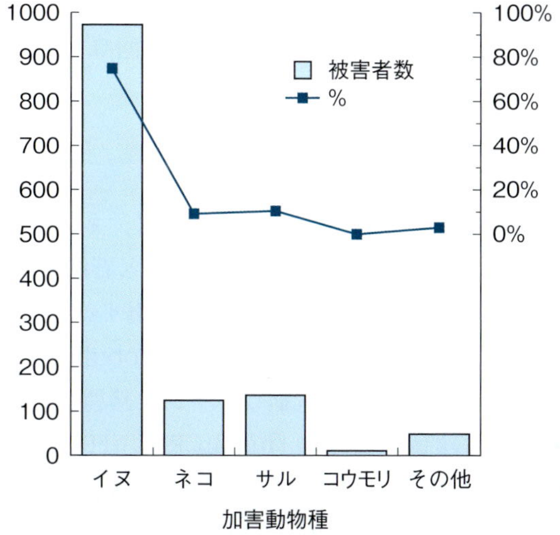

図3 狂犬病曝露後発病予防のため当院を受診した海外渡航者を傷つけた加害動物種と被害者数
「その他」には，アライグマ，リス，ウマ，トラの幼獣などが含まれる．

HEP 株をベータプロピオラクトンで不活化し，濃縮，精製して製造し，凍結乾燥して出荷されている．なお，本ワクチンには安定剤としてゼラチンが含まれているため，ゼラチンアレルギーのある者への接種には注意が必要である．

2006 年 1 月から 2012 年 12 月までに，海外で狂犬病危険動物に咬まれたのち，PEP を受けるために当院を受診した，625 例のうち，受傷した現地で PEP を開始して継続のため受診した者は 334 例おり，そのうち接種ワクチンの種類が持参したワクチンの空き箱や接種記録から判明した者は 264 例であった[7]．渡航先で接種を受けた主な RbVac は，①精製ベロ細胞ワクチン（Purified vero cell rabies vaccine: PVRV）136 例，②精製ニワトリ胚細胞ワクチン（Purified Chick Embryo Cell Vaccine: PCEC）* 60 例，③ヒト 2 倍体細胞ワクチン（Human Diploid Cell Vaccine: HDCV）5 例（以上は凍結乾燥品），④中国製組織培養濃縮不活化狂犬病ワクチン（凍結乾燥品ではない）30例であった．PVRVは1回0.5mLを，その他は1回1.0mLを筋肉注射する．PVRVとPCECは1回0.1mLを皮内接種することも認可されている（タイ赤十字方式）．

1．曝露後発病予防（PEP）

WHOは狂犬病常在地で狂犬病危険動物（イヌ，ネコ，アライグマ，スカンク，コウモリなど）に咬まれたときは，①水と石鹸で傷口を十分洗う，②アルコールやポビドンヨードなどの消毒液で消毒する，③曝露の程度に応じて，狂犬病免疫グロブリン[Rabies immune globulin（RIG）]を咬傷部位に注射したのち，④組織培養狂犬病ワクチンを接種するよう勧告している[3,4]．なお，RIGにはヒト由来のHuman RIG（HRIG）とウマ由来のEquine RIG（ERIG）があり，HRIGなら体重1kgあたり20国際単位[International Unit（IU）]，ERIGなら体重1kgあたり40IUを筋肉注射する．RIGの投与は1回のみとする．ただし，日本では現在RIGは市販されていないので入手は困難である．

WHOは，2018年4月に狂犬病ワクチンに関する新たな報告を行い，その中でPEPおよび曝露前免疫の新方式を提案した[4]．しかし，新提案がなされても，この発表以前にWHOが推奨してきた接種方式に代わって新方式が世界的に普及するまでにはある程度の時間がかかるものと推測される．このため本章ではWHO新接種方式を，従来推奨されていた接種方式と比較できるように記す．

●PEPのためのRbVacの接種方式[3, 4]

1）従来の代表的接種方式（図4）

①エッセン方式（5回筋肉内接種方式）はWHO推奨の標準方式である．上記咬傷部位の処置後に，組織培養RbVac（力価2.5IU以上）を，初回接種日を0日として，0，3，7，14，28日に接種する．

②タイ赤十字方式では，狂犬病が疑われる動物に咬まれたあと，上記の傷処置を行い，RbVac接種は溶解した組織培養RbVacの0.1mLを0，3，

＊PCEC-Kと製法は同様であるが，ワクチン株が異なっている（Flury LEP株）．

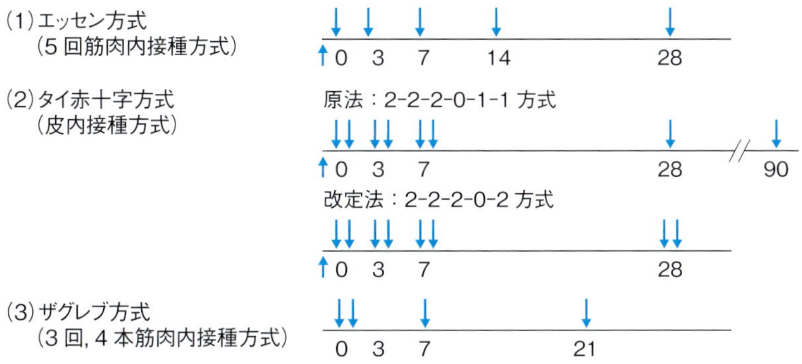

図 4 従来の代表的な狂犬病曝露後発病予防方式
↓: 狂犬病ワクチン接種　↑: 狂犬病免疫グロブリン注射

7 日は左右の腕に皮内接種し, 28, 90 日には一方の腕に皮内接種する(原法; 2-2-2-0-1-1 方式). 28 日に左右の腕に皮内接種する改定方式(2-2-2-0-2 方式) も WHO により公認された. タイ赤十字方式は少ない RbVac 接種量でエッセン方式と同等の抗体産生が得られることが特徴である. WHO は RbVac の供給量が不足している地域では, タイ赤十字方式を採用することを推奨している. なお, タイ赤十字方式による接種で十分な発病予防効果が得られると WHO が認定した RbVac は PVRV と PCEC の 2 種のみである[3].

③ザグレブ方式は, 0 日に組織培養 RbVac を左右の肩に 1 本ずつ筋肉注射し, 7 日と 21 日に 1 か所にワクチン接種するもので, エッセン方式に比べて, RbVac を 1 本倹約でき, 受診回数を 2 回減らすことができる.

なお, PCEC-K を用いて PEP を行う場合には, 1 回量 1.0mL を, 初回接種日を 0 日として, 0, 3, 7, 14, 30, 90 日の 6 回皮下接種するよう添付文書で指示されている.

2) 新しく提案された方式 (図 5)

①皮内接種方式

組織培養 RbVac の 0.1mL を 0, 3, 7 日に 2 か所ずつ皮内接種する. 従来のタイ赤十字改訂方式 (2-2-2-0-2 方式) から 28 日分を除いた方式.

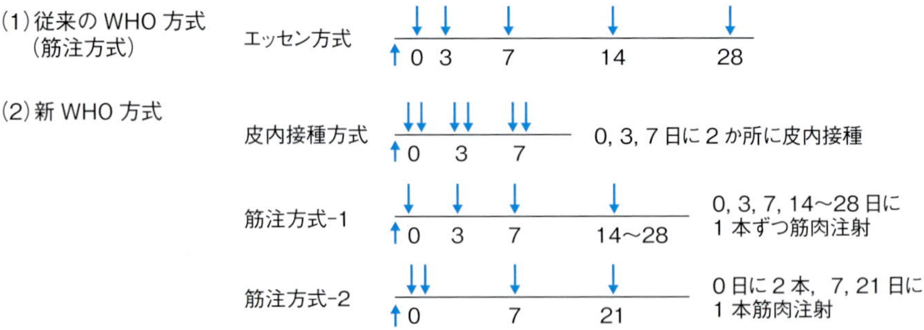

図 5 新しく提案された WHO の狂犬病曝露後発病予防方式
↓: 狂犬病ワクチン接種　↑: 狂犬病免疫グロブリン注射

②筋肉注射方式

2-1．0，3，7，14 日から 28 日に，組織培養 RbVac を 1 本ずつ，合計 4 本筋肉注射する．従来のエッセン方式から 14 または 28 日接種分を除いた方式．

2-2．0 日に 2 本，7，21 日に，組織培養 RbVac を 1 本ずつ，合計 4 本筋肉注射する．従来のザグレブ方式に相当する．

2. 曝露前免疫

副反応がほとんどない組織培養 RbVac が開発されてからは，狂犬病動物に咬まれる前に，危険が予想される人々への予防接種が可能になった（曝露前免疫）.

1）従来の WHO 方式による曝露前免疫

組織培養 RbVac を 0 日，3 日，21〜28 日の 3 回筋肉注射する[3)].

一方，PCEC-K を用いて曝露前免疫を行う場合は，成人でも小児でも 1 回量 1.0mL を，0 日，1 か月，6〜12 か月に皮下接種するよう添付文書に記載されている．なお，PCEC-K を用いて，0 日，3 日，21〜28 日の 3 回接種しても十分な抗体産生がみられる[8)].

曝露前免疫を完了したのちに狂犬病危険動物に咬まれた場合は，RIG は不要だが，2 回（0 日と 3 日）の RbVac 接種を WHO は指示している[3)].

2）新しく提案されたWHO方式による曝露前免疫[4)]

①皮内接種による曝露前免疫

組織培養RbVacの0.1mLを0日と7日に2か所ずつ皮内接種する．0.1mLを0日，7日，28日に1か所ずつ皮内接種する従来の方式を，2か所ずつ0日，7日の2回皮内接種に変更した．

②筋肉注射による曝露前免疫

組織培養RbVacを0日と7日に1本ずつ筋肉注射する．従来の筋肉注射方式から21～28日分を除いた方式．

効果

1975年7月から1976年1月の間にイランで45例が狂犬病のイヌやオオカミに咬まれた．44例は抗狂犬病ラマ血清とHDCV 6回の注射を受け，1名はHDCV接種のみ受けて，全員が発病を免れた．また中和抗体の上昇も確認された．この事例からHDCVの予防効果がきわめて大きいことがわかる．しかし，二重盲検法を用いた狂犬病発症予防効果判定試験は，狂犬病の治療法が確立していないことなどから，実施不可能であり，ワクチンの効果は接種後の抗狂犬病抗体価の上昇によって判定される．

1．曝露後発病予防（PEP）

1999年1月から2001年12月末までにPEPの目的で当院を受診した海外動物咬傷被害者合計233名のうち，当院にてPCEC-KでPEPを開始した77例の咬傷被害者における3回接種後の幾何平均ELISA抗体価は1.9EU/mL（62例），PCEC-K 5回接種後の幾何平均ELISA抗体価は7.4EU/mL（72例）であった．なお，狂犬病発病防御レベルとされている0.5EU/mLに達しなかった被害者が3回接種後には3例みられたが，5回接種後の抗体価が0.5EU/mLに達しなかった被害者はいなかった[9)]．

すなわち，国産RbVacによるPEPは有効と判断される．

2．曝露前免疫

15名の健康な成人にPCEC-K 1.0mLを0日，4週，30週に皮下注射し，1～3回目接種3～4週後に採血して中和抗体を測定した．1回目接種4週後は全員が抗体陰性，2回目接種4週後には幾何平均中和抗体価は1.3IU/mLで発症防御レベルを超え，3回目接種4週後には全員が抗体陽性となり，幾何平均中和抗体価は2.7IU/mLに上昇した[10]．

PCEC-K 1.0mLを健康成人53名に0日，7日，28日に接種し，初回接種7日後，2回目接種3週後，3回目接種2週後に採血してELISA抗体を測定した．1回目接種1週後は全員が0.5EU/mL以下であったが，2回目接種3週後には45名で抗体が0.5EU/mLの発症防御レベルを超え，幾何平均ELISA抗体価は1.7EU/mL，3回目接種2週後には全員が0.5EU/mL以上となり，幾何平均値は3.8EU/mLに上昇した[8]．

すなわち，国産RbVacによる曝露前免疫は，日本の接種方式で接種しても，WHO方式で接種しても有効と判断される．

▶副反応

組織培養不活化RbVacによる副反応としては，HDCV接種後に蕁麻疹の発生が報告された．これはウイルス不活化時に安定剤として添加されたヒトアルブミンが原因と判明し，アルブミンが除去されたのちは，発生がみられていない[3]．PRVRやPCECでは，注射局所の発赤や疼痛以外にほとんど副反応がみられない．ただし，幼児にPCEC-Kを1.0mL接種した場合には発熱することがある．

●今後の課題と問題点

1．PCEC-Kを用いた曝露前免疫の接種スケジュールが国際的でない

日本国内では一般にPCEC-Kを0日，1か月，6か月に接種して曝露前免疫としているため，この接種方式で免疫を受けた渡航者が狂犬病常在地でイヌなどに咬まれて現地医療機関を受診した際に，現地の医師がどのようにPEPを実施してよいかわからず，曝露前免疫を受けていない者と同様に5回のRbVac接種によるPEPを実施するという事態も起きている．今後はPCEC-KをWHO方式で接種することを認可して，日本での曝露前免疫を国際的に通用するものにする必要がある．

2. PCEC-K の供給量が十分とはいえない

2006 年に輸入狂犬病が 2 例発生した直後は，PEP や曝露前免疫の希望者が増えて，RbVac に対する需要が急増し，曝露前免疫のためのワクチンが入手困難になる事態に陥った．現在では当時より状況は改善しているが，これは需要が減ったことと，一部の医療機関では外国製 RbVac を個人輸入して対応しているためであり，PCEC-K の供給量が十分になったためではない．地域によっては PCEC-K の入手が困難な状況が続いている．今後は外国製 RbVac を認可して，国内での供給量を増やし，RbVac を使用しやすくする必要がある．

ここが知りたい Q&A

(1) 渡航前に RbVac を 2 回しか接種できない場合は，接種しても無駄でしょうか？

多くの渡航者は海外渡航が決定してから出国までの時間が 1～2 か月程度なので，0 日，1 か月，6 か月の接種予定で 3 回の接種を完了することは困難である．しかし，2 回接種後でも，咬傷受傷後ただちに RbVac 接種を受ければ，迅速な抗体産生が期待できる[11]．狂犬病常在地に長期滞在する人々や医療機関から離れた地方を旅行する人々は出発前に，少なくとも 2 回の RbVac 接種を済ませておきたい．

(2) RbVac の追加接種はどのようにすればよいでしょうか？

3 回の本ワクチン接種を済ませた場合，狂犬病流行地でイヌやネコなどの狂犬病危険動物に咬まれない限り，追加接種の必要はないとされているが，当院では繰り返し狂犬病常在地に渡航する者には 5 年に 1 回，動物を取り扱うなど，特に RbVrs 曝露の危険が大きい渡航者には 2 年に 1 回の追加接種を勧めている．

(3) 海外の狂犬病常在地でイヌに咬まれ，現地で PEP のため外国製 RbVac を開始して帰国した人に国産 RbVac で PEP を継続してよいでしょうか？

通常 PEP は同種の RbVac を用いて実施されるが，外国製 RbVac が認可されていない日本では，海外でPEPを開始して帰国した咬傷被害者に海外と同種のワクチンでPEPを継続することは困難である．

1999年1月から2001年12月末までに当院を受診した海外動物咬傷被害者合計233名のうち，海外で1～4回のPVRVまたはPCEC接種を受けた者（PVRV被接種者40名，PCEC被接種者22名）を対象に，当院にてPCEC-Kを用いてPEPを継続した．海外と当院で合計5回のRbVac接種後に全員の抗体が発症防御レベルを超え，幾何平均ELISA抗体価はPVRV群で6.9EU/mL，PCEC群で6.3EU/mLであり，いずれもPCEC-K5回接種後の平均抗体価7.4EU/mLと有意差がなかった．PCEC-Kの6回目接種後にはさらに抗体価上昇が期待できる．

すなわち海外でPVRVやPCECの接種を1～4回受けて帰国した咬傷被害者に国産RbVacでPEPを継続してよいといえる．また，組織培養RbVacであれば，PVRVやPCEC以外の製品であっても，国産ワクチンでPEPを継続してよいと思われる．

■文献

1）髙山直秀．ヒトの狂犬病: 忘れられた死の病．改訂新版．東京: 時空出版; 2015.
2）CDC. Recovery of a patient from clinical rabies -- Wisconsin, 2004. MMWR. 2004; 53: 1171-3.
3）WHO. WHO expert consultation on rabies first report. WHO technical report series 931, Geneva; 2005. p.67-72.
4）WHO Rabies vaccines: WHO position paper-April 2018. WER. 2018; 93: 201-20.
5）髙山直秀，菅沼明彦，柳澤如樹，他．当院における狂犬病曝露後発病予防受診者の動向（1）受診者の推移と諸事情．日医雑誌．2014; 143: 1523-8.
6）髙山直秀，井戸田一朗，加藤康之，他．狂犬病曝露後発病予防のため受診した海外動物咬傷例の検討．日本医事新報．2001; 4022: 42-6.
7）髙山直秀，菅沼明彦，柳澤如樹，他．当院における狂犬病曝露後発病予防受診者の動向（2）海外での受傷および受診状況．日医雑誌．2014; 143: 1529-33.
8）Yanagisawa N, Takayama N, Nakayama E, et al. Pre-exposure immunization against rabies using Japanese rabies vaccine following the WHO recommended schedule. J Infect Chemother. 2010; 16: 38-41.
9）髙山直秀，菅沼明彦，笠井大介，他．外国製狂犬病ワクチンに引き続き国産狂犬病ワクチンで狂犬病曝露後発病予防を受けた人々における抗狂犬病抗体価．感染症学誌．2002; 76: 882-7.
10）髙山直秀，万年和明，井戸田一郎，他．ヒトへの皮内および皮下接種併用法による狂犬病曝露前免疫の検討．臨床とウイルス．2001; 29: 395-7.
11）菅沼明彦，髙山直秀，柳澤如樹，他．狂犬病曝露前免疫の曝露後発病予防に対する効果．感染症学誌．2010; 84: 474-5.

〈髙山直秀〉

17 黄熱ワクチン

黄熱

黄熱とは主に *Aedes* 属（ヤブカ属），一部で *Haemagogus* 属の蚊が媒介する Yellow fever virus（黄熱ウイルス）により引き起こされるウイルス性出血熱である．日本脳炎ウイルスや西ナイルウイルスと同様のフラビウイルス科に属している．ヒト，サルおよび蚊を宿主とし，ジャングルの中ではサル－蚊－サルという感染サイクル（森林型感染サイクル）がみられ，ジャングルに入ったヒトが蚊から感染し都市に持ち帰って，ヒト－蚊－ヒトという感染サイクル（都市型感染サイクル）を形成する．アフリカでは，サル・人間と蚊との間でサイクルを形成する，中間型（サバンナ型）感染サイクルもみられる[1)]（図 1）．

蚊刺後の潜伏期間は 3～6 日であり，突然の発熱，悪寒，筋痛，頭痛，背部痛，悪心，眩暈などの症状を呈する．この時期血中のウイルスは 10^5～10^6 コピー /mL 存在し，蚊に刺されれば感染源となりうる．ウイルス血症

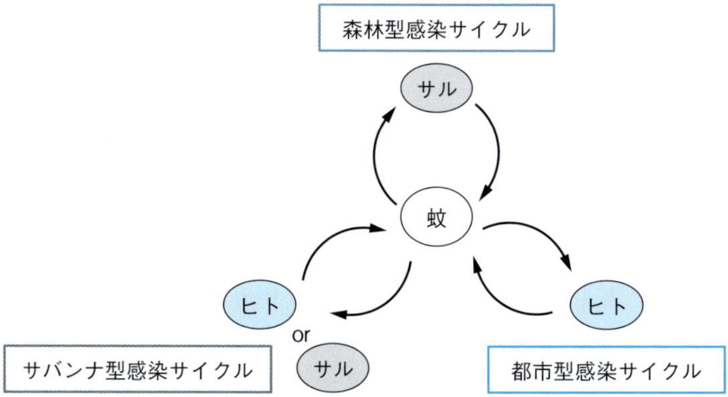

図 1　黄熱の感染サイクル

表1　黄熱のリスクのある国

アフリカ地域
アンゴラ，ウガンダ，エチオピア，カメルーン，ガーナ，ガボン，ガンビア，ギニア，ギニアビサウ，ケニア，コンゴ共和国，コンゴ民主共和国，コートジボワール，シエラレオネ，スーダン，セネガル，赤道ギニア，中央アフリカ，チャド，トーゴ，ナイジェリア，ニジェール，ブルキナファソ，ブルンジ，ベナン，マリ，南スーダン，リベリア，モーリタニア
アメリカ地域
アルゼンチン，エクアドル，ガイアナ，コロンビア，スリナム，パナマ，フランス領ギアナ，ブラジル，ペルー，ベネズエラ，ボリビア，トリニダード・トバゴ（トリニダード島のみ），パラグアイ

の時期が3～6日間ほど続き，寛解期に入る．この時期にウイルスは消失し，このまま症状が改善してしまう症例もあるが，15～25%の症例でさらに重症型へと進展する（中毒期）．この際，再度の発熱，嘔吐，上腹部痛，黄疸（直接ビリルビン値上昇），腎不全の他に多くの症例で出血症状（点状出血，皮下出血，鼻血，歯肉や穿刺部位からの出血，吐血，血便，不正子宮出血など）がみられる[1)]．この時期の黄疸がYellowの名の由来である．特異的な治療法はなく対症療法のみであり，不顕性感染から出血熱に至る例まで重症度は様々であるが，重症症例での死亡率は20～50%とされる[2)]．

▶疫学

現在，アフリカ，南米の46カ国，10億人の人口が黄熱のリスクに晒されている[3)]．2013年のレポート[4)]では，アフリカ（カメルーン，スーダン，コンゴ民主共和国，エチオピア）や南米（ペルー，コロンビア）で230例の発症例，85例が死亡と報告されている．ただし黄熱の疫学は1/10～1/1000の過少評価と考えられ，正確な数は把握できていないのが現状である．WHOは2013年に8万4000人～17万人の重症例と2万9000人～6万人の死亡例が発生していたと見積もっている[5)]．現在，感染リスクのある国について表1に記す[6)]．また近年アフリカでは，2012年スーダン，2015年アンゴラでのアウトブレイクが確認された[7, 8)]．アンゴラでは2016年5月までに2536の疑い症例，747の確定例，301の死亡例（死亡率11.9%）が報告されている[8)]．他にもコンゴ民主共和国（590例，確定例は

48例，うち41例はアンゴラへの渡航歴あり)，ケニア（確定例2例）にも波及し，中国でも輸入例（11例）が報告された[9)]．また続いて南米でもアウトブレイクの報告がある[10)]．ブラジルでは2016年末～2017年4月に2210例（確定604人，死亡302人)，それも数年間は患者がいなかった地域からの報告もあった[10)]．

渡航者についてもリスクは存在し，実際に旅行者での感染事例も1997～2011年の間で米国，ヨーロッパから10例報告されている．そのうち1例のみが黄熱ワクチン接種者であった[11)]．

渡航時に接種が必要な国や地域

他の多くのワクチンと大きく異なることは，国際保健規則（International Health Regulation: IHR）に基づいて入国に際し，接種が必ず必要とされる国，流行国からの入国時に必要となる国(乗り継ぎ含む)，渡航地域によって接種が必要とされる国などが存在するところである[6)]．

黄熱病感染危険地区，地域または国から入国する場合は黄熱ワクチン接種が必要とされている．

最新の情報はFORTH[6)]やWHOのサイトなどを参考にされたい．ただし，黄熱の発生やワクチン接種事情は今後も変化する可能性があるため，リアルタイムな情報を手に入れる必要がある．目的国の大使館や領事館に確認することをお勧めする．またはトラベルクリニックでのコンサルテーションの際に担当医へ相談するのがいいだろう．なお現在のところアジアでの流行は認められていないが，Aedes属の蚊はアジアにも幅広く存在しており，伝播する条件は整っていると考えられる．

ワクチンと接種法

現在使用されている黄熱ワクチンは，ニワトリ胚で培養増殖し，精製・凍結した生ワクチンであり，1927年に分離された17D-204株に由来し1936年に開発されたものである．本剤を溶解液3mLで溶解し，0.5mLを皮下注射する．接種後は図2（著者私物）に示すような国際ワクチン接種証明書（イエローカード）に記載される．

国内で使用されてきた製剤はYF-VAX®という輸入ワクチンである．ワ

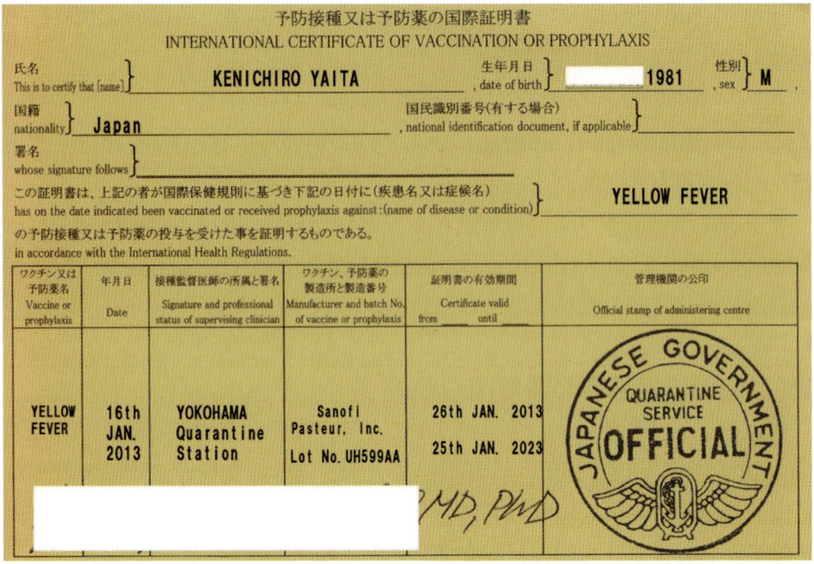

予防接種又は予防薬の国際証明書
INTERNATIONAL CERTIFICATE OF VACCINATION OR PROPHYLAXIS

氏名 This is to certify that [name] KENICHIRO YAITA , 生年月日 date of birth [redacted] 1981 , 性別 sex M ,

国籍 nationality Japan , 国民識別番号(有する場合) national identification document, if applicable

署名 whose signature follows

この証明書は、上記の者が国際保健規則に基づき下記の日付に(疾患名又は症候名) has on the date indicated been vaccinated or received prophylaxis against: (name of disease or condition) YELLOW FEVER

の予防接種又は予防薬の投与を受けた事を証明するものである。
in accordance with the International Health Regulations.

ワクチン又は予防薬名 Vaccine or prophylaxis	年月日 Date	接種監督医師の所属と署名 Signature and professional status of supervising clinician	ワクチン、予防薬の製造所と製造番号 Manufacturer and batch No. of vaccine or prophylaxis	証明書の有効期間 Certificate valid from until	管理機関の公印 Official stamp of administering centre
YELLOW FEVER	16th JAN. 2013	YOKOHAMA Quarantine Station [redacted] MD, PhD	Sanofi Pasteur, Inc. Lot No. UH599AA	26th JAN. 2013 25th JAN. 2023	JAPANESE GOVERNMENT QUARANTINE SERVICE OFFICIAL

図2　黄熱ワクチン接種証明書（イエローカード）

クチン製造元はサノフィパスツール・アメリカ社で，販売元のサノフィパスツール第一三共ワクチン株式会社が輸入して国内で検定を行っているが，一般には流通していない．ワクチン接種に関して国単位での医療機関の指定，WHOへの登録が必要であり，現在日本で指定されているのは原則，各検疫所，検疫衛生協会のみである（2017年7月現段階で国立国際医療研究センター，東京医科大学仙台医療センター，盛岡病院，大阪市立総合医療センター，りんくう総合医療センターなどでも接種が行われている）[6]．

黄熱ワクチンは生ワクチンであるため，接種後27日間は他のワクチンを接種することはできない．その上入国10日前に接種しなければならない国もあるため，その他の不活化ワクチン（A型肝炎や破傷風など）をできるだけ早く終わらせておき（黄熱ワクチン接種1週間前までに），黄熱ワクチン接種の妨げにならないようにしなければならない．

※なお，2018年11月頃よりYF-VAX®5人用の製造中止に伴い，同様のウイルス株から作られたStamaril®（フランスのサノフィパスツール社）が臨床研究として使用されている[12]．

効果

全ての黄熱ウイルス株に対して効果を持つ．接種者の 90％が 10 日以内に，99％が 30 日以内に免疫を付与される[1)]．過去の研究のデータからは 1 回の接種後に血清中和抗体が 20～35 年後も高確率で検出されており，免疫はおそらく生涯続くとされる[13)]．後に WHO の現在の見解を示すが今までの接種後 10 年有効という期間については見直され，2016 年 7 月 11 日から終生有効と変更された[6)]．ただし，入国を予定されている国の大使館や領事館に証明書の取扱いについて確認しておくことが勧められる．

なお現在までヒトでのワクチン有効性の研究は充分にはなされていないが，ブラジルや南アメリカの国々でワクチンを接種していない者しか黄熱を発症していないという事実があり，流行中のワクチンキャンペーンで速やかな流行消失が見られているなど，有効性はあるものと考えられる[13)]．

副反応

黄熱ワクチンは毎年世界中で 2,000 万回接種が行われ，かつ長い歴史を持ち非常に安全であるが，接種者の 10～30％で軽症の有害事象（接種部位の疼痛，頭痛，微熱，筋肉痛），また 0.8～1.8 イベント /100,000 接種の割合でアナフィラキシーが報告されている[2)]．

接種禁忌項目は，6 か月未満の乳児，胸腺疾患の既往，免疫抑制状態，卵・ゼラチン・ラテックスアレルギーのあるものなどである[2, 13, 14)]．また注意して接種しなければいけない項目についても表 2 に列記しているので参照されたい．ちなみにステロイドはどの程度使用していれば禁忌と考えるかであるが，「プレドニゾン換算 20mg 以上 2 週間（小児では 2mg/kg/day 以上）」は禁忌であり，ステロイド開始 2 週以内もしくは 20mg 未満，または局所投与であれば接種可能である[2)]．

通常生ワクチンであっても授乳婦で特に禁忌とはならないが，現在まで 3 例の副反応出現（乳児の神経症状）が報告されており，授乳婦にはワクチン接種は控えるべきとされている．もし接種する場合には 2～4 週間の授乳停止を行う．妊婦に関しても同様に避けられる旅行であれば避ける，避けられない旅行であればワクチンのリスクとベネフィットを考えて接種を検討する

表2　接種禁忌および接種注意項目[2, 13, 14]

接種禁忌
ワクチン内容物に対するアレルギー（卵，ラテックス，ゼラチンへの重症アレルギー）
6か月未満の乳児
胸腺疾患を持つもしくは既往があるもの有症状のHIV感染者
CD4＜200/mm³未満のHIV感染者原発性免疫不全症
悪性腫瘍
移植後
免疫抑制薬治療中
接種注意
6～12か月の乳児
60歳以上で初めて黄熱ワクチンを接種するもの妊婦
授乳婦
無症状でCD4＞200mm³のHIV感染者

こととなる．また，以上のような接種が難しい場合において，医師が記載したMedical Waiver（接種禁忌証明）を所持して渡航する必要がある．

まれであるが有名な副反応として，黄熱ワクチン由来の神経向性疾患（Yellow fever vaccine-associated neurotropic disease: YEL-AND）と黄熱ワクチン由来の内臓向性疾患（Yellow fever vaccine-associated viscerotropic disease: YEL-AVD）がある．YEL-ANDは過去には接種後脳炎といわれていた疾患であり，加えてギラン・バレー症候群や急性散在性脳脊髄炎などの神経障害も含む．発症頻度は0.4～0.8例/10万回接種といわれ，幼児や高齢者でリスクが高くなる[14]．1945～2002年の間の2億回以上接種された中で，脳炎は23例が報告され，16例が9か月未満の幼児であった[14]．ワクチン接種後4～23日で起こり，ほとんど後遺症なく回復する．またYEL-AVDは0.3～0.4例/10万回接種の発症頻度とされる疾患で，接種の2～5日後に発熱，肝酵素上昇，呼吸不全から発症し，多臓器不全から死亡することもある[14]．高齢（60歳以上），胸腺疾患がリスクとなる[14]．

今後の課題と問題点

現在日本での一番の課題は，一般のトラベルクリニックでの接種はできていないために他のワクチンとの同時接種が困難な状況である．他国では接種可能機関はそのような制約はなく，例えば米国では2005年の段階で2,600の機関がレジストリに登録されている[15)]．医学的には，黄熱ワクチンと他のワクチンの同時接種は可能である．

ここが知りたいQ&A

(1) 黄熱に関して他の予防法はないですか？

マラリアやデング熱などと同様に，蚊媒介感染症であるので，長袖・長ズボンを着用し，防虫剤（できればDEET濃度30～50％のもの．日本でも現在では30％のものが入手可能となった）などを用いて，流行地で蚊に刺されないことである．

(2) 10年ごとの追加接種が必要ですか？

2013年にWHOが黄熱ワクチンに関してのposition statement[13)]を発表しており，この中で「黄熱ワクチンは1回接種のみで，生涯ブースター接種は不要である」としている．2014年5月のWHO世界保健総会で有効期間は生涯有効という修正が採択され，2016年7月から発効されている[6)]．

■文献

1) Monath T. Yellow fever: an update. Lancet Infect Dis. 2001; 1: 11-20.
2) Staples JE, Gershman M, Fischer M. Yellow fever vaccine: recommendations of theAdvisory Committee on Immunization Practices (ACIP). MMWR Recomm Rep. 2010; 59 (RR-7): 1-27.
3) Barrett AD. Yellow Fever in Angola and Beyond-The Problem of Vaccine Supply and Demand. N Engl J Med. 2016; 375: 301-3.
4) WHO. Yellow fever in Africa and South America, 2013. Wkly Epidemiol Rec. 2014; 89: 297-306.
5) WHO. Yellow Fever. 〈http://www.who.int/mediacentre/factsheets/fs100/en/〉 (Accessed 2 November 2014)
6) FORTH. 黄熱について. 〈http://www.forth.go.jp/useful/yellowfever.html〉 (Accessed 6 July 2017)
7) Markoff L. Yellow fever outbreak in Sudan. N Engl J Med. 2013; 368: 689-91.
8) Editorial. Yellow fever the consequences of neglect. Lancet Infect Dis. 2016; 16: 753.
9) European Centre for Disease Prevention and Control. Rapid Risk Assessment. Outbreak of yellow fever in Angola, Democratic Republic of Congo and Uganda:

First update; 2016. Stockholm: ECDC; 2016.
10）PAHO/WHO. Epidemiological Update Yellow Fever Situation summary in the Americas; 2017.（10 April 2017）
11）Centers for disease control and prevention: Yellow book. Yellow fever, Centers for disease control and prevention: Atlanta; 2016.
〈http://wwwnc.cdc.gov/travel/yellowbook/2016/infectious-diseases-related-to-travel/yellow-fever〉（Accessed 30 July 2016）
12）国立国際医療研究センター病院. 黄熱ワクチン（未承認薬 Stamaril® を使用した研究）.
〈http://travelclinic.ncgm.go.jp/013/index-2.html〉（Accessed 23 April 2019）
13）Vaccines and vaccination against yellow fever WHO Position Paper-June 2013. Wkly Epidemiol Rec. 2013; 88: 269-83.
14）Barnett ED. Yellow fever: epidemiology and prevention. Clin Infect Dis. 2007; 44: 850-6.
15）Russell MN, Cetron MS, Eidex RB. The US-Certified Yellow Fever Vaccination Center Registry: a tool for travelers, state health departments, and vaccine providers. J Travel Med. 2006; 13: 48-9.

〈八板謙一郎, 渡邊　浩〉

18 腸チフスワクチン

腸チフス

潜伏期間は1～4週間程度で，発熱や倦怠感で発症し，稽留熱，頭痛，食欲不振，下痢，肝脾腫，バラ疹を伴う（表1）．重大な合併症として発症2～3週後に腸穿孔がある．腸チフスの感染経路は，腸チフス菌（*Salmonella enterica* serotype Typhi）に汚染された飲食物の経口感染である．治療には，フルオロキノロン，第3世代セファロスポリン系抗菌薬，アジスロマイシンを使用する．フルオロキノロンの耐性化が進んでいるため，注意を要する[1]．感染症で腸チフスは3類感染症であり，診断した医師は直ちに最寄りの保健所に届け出る．

表1　腸チフスの臨床経過

病週	臨床症状
第1病週	段階的体温上昇（39～40℃）比較的徐脈・バラ疹・肝脾腫
第2病週	稽留熱（40℃）チフス性顔貌，意識障害
第3病週	弛張熱，腸出血，腸穿孔
第4病週	解熱，回復

疫学

腸チフスは，本邦では毎年20～100例程度報告されており，比較的まれな疾患であり，80%程度が海外での感染例である[1]（図1）．マラリアやデング熱よりは症例数が少ないが，流行地域（図2）へ渡航する際には予防接種が強く望まれる疾患である．海外では毎年2,200万人が発症し，20万人が死亡している[2]．表2に日本人渡航者の国別リスクを示す[3]．南アジアで感染する渡航者が多い[4, 5]．しかし，現時点（平成31年4月）では日本では承認されたワクチンはなく，ワクチンラグの状態が続いており早期の承認が望まれる．現状では，希望者に個人輸入してワクチンを接種することができ

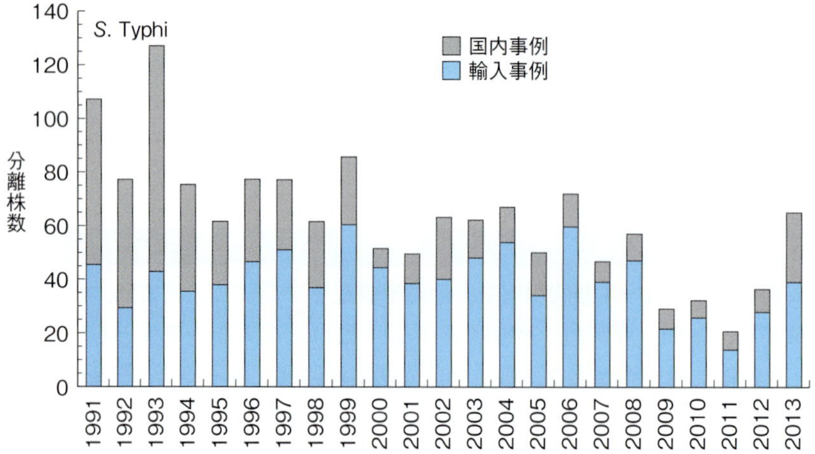

図1 日本の腸チフス罹患者数

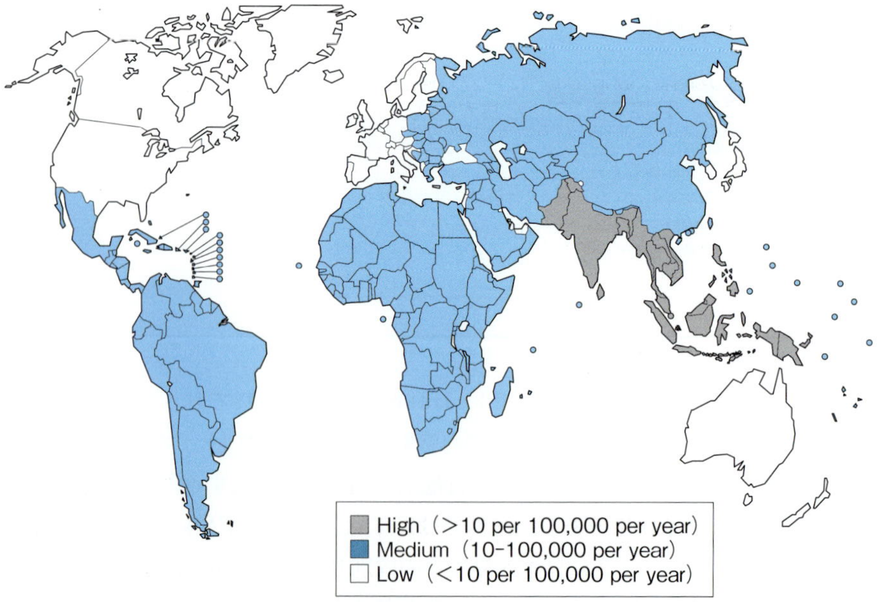

図2 腸チフスの流行地
（Crump JA, et al. Bull World Health Organ. 2004; 82: 346-53）

表 2　ワクチンで予防できるおもな疾患のアジア主要国における罹患率（2004・2005 年）

		コレラ (n = 92)		腸チフス (n = 70)		A 型肝炎 (n = 58)		B 型肝炎 (n = 30)	
渡航国	渡航者数	罹患者数	罹患率	罹患者数	罹患率	罹患者数	罹患率	罹患者数	罹患率
中国	6,724,231	2	0.0	0	0.0	3	0.0	11	0.2
韓国	4,882,879	0	0.0	0	0.0	4	0.1	4	0.1
タイ	2,408,867	7	0.3	1	0.0	1	0.0	6	0.2
インドネシア	1,197,533	9	0.8	6	0.5	1	0.1	0	0.0
フィリピン	797,763	45	5.6	7	0.9	11	1.4	4	0.5
マレーシア	641,456	0	0.0	0	0.0	3	0.5	0	0.0
ベトナム	587,815	0	0.0	0	0.0	0	0.0	0	0.0
カンボジア	256,006	0	0.0	2	0.8	2	0.8	0	0.0
インド	198,851	23	11.6	26	13.1	8	4.0	0	0.0
ネパール	42,691	0	0.0	8	18.7	0	0.0	0	0.0
パキスタン	27,576	1	3.6	3	10.9	0	0.0	0	0.0
バングラデシュ	14,126	0	0.0	7	50.0	0	0.0	0	0.0

※罹患率は渡航者 10 万対．分母の渡航者数は国際観光振興機構（JNTO）による日本人訪問者（日本からの到着者）数（2006 年 12 月 27 日現在）．分子の患者数は国外での感染とされる報告数のうち，疑似症患者（コレラ，腸チフス）および最近数年間の居住地が国外・不明の者を除いた数（2007 年 1 月 9 日現在），n はその総数．

（平成 18 年度研究班報告：岡部信彦，他[3]）

る．近年腸チフスワクチンのニーズが高まり，個人輸入数が著しく増加している[6]（図 3）．

渡航時に接種が必要な国や地域

腸チフス，パラチフスは世界中でみられる感染症であるが，特に南アジアでは他の地域の 6～30 倍高いリスクがある．他に，東南アジア，アフリカ，カリブ海，中央および南アメリカが危険のある地域である（図 2）．

A 型肝炎の流行地域と流行地域が重なる．

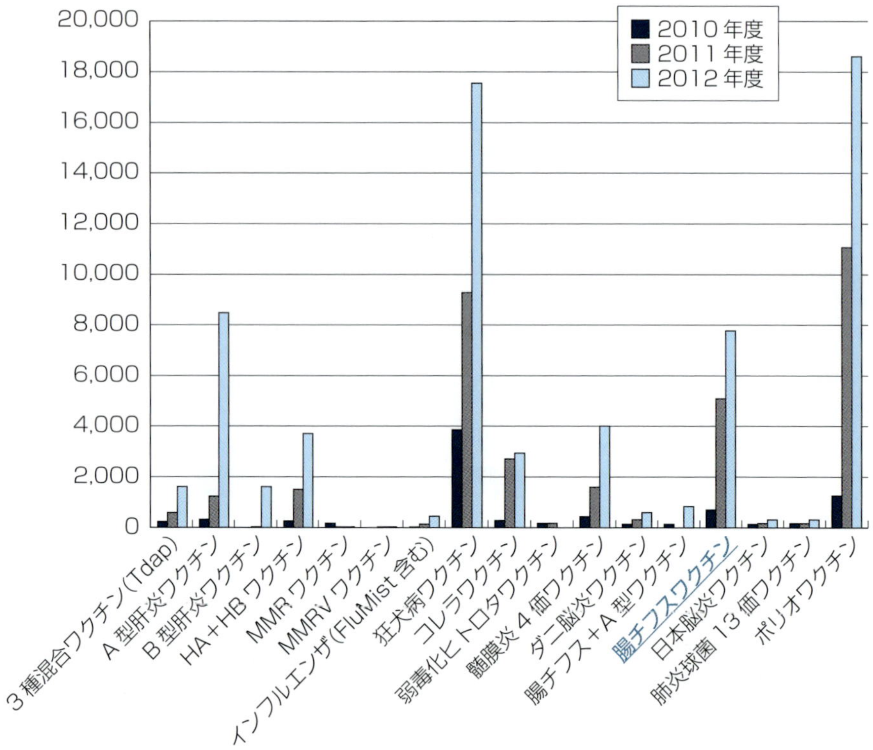

図3 1輸入代行業者の各ワクチンの個人輸入実績
（渡邊　浩，他．平成24年厚生労働省研究班（山口班）分担研究報告書）

ワクチン（本邦未承認）と接種法

- Vi多糖体抗原不活化腸チフスワクチン（本邦未承認 Typhim Vi™, 本邦未承認 Typherix™）
  - 対象年齢：2歳以上
  - 初回接種：渡航地に向かう少なくとも2週間以上前に，0.5mLを1回，筋肉内注射する．
  - 追加接種：感染リスクが持続する者は2年毎に追加をする．
- 結合型 V_1 抗原不活化腸チフスワクチン（本邦未承認 Typbar TCV™）
  - 対象年齢：6か月以上

初回接種：0.5mL を 1 回筋肉内注射する．

- 追加接種：3 年以上効果が持続する．
- 経口弱毒化腸チフス生ワクチン（本邦未承認 Vivotif™）

　対象年齢：6 歳以上

　初回免疫：渡航地に向かう少なくとも 1 週間前に，48 時間毎に 1 カプセルを冷水とともに 4 回内服．

　追加接種：感染リスクが持続する者は 5 年毎に追加する．

　接種不適当者：ゼラチンアレルギー，免疫不全者

効果

- Vi 多糖体抗原不活化腸チフスワクチン（本邦未承認 Typhim Vi™，本邦未承認 Typherix™，本邦未承認 Typbar TCV™）

　予防効果：50～80%

- 経口弱毒化腸チフス生ワクチン（本邦未承認 Vivotif™）

　予防効果：50～80%

100%の腸チフス予防効果がないこととパラチフスに効果がないことに留意する．

副反応

- Vi 多糖体抗原不活化腸チフスワクチン（本邦未承認 Typhim Vi™，本邦未承認 Typherix™，本邦未承認 Typbar TCV™）

　副反応：局所反応，頭痛，発熱など

- 経口弱毒化腸チフス生ワクチン（本邦未承認 Vivotif™）

　副反応：胃腸症状

今後の課題と問題点

現在日本には承認された腸チフスワクチンはなく，ワクチンラグの状態が続いている．腸チフスワクチンは日本で現在開発中であり，早期の承認が望まれる．

ここが知りたい Q&A

(1) 腸チフスワクチンは，日本ではどのようなときに必要ですか？

途上国，特に南アジア，東南アジアへの渡航時に必要なワクチンである．日本や先進国ではまれな疾患であるので通常は不要である．腸チフスに罹患した場合，有効な抗菌薬もあるが，耐性菌も増加しており，また重篤な疾患なのでまず予防が肝心である．A 型肝炎の流行地と重なるので，A 型肝炎ワクチンも一緒に接種することが勧められる．

(2) インド，ネパールに旅行するのですが，腸チフスワクチンを打ったほうがよいといわれました．接種できますか？

インド，ネパールでは，多くの日本人が腸チフスに罹っている．現在日本では腸チフスワクチンは未承認なので，個人輸入をして腸チフスワクチンを接種してくれる医療機関を探す必要がある．これらの地域は A 型肝炎も罹りやすい地域なので，A 型肝炎ワクチンも一緒に接種するほうがよい．

■文献

1) 国立感染症研究所ホームページ：感染症情報センター．〈http://idsc.nih.go.jp/idwr/kansen/k02_g1/k02_05/k02_05.html〉
2) アメリカ疾病管理予防センター．〈http://wwwnc.cdc.gov/travel/yellowbook/2014/chapter-3-infectious-diseases-related-to-travel/typhoid-and-paratyphoid-fever〉
3) 厚生労働科学研究費補助金新興・再興感染症研究事業「海外渡航者に対する予防接種のあり方に関する研究」（主任研究者　尾内一信）平成 18 年度総括・分担研究報告書．p.35.
4) Basnyat B, Pokhrel G, Cohen Y. The Japanese need travel vaccinations. J Travel Med. 2000; 7: 37.
5) Thapa R, Banskota N, Pokharel J, et al. Another typhoid patient from Japan. J Travel Med. 2010; 17: 199-200.
6)「トラベラーズワクチン等の開発手法の検討に関する研究」（分担研究者 尾内一信）．In: 平成 24 年厚生労働科学研究費補助金（新興・再興感染症研究事業）（主任研究者　山口昭英）．p.44.

〈尾内一信〉

19 コレラワクチン（渡航者下痢ワクチンも含め）

●コレラ感染症

コレラ感染症はグラム陰性桿菌である *Vibrio cholerae* の経口感染を主要感染経路として引き起こされる．日本では感染症法で3類感染症，学校感染症第3種に指定されている．*V. cholerae* には200以上の血清群が知られているが，O1とO139の2つのみがコレラ毒素を産生し流行を引き起こす．血清群O1にはEl Torとclassicの2つの遺伝因子型があり，それぞれOgawa，Inaba，Hikojimaの血清型に分類される．O1とO139には直接の免疫交叉性はないがO1 El Tor抗原でO139の免疫応答は惹起される．1961年以降，現在流行を引き起こしているコレラはEl Tor型であるが，1992年のバングラデシュ，インドや東南アジア諸国での流行はEl Torを起源とするO139が主体であった[1]．

V. cholerae は腸管上皮で増殖し，感染局所でコレラ毒素を産生し細胞内に侵入し病態を起こす．主たる症状は，約1日の潜伏期間の後，数日間の急性水様下痢と嘔吐であり，重症例では発症3～4時間で成人でも重度の脱水に陥る．また，血液型O型はA型よりもO139型による重症化因子の1つでもある[2]．

近年，多剤耐性 *V. cholerae* が問題となっている．重症例以外では抗菌薬の使用は重要ではなく，軽症の多くは補液のみで対応可能である．このため，抗菌薬の予防内服や感受性試験なしでの投薬開始は（とくに流行時）回避しなければならない．

▶ 疫学

V. cholerae の宿主はヒトのみで，汚染された飲食物を介して感染するが，ヒト－ヒトの直接感染は珍しい．潜伏期間は数時間から5日間ほどであるが，無症候性キャリアも確認されている．コレラ感染症は南アジア，東南アジア，

サハラ以南のアフリカでは風土病として知られ，時に大流行を引き起こす．ことに，難民キャンプ，スラム街，内紛地域などは著しく多い．感染者数は年間推定300～500万人で，死者は10万～14万人といわれている[3]．また，輸入感染症としても軽視はできない．

過去に世界的流行は7回記録されているが，局地的なものとしてはジンバブエやハイチ，そしてイエメンなどでの大流行である．なお，ハイチの流行は南アジアからの国連職員が持ち込んで，大流行に至った[4]．

渡航時に接種が推奨されるケースと主な国や地域：コレラと渡航者下痢

コレラと腸管毒性大腸菌（enterotoxigenic *E. coli*: ETEC）感染症のリスク地域を図1，2に表示する．

渡航者下痢は途上国をはじめ，熱帯地域に限らず衛生状況の保証されていない地域や環境への渡航の際には，その期間の長短に関係なく予防したい．渡航者の30～60%は下痢を経験し，ETECが主たる起因菌で[5]，ネパールなどの途上国への渡航者の約15%がETECに罹患すると報告され[6]，帰国後下痢を有する患者の約10%はETECに罹患していたとの報告がある[7]．なお，高リスク国での発病率は50%を凌ぐ．

とくに多剤耐性菌による下痢症の懸念される南アジア・東南アジアへの渡

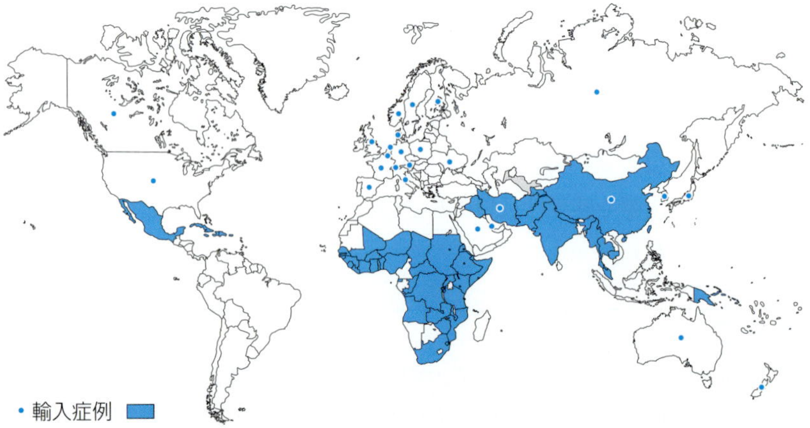

図1　コレラの報告症例数（2010～2015年WHO報告より作図）

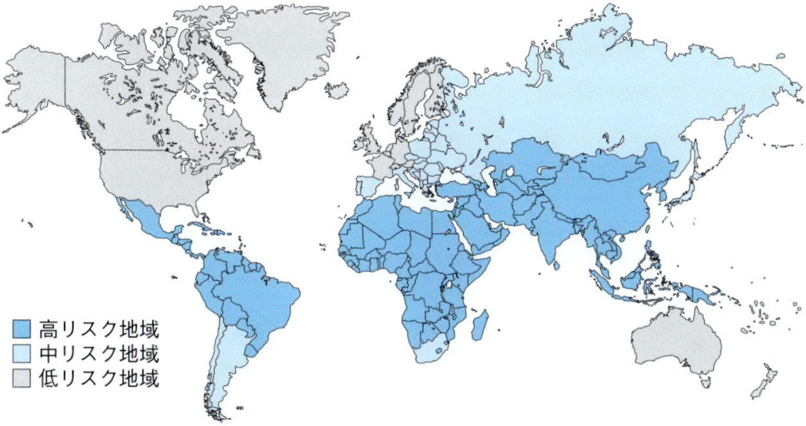

図2 渡航者下痢のリスク別分布図

表1 執筆時点で流通しているコレラワクチン

特徴（抗原）	WC/rBS	リコンビナント WC 抗原のみ
製品名 / 流通名	Dukoral®	ベトナム：mORCVAX インド：ShancholTM
メーカー	Valneva SE	ベトナム：VaBiotech インド：Shantha Biotechnics
標的疾患	• コレラ • 腸管毒素原性大腸菌感染症*	コレラ
抗原	• 加熱で不活化された *V. cholerae* O1 稲葉クラシック型 • ホルマリンで不活化された *V. cholerae* O1 稲葉エルトール型 • 加熱で不活化された *V. cholerae* O1 小川クラシック型 • ホルマリンで不活化された *V. cholerae* O1 小川クラシック型 • リコンビナント・コレラトキシン B サブユニット	• ホルマリンで不活化された *V. cholerae* O1 稲葉エルトール型 • 加熱で不活化された *V. cholerae* O1 小川クラシック型カイロ 50 株 • ホルマリンで不活化された *V. cholerae* O1 小川クラシック型カイロ 50 株 • 加熱で不活化された *V. cholerae* O1 稲葉クラシック型カイロ 48 株 • ホルマリンで不活化された *V. cholerae* O139 4260 株
添加物など	リン酸ナトリウム，重炭酸ナトリウム，クエン酸，ラズベリー味	チメロサール
剤型	液状．ラズベリー味の炭酸粉末と飲用水を混合し，ワクチン液（3mL/vial）を混入する．	1.5mL 溶液

表1 つづき

特徴（抗原）	WC/rBS	リコンビナント WC 抗原のみ
用法	6歳以上：　1～6週間間隔で2回経口接種 2～5歳児：7日間隔で3回経口接種	2週間間隔で2回経口接種
適応年齢	2歳以上	ベトナム：2歳以上 インド：　1歳以上
有効期間（コレラ）（表2参照）	6歳以上：　2年間（5年以内なら1回で再活性） 2～5歳児：6か月	3年間
追加接種時期（コレラ）	6歳以上：　2年毎 2～5歳児：6か月毎	3年毎
有効期間（ETEC）	3～6か月	無効
追加接種時期（ETEC）	3～6か月毎（2年以内なら1回で再活性）	無効
性能・有効性	表2参照	表2参照
主な用途	先進国からリスク地域への渡航	流行時の拡散防止・蔓延国での予防
副反応	まれに軽微な消化器不快感．まれに軽い下痢（バッファー溶液による）．	急性胃腸炎，下痢，発熱，嘔吐，腹痛，瘙痒，蕁麻疹，悪心，倦怠感，咳嗽，眩暈，口渇など．咽頭炎，尿の黄染はまれ．
妊婦への適応	特に治験は行われていないが，経口不活化であることから，使用可能である．	治験が行われていないので，適応外．ただし，理論的に有害とは考えられない．
授乳中への適応	使用可能	記載されていない
免疫不全者への適応	使用可能	データなし
その他の注意	胃酸によりワクチンの効果が減退するため，接種前後1時間の絶食を必要とする．	
保存	2～8℃．凍結不可	2～8℃．凍結不可

*国により承認状況が異なる　　（Plotkin SA. Vaccines. 6th ed. および各添付文書より抜粋）

航の際やコレラが流行している地域への渡航では予防接種はとくに肝要である．ただし，ETECへの予防効果は短期間なので（表1），駐在員など半年以上滞在する場合には積極的には勧めない．

コレラに対する効果はいずれの製品も2年ほどであるので（表1，2），リスク地域の場合は推奨される．

表2 WC/rBS ならびに WC のバングラデシュにおける防御効率（PE*）の比較（全年齢対象）

観察期間	防御効率（PE*）	
	WC/rBS (Dukoral®)	WC-only (Shanchol™)
4～6か月	85%（62%）*	58%（14%）
初年度	62%（50%）	53%（38%）
2年目	57%（42%）	57%（42%）
3年目	17%（−15%）	43%（19%）
ETEC 下痢症	67%	なし
ETEC 重症脱水	86%	なし

Clemens J, et al. Field trial of oral cholera vaccines in Bangladesh: results from three-year follow-up. Lancet. 1990; 335: 270-3.
WHO Weekly epidemiological record No. 13. 2010; 85: 117-28.
* Lower boundary of 95% confidence interal for PE.

ワクチンと接種法

現在，世界で上市されているコレラワクチンには WC 抗原のみの (Shanchol™) ものと，WC/rBS (Dukoral®) の2製品があり（表1），両製品とも classic と El Tor を抗原として含有するので近年のコレラに対して有効である．しかし，ETEC 予防にも効果があるのは Dukoral® 1製品のみである．執筆時点，日本国内で流通している製品はないので取扱い医療機関への紹介を要する．Dukoral® の接種スケジュールを図3に示す．

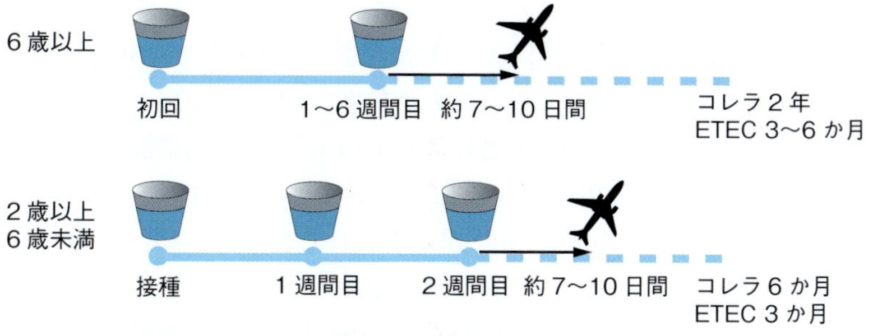

図3 コレラ・腸管毒素原性大腸菌（ETEC）ワクチン (Dukoral®) の接種スケジュール
飛行機印は渡航可能時期を表す．

6歳以上では，Dukoral® は150mLの飲用水に粉末状の香料入り炭酸発泡剤を胃酸を中和するために混入し，ガラスバイアルのワクチン原液全量3mLを攪拌した後に先の溶液に混和・攪拌し，服用する．服用前2時間後1時間の絶食が必要である．詳細は添付文書を参照されたい．

Shanchol™ は，1.5mLの溶液をそのまま口腔内に注入する．好みに応じて，服用後，水を飲んでもかまわない．絶食の可否に関しては記載されていない．

効果（表2）

両製品とも，コレラの予防，また，大流行時は拡散防止に役立つため国際協力・国際支援では重要な役割を担っている．ただし，一般渡航者においてはETEC感染による下痢症予防のメリットが大きいため，**先進国からの渡航者にはDukoral® が優先的**に使用され，途上国では梱包の小ささ，低価格，準備のしやすさからShanchol™ が国際協力では好まれている．

副反応

各ワクチンの詳細は表1に比較する．筆者はDukoral® の臨床使用経験しかないが，10年以上安全に使用できている．

今後の課題と問題点

いずれのワクチンも使用可能年齢に新生児が入っていないこと．Dukoral® は炭酸溶液になるため，炭酸飲料が苦手な子どもには服用しにくい．また，有効期間が比較的に短いことに注意が必要である．Shanchol™ は非常に安価であるが，コレラのみにしか有効ではなく副反応の報告が多岐にわたるため，先進国からの渡航者にはDukoral® が優先的に推奨されている．逆に，コレラの流行の際に拡散防止にはいずれのワクチンでも有用とされるため，より安価なShanchol™ が多用されてきたが，国際援助目的に限りDukoral® も安価な設定を許容した．渡航ワクチンとしては今後，両者の価格の開きが大きいため，長期間有効で安価なワクチンの登場がのぞまれる．

コレラ感染症罹患率の低さと医療の発展による致死率の低下したこと（適

切な医療アクセスが得られるという条件下で）や，一般渡航者に積極的に推奨するワクチンとしての優先順位は低いかもしれない．反面，ETEC 感染症は一般的であり，せっかくの旅行や，会議に欠席できないビジネストラベラーや小児の帯同には積極的に Dukoral® 接種を検討する余地はある．しかし，全国的なコンセンサスは得られにくく，専門家の間でも意見が分かれるところである．コレラ流行地への避けられない渡航の際には積極的に推奨されるので感染症速報や現地情報を信用できる情報筋からアップデートし，ワクチン接種のアセスメントは大切である．

ここが知りたい Q&A

(1) かつて，日本製のコレラワクチンがありましたが，現在海外で使用されているワクチンとの違いはなんですか？　また，現在日本市場で入手できる製品はありますか？

1986 年発売の日本製の不活化皮下注射のコレラワクチン「北研」は，30~50%という低い有効率と 6 か月という短い有効期間という性格もあり 2009 年 9 月販売中止された．抗原は小川 S 型，稲葉 S 型株であった．現在，世界市場でも注射型のコレラワクチンはなく，日本国内で製造・開発されているコレラワクチン，ならびに，渡航者下痢ワクチンは存在しないため，輸入ワクチン取扱い医療機関への紹介が肝要となっている．現在のコレラワクチン，ETEC ワクチンは性能がよいので渡航者（とくに小児とビジネストラベラー）には推奨される．

(2) 黄熱ワクチンと経口コレラワクチンの同時接種には接種間隔の注意が記載されている文献や成書がありますが，詳しく教えてください．

現在でも発行されている成書にまれに登場する「黄熱ワクチンとの併用」の注意が記載されている経口弱毒生コレラワクチン（Orochol® または Mutachol® の製品名として海外で流通．日本未承認）は 2005 年に製造中止になっているため，現時点では黄熱ワクチンとの併用注意が確定しているコレラワクチンはない．また，現存する 2 製品とも不活化ワクチンなので干渉しうるワクチン・薬品は指摘されていない．今後，再販の動きがある．

(3) 現在，コレラワクチンの接種証明がないと入国できない国はありますか？

かつて，International Health Regulation で決められていた時代はあったが，執筆現在，コレラワクチンの接種証明書がないと入国できない国の指定はない．ただし，渡航目的や活動内容によっては主催団体またはホスト国から要求されるケースはある．

■文献

1）World Health Organization. Weekly Epidemiological Record. 2010; 85: 117-28.
2）Cook GC. Tropical disease and the small intestine. In: Misiewicz JJ, Pounder RE, Venables CW, editors. Diseases of the Gut and Pancreas. 2nd ed. Oxford: Blackwell; 1994. p.597-615.
3）Wertheim HFL, Horby P, Woodal JP. Atlas of human infectious diseases. Blackwell; 2012. p.55-6.
4）Grad YH, Waldor MK. Deciphering the origins and tracking the evolution of cholera epidemics with whole-genome-based molecular epidemiology. mBio. 2013; 4: e00670-13.
5）Gascón J, Vargas M, Quintó L, et al. Enteroaggregative *Escherichia coli* strains as a cause of traveler's diarrhea: a case-control study. J Infect Dis.1998; 177: 1409-12.
6）Pandey P, Bodhidatta L, Lewis M, et al. Travelers' diarrhea in Nepal: an update on the pathogens and antibiotic resistance. J Travel Med. 2011; 18: 102-8.
7）Schultsz C, van den Ende J, Cobelens F, et al. Diarrheagenic *Escherichia coli* and acute and persistent diarrhea in returned travelers. J Clin Microbiol. 2000; 38: 3550-4.

〈近　利雄〉

20 髄膜炎菌ワクチン

●髄膜炎菌感染症

髄膜炎菌性髄膜炎は5類の全数把握疾患であり，2012年の学校保健安全法施行規則改正により第二種感染症に追加された．髄膜炎菌（*Neisseria meningitidis*）は飛沫・接触感染し，時に集団感染例がある．発症は一般にゆっくりであるが，時に突然インフルエンザ様の症状に加えて，斑状丘疹や出血点，痒疹を認め，敗血症や髄膜炎を起こす．劇症型はWaterhouse-Friedrichsen症候群として知られており，急激な紫斑の拡大，副腎不全，頻脈，頻呼吸，末梢循環不全，乏尿，血圧低下，DICから多臓器不全を起こし，死亡に至る．髄膜炎菌感染症は化膿性髄膜炎が50%，敗血症が5～20%を占めるが，そのほか肺炎や関節炎，中耳炎などもある．早期診断は困難である上，適切な治療を受けても発症者の5～10%は，発症から24～48時間以内に死亡する予後不良な疾患である[1]．また救命できても11～19%に聴覚障害，神経障害，壊死の進行から四肢切断となる例などの後遺症が経験される．

治療はペニシリンやセフォタキシム，セフトリアキソンなどの抗菌薬による治療だけでなく，早期に急速な点滴をして循環不全を改善し，さらに心不全防止や呼吸器管理を考慮して治療する必要がある．また感染拡大を防止するため，家庭内で接触した小児や初発例の発症7日以内に患児の世話をした人，保育施設で接触した人，非防護的に気管内挿管などを実施した医療者もリファンピシンなどの抗菌薬の予防投与が必要となる．また地域で流行している血清型がワクチンに含まれる場合は，予防投与に加えて補助療法としてワクチンを接種される．

▶疫学

世界では毎年30万人の患者が発生し，約3万人の死亡者がでていると報

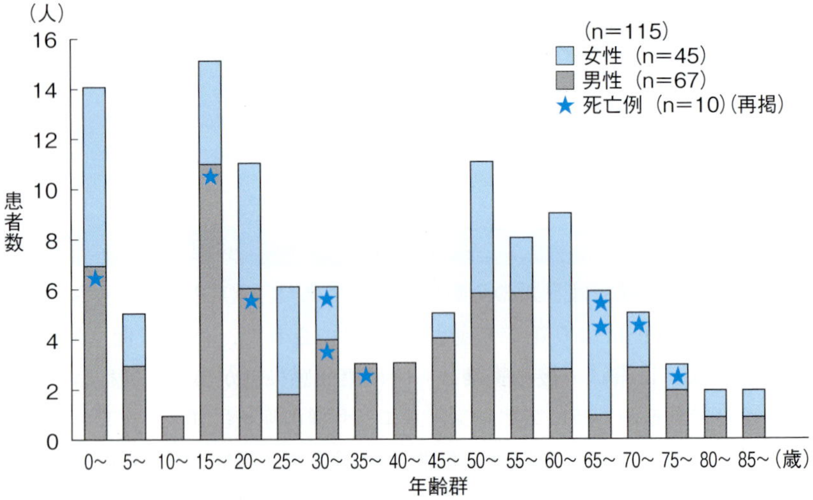

図1　我が国の侵襲性髄膜炎菌感染症の年齢群別報告数（2005年1月～2013年10月）

（※ 2005年1月～2013年3月は髄膜炎菌性髄膜炎患者のみ，2013年4月からは敗血症を含む侵襲性髄膜炎菌感染症全体患者

国立感染症研究所　病原微生物検出情報　月報 Vol.34, No.12（No.406）2013年12月発行[2]より作図）

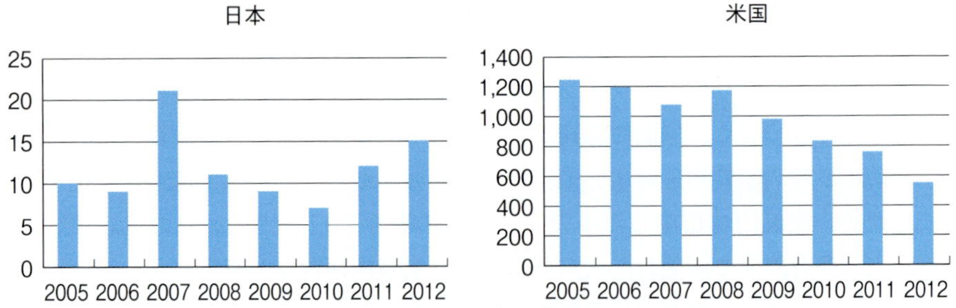

図2　日本と米国における髄膜炎菌感染症の報告患者数の推移

（国立感染症研究所．病原微生物検出情報．2013; 34: 406[2]，CDC. MMWR. 2010; 59: 341[4], CDC. MMWR. 2014; 63: 283[5]より作成）

告されている．我が国における侵襲性髄膜炎菌感染症の好発年齢は，図1に示すように乳幼児（0～4歳），思春期（15～19歳）である[2]．また2011

年には，宮崎県の高校学生寮で集団発生（髄膜炎症状3例，保菌者4例）と死亡例を経験している[3]．2017年防衛大学校の学生寮で感染し，1名が死亡した．我が国における患者数は，図2に示すように年間20例程度が最高である．一方，米国では2008年までは年間1,000例以上あった[4]が，髄膜炎菌ワクチンによって患者数は減少傾向にある．2013年は559例と減少したが[5]，我が国の患者数に比較するとまだ桁違いに多い．米国ではHibワクチンや肺炎球菌ワクチンの接種の開始後，髄膜炎菌は小児における化膿性髄膜炎の1番多い起因菌となっている．

渡航時に接種が必要な国や地域

アフリカではサハラ以南アフリカ（西のセネガルから東のエチオピア）中心に流行しており，その地域を髄膜炎菌ベルトと呼んでいる．またサウジアラビアにある聖地メッカへの巡礼などと関連して流行しているので，アフリカだけでなく，中近東への渡航でも髄膜炎菌ワクチンが必要である．世界各地で流行している血清型を図3に示した[6]．髄膜炎菌の血清型は少なくとも

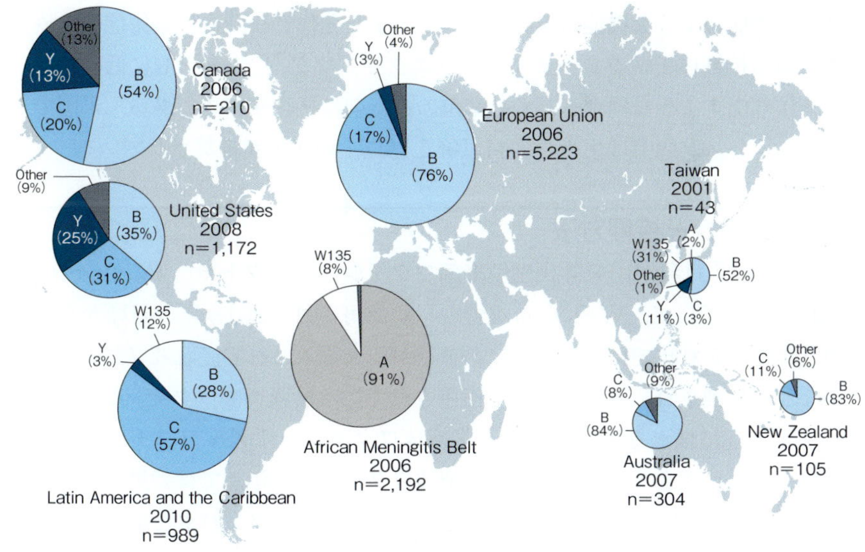

図3 髄膜炎菌血清型の世界的な分布
(Halperin SA, et al. Vaccine. 2012; 30 (Suppl 2): B26-36[6])

13種類あるが，よく経験される血清型は，A，B，C，Y，W-135群である．血清型A群は圧倒的にアフリカで多い．血清型B群は欧米で目立ち，ニュージーランド，フランス，米国オレゴン州で長期間発生している．血清型B群の次は順に血清型C群，Y群が多く，また同様に欧米で発生が目立つ．血清型W-135群の流行は2002年メッカ巡礼と関連が深いが，2002年以降サハラ以南のアフリカや南アメリカでも報告されている．上記のような髄膜炎菌流行地，特にアフリカへの旅行や居住では渡航者用ワクチンとして接種する．

欧米の先進国では，我が国と異なり感染頻度が高く，乳幼児や思春期に散発的な流行を認める．そのため，多くで定期接種として髄膜炎菌ワクチンが接種されている．米国では好発年齢が16～21歳なので，健康人へのメナクトラ®接種は11～12歳に初回，16歳で追加され，定期接種されている．とくに欧米への留学で，寮生活を送る場合は接種することが望ましい．

ハイリスク患者

侵襲性髄膜炎菌感染症のハイリスク患者は，補体欠損症，無脾症，脾摘患者，多脾症のような機能的無脾症である．また発作性夜間血色素尿症の治療薬である抗補体モノクローナル抗体（エクリズマブ®）で人工的に低補体状態を作り出すような場合も，その薬剤の投与前に接種すべきである．米国では，ハイリスク患者は生後9か月以降2回以上の接種が推奨されている．

ワクチンと接種方法

2014年7月我が国で4価髄膜炎菌ワクチンのメナクトラ®（Menactra）（血清型A，C，Y，W-135群を含む）が認可され，2015年5月頃から使用された．これまでは，様々なワクチンが個人輸入されて渡航者ワクチン外来などで接種されてきた．世界で使用されている髄膜炎菌ワクチンは，表1に示すように様々な種類がある．多糖体ワクチン，rDNAワクチン，結合型ワクチンに大きく分けられる．多糖体ワクチンは低年齢では効果が少ないので，2歳未満には投与できない．しかし，キャリアタンパクと結合している結合型ワクチンは2歳未満でも投与することができる．今回日本で認可された4価髄膜炎菌ワクチンは結合型ワクチンで，ジフテリアトキシンを

表 1　髄膜炎菌ワクチンの種類

種類	商品名	血清型	キャリアタンパク
多糖体ワクチン	MeningoA + C	A, C	なし
	Mencevax	A, C, Y, W-135	なし
	Menomune	A, C, Y, W-135	なし
rDNA ワクチン	Bexsero	B	なし
結合型ワクチン	Menjugate	C	CRM197
	Meningitec	C	CRM197
	NeisVac-C	C	Tetanus Toxin
	Menintorix	C & Hib	Tetanus Toxin
	MenAfriVac	A	Tetanus Toxin
	Menactra	A, C, Y, W-135	Diphtheria Toxin
	Menveo	A, C, Y, W-135	CRM197

キャリアタンパクにしている．血清型 B 群に対するワクチンは rDNA ワクチンのみしかない．

接種方法は，0.5cc の筋肉内注射であり，皮下注や静注はしない．対象年齢は臨床試験で実施された 2～55 歳である．ただし，米国では生後 9 か月から接種されている．

効果

我が国で認可された 4 価髄膜炎菌ワクチンのメナクトラ®について，血清型 B 群は含まれておらず，血清型 A，C，Y，W-135 群に対して予防することができる．2～55 歳の健康日本人 200 名に 1 回接種した第Ⅲ相臨床試験では，接種 28 日後 SBA-BR 抗体 128 倍以上の割合は，血清型 A 群に対し 91.2%，血清型 C 群に対し 80.2%，血清型 Y 群に対し 93.8%，血清型 W-135 群に対し 89.1%と良好な反応を認めた．米国で実施された 2～10 歳の小児 696 名を対象とした試験では，それぞれ 96.9%，81.4%，92.8%，90.9%であった．また思春期の 11～18 歳 440 名を対象にした試験では，それぞれ 99.8%，98.8%，99.5%，98.6%とさらに良好な応答を認めた[7]．

副反応

メナクトラ®の副反応は，注射部位は痛みが30.9%，紅斑（発赤）が2.6%，腫脹が1.0%であった．全身反応は筋肉痛が24.7%，倦怠感15.5%，頭痛11.3%，発熱1.5%であった．頻度は不明であるが，まれなものとしてアナフィラキシー，急性散在性脳脊髄炎，ギランバレー症候群，横断性脊髄炎，痙攣などが添付文書上に記載されている．

今後の課題と問題点

我が国では欧米などに比較して，侵襲性髄膜炎菌感染症は多くないが，劇症型のWaterhouse-Friedrichsen症候群の報告が散見される．今後渡航者用ワクチンやハイリスク患者へきっちり接種をすることが課題である．また欧米で多い血清型B群が含まれておらず，全ての血清型に対するものでないことを認識し，今後我が国における侵襲性髄膜炎菌感染症の動向に注意が必要である．

ここが知りたいQ&A

●どんな人に接種するとよいのでしょうか？

我が国では，任意接種なので希望者に接種することになり，アフリカへの旅行者や居住する人への接種が多くなると思う．またサウジアラビアなど中東への旅行者も必要となる．先進国でも，髄膜炎菌ワクチンが定期接種となっている国への留学時も接種が望ましい．とくに大学寮などで集団生活する場合は考慮すべきである．また，髄膜炎菌感染症のハイリスクである人には，接種しておくべきである．サウジアラビアのメッカ巡礼では髄膜炎菌ワクチンが義務づけられている．2歳以上の小児と成人は入国前10日以上前かつ3年以内に接種していなければならない．

■文献

1）American Academy of Pediatrics. Meningococcal infection. In: Red Book. 29th ed. 2012. p.500-7.

2）国立感染症研究所．病原微生物検出情報．2013; 34: 406.

3）黒木真理子，吉野修司，河野貴美子，他．高校生の髄膜炎菌集団感染事例“Neisseria

meningitidis の細菌学的検討". 宮崎県衛生環境研究所年報. 2012; 23: 77.
4) CDC. Notifiable diseases and mortality tables. MMWR. 2010; 59: 341.
5) CDC. Notifiable diseases and mortality tables. MMWR. 2014; 63: 283.
6) Halperin SA, Bettinger JA, Greenwood B, et al. The changing and dynamic epidemiology of meningococcal disease. Vaccine. 2012; 30 (Suppl 2): B26-36.
7) メナクトラ薬剤添付文書.

〈寺田喜平〉

21 ダニ媒介性脳炎ワクチン

●ダニ媒介性脳炎

ダニ媒介性脳炎（tick-borne encephalitis: TBE）は，マダニによって媒介されるTBEウイルスが引き起こす中枢神経系感染症である．黄熱，日本脳炎，ウエストナイル熱，デング熱ウイルスと同じフラビウイルス科フラビウイルス属であるTBEウイルスは，げっ歯類とマダニの間で維持され，ウイルスを保有するマダニに刺咬，吸血されてヒトに感染する．感染したヒツジやヤギなどの未殺菌乳またはその乳製品を摂取して感染する場合もある[1, 2]．

TBEウイルスは，ヨーロッパ型（中央ヨーロッパ脳炎型），シベリア型，極東型（ロシア春夏脳炎型）の3つに分類されている（表1）[1, 2]．ヨーロッパ型は主にリシナスマダニ（*Ixodes ricinus*）に，シベリア型，極東型は主にシュルツェマダニ（*Ixodes persulcatus*）に媒介される[3]．感染マダニの刺咬から数分以内に感染し，7～14日間の潜伏期を経て，発熱，倦怠感，頭痛，関節痛などで発症する（感染者の2/3は不顕性感染である）．引き続いて痙攣や意識障害，麻痺などの中枢神経症状が出現することがある．小児では主

表1　ダニ媒介性脳炎ウイルスの分類

サブタイプ	別名	分布	ダニ	致死率
ヨーロッパ型	中央ヨーロッパ脳炎型	西・北・東ヨーロッパ	リシナスマダニ（*Ixodes ricinus*）	1～2%
極東型	ロシア春夏脳炎型	ロシア東部・中国・日本（北海道）	シュルツェマダニ（*Ixodes persulcatus*）	20～40%
シベリア型	Vasilchenko ウイルス（西シベリア型）	ロシア	シュルツェマダニ（*Ixodes persulcatus*）	2～3%

（Petersen LR. In: Post TW, editor. UpToDate. Waltham, MA[1]. (Accessed on August 31, 2017)，日本渡航医学会 海外渡航者のためのワクチンガイドライン2010作成委員会．ダニ媒介性脳炎ワクチン．In: 海外渡航者のためのワクチンガイドライン2010．東京: 協和企画; 2010. p.51-4[2]. を基に筆者作成）

に髄膜炎の経過をたどり，年齢が高いほど脳炎を発症する頻度が高くなる[4]．極東型の致死率は20～40%であり，回復しても神経学的後遺症がみられることが多い．ヨーロッパ型は二相性の経過をたどり，致死率は1～2%である．シベリア型はしばしば慢性または進行性の経過をたどり，致死率は2～3%である[1,5]．

特異的な治療方法はなく，対症療法および合併症の治療を行う．国内未承認ではあるがワクチンでの予防が可能である．また流行地域では，長袖の着用や忌避剤の使用などの対策によりマダニの刺咬を避けること，未殺菌の乳製品の摂取を避けることも大切である．

疫学

TBEウイルスは，西はフランスから，東はロシア極東・中国北東部・北海道まで，ユーラシア大陸の非熱帯森林地帯に限局して分布する（図1）[3]．また，ウイルスのサブタイプは，媒介するマダニの生息地域と類似する．マ

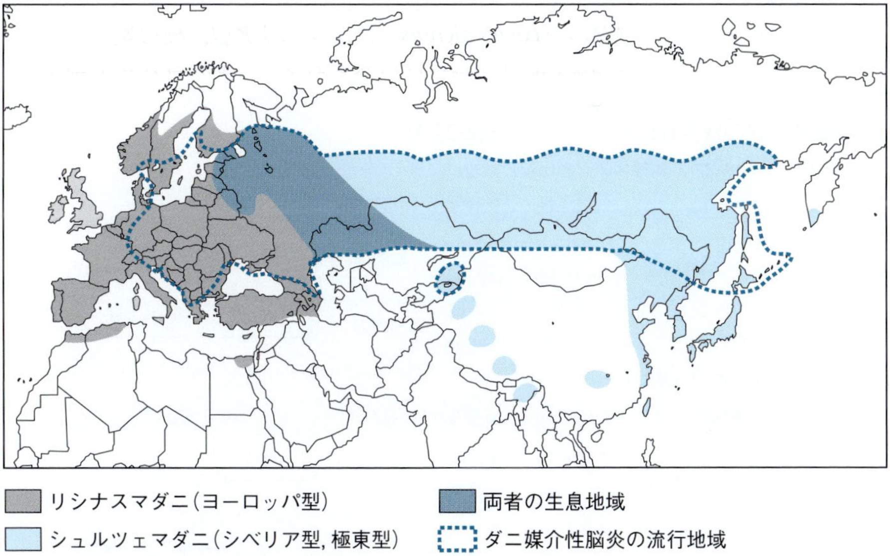

図1 マダニの生息地域
（Lindquist L, et al. Lancet. 2008; 371: 1861-71[3] より改変）

ダニの活動期である4～10月に流行し，農林業従事者やハイキング，アウトドアスポーツなどを行う者に多く発生する[4)]．毎年5,000～12,000例のTBE患者が報告され，特にロシア，スロベニア，バルト諸国（エストニア，ラトビア，リトアニア）からの報告が多い[4, 6)]．我が国では1993年に1例，2016年に1例，2017年に2例，計4例のTBE患者がいずれも北海道で報告された[7)]．

渡航時に接種が必要な国や地域

渡航者におけるTBEワクチン接種の対象は，流行地域の田園や森林地帯に滞在する者である．特に，農林業従事者，ハイキングやアウトドアスポーツなどをする者に接種を推奨する[2)]．WHO（世界保健機構）は，年間10万人あたり5例以上のTBE患者が発生する地域（ロシア，スロベニア，バルト諸国など）を高度流行地域とし，それらの地域の住民や渡航者にワクチン接種を推奨している[6)]．

ワクチンと接種法（表2）

ヨーロッパ型株であるFSME-IMMUN®（Baxter社製，オーストリア）

表2　ダニ媒介性脳炎ワクチンの接種方法

標準（conventional）接種スケジュール				
ワクチン名	対象年齢	接種量	接種方法	初回免疫
FSME-IMMUN®（Baxter，オーストリア）	16歳以上	0.5mL	筋肉内	① —1～3か月→ ② —5～12か月→ ③
	1～15歳	0.25mL		
Encepur®（Novartis，ドイツ）	12歳以上	0.5mL	筋肉内	① —1～3か月→ ② —9～12か月→ ③
	1～11歳	0.25mL		
急速（accelerated）接種スケジュール				
ワクチン名	対象年齢	接種量	接種方法	初回免疫
FSME-IMMUN®（Baxter，オーストリア）	16歳以上	0.5mL	筋肉内	① —14日→ ② —5～12か月→ ③
	1～15歳	0.25mL		
Encepur®（Novartis，ドイツ）	12歳以上	0.5mL	筋肉内	① —7日→ ② —21日→ ③ —12～18か月→ ④
	1～11歳	0.25mL		

（Barrett PN, et al. Tick-borne encephalitis virus vaccines. In: Plotkin SA, et al, editors. Vaccines. 6th ed. Philadelphia: Saunders; 2012. p.773-88[4)]. および各ワクチンの添付文書を基に筆者作成）

やEncepur®（Novartis 社製，ドイツ）というニワトリ胎児細胞（chick embryo cells）でウイルスを増殖させた不活化ワクチンが主に使用されている．前者は0.5mL（16歳以上）または0.25mL（1～15歳）を，後者は0.5mL（12歳以上）または0.25mL（1～11歳）を表2の接種スケジュールに準じて3回筋肉内注射する．さらに60歳未満は最終接種から5年，60歳以上は3年あけて必要に応じて追加免疫（booster）を実施する．渡航までの期日が短い場合には，急速接種スケジュールも検討する．またロシアでは極東型株であるTBE-Moscow®（Chumakov Institute 社製）やEnceVir®（Microgen 社製）も使用されている[1, 2, 4)].

効果

2回接種での抗体陽転率は96～100%である．本ワクチンが国家予防接種プログラムとして導入されているオーストリアでは，ワクチン導入後に症例数が90%減少した[4, 6, 8)].

副反応

接種部位の発赤や腫脹，疼痛などの局所反応（45%以下）や，発熱（2.4～9.6%）などの全身反応がみられることがあるが，重篤な副反応は極めてまれである．また，重度の卵アレルギーやワクチンの構成成分に対してアレルギーを呈する者は接種禁忌である[4, 6)].

● 今後の課題と問題点

TBEワクチンは国内で承認されていないため，一部の医療機関が輸入ワクチンで対応しているのが現状である．厚生労働省検疫所のホームページで登録されているTBEワクチンの接種が可能な医療機関は23都府県62施設であり（2017年8月現在），都市部に集中している（図2）．日本政府観光局データによると，ドイツやオーストリア，ロシアへの日本人渡航者数は，それぞれ年間約60万～70万人，20万～25万人，7万～10万人である．他のワクチンと比較して接種対象者は限定されているが，国内で地域偏在なく本ワクチンが接種可能となることを期待する．

都道府県	施設数
東京都	16
大阪府	6
神奈川県	5
愛知県	5
千葉県	4
静岡県	3
兵庫県	3
福岡県	3
その他	17

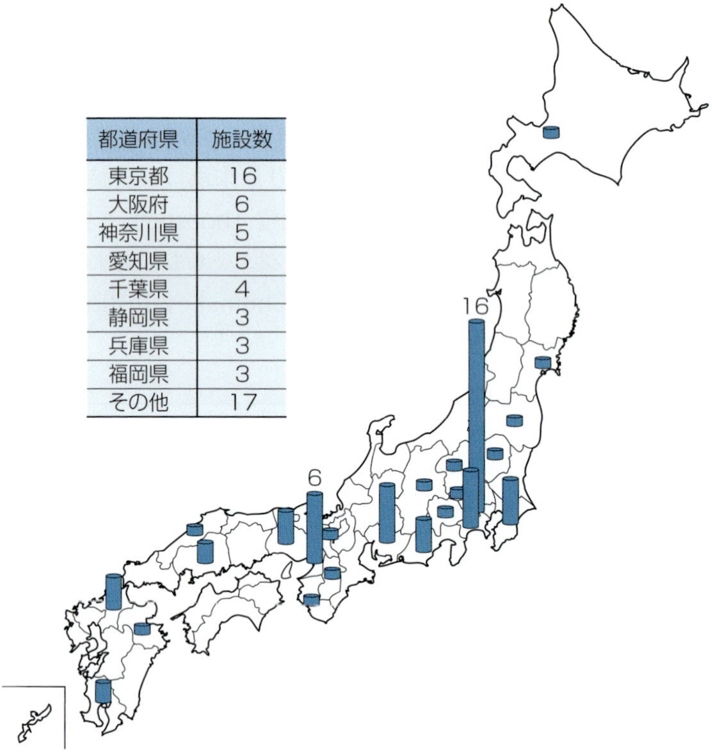

図2　ダニ媒介性脳炎ワクチンの接種が可能な医療機関
（厚生労働省検疫所ホームページより作成．2017年8月現在）

ここが知りたいQ&A

●ダニ媒介性脳炎ワクチンはどのような場合に接種すべきでしょうか？

ダニ媒介性脳炎はマダニに咬まれて感染する．したがって，ヨーロッパやロシアなどの流行地に渡航する方で，特に田園や森林地帯で野外活動を行う場合や，農林業に関わる場合には接種をおすすめしている．しかし，ワクチンは国内で承認されていないため，輸入ワクチンで対応している医療機関または渡航先で接種するとよい．流行地では，マダニの刺咬を避けることおよび未殺菌の乳製品の摂取を避けることも大切である．

JCOPY 498-07117

■文献

1）Petersen LR. Arthropod-borne encephalitides. In: Post TW, editor. UpToDate. Waltham, MA. (Accessed on August 31, 2017)
2）日本渡航医学会 海外渡航者のためのワクチンガイドライン 2010 作成委員会．ダニ媒介性脳炎ワクチン．In: 海外渡航者のためのワクチンガイドライン 2010．東京: 協和企画; 2010. p.51-4.
3）Lindquist L, Vapalahti O. Tick-borne encephalitis. Lancet. 2008; 371: 1861-71.
4）Barrett PN, Portsmouth D, Ehrlich HJ, et al. Tick-borne encephalitis virus vaccines. In: Plotkin SA, Orenstein WA , Offit PA, et al, editors. Vaccines. 6th ed. Philadelphia: Saunders; 2012. p.773-88.
5）Fischer M, Rabe IB, Rollin PE, et al. Tickborne Encephalitis. In: Brunette W. editor. CDC Health Information for International Travel. 2018. 〈https://wwwnc.cdc.gov/travel/yellowbook/2018/infectious-diseases-related-to-travel /tickborne-encephalitis〉(Accessed on April 2, 2018)
6）WHO. Vaccines against tick-borne encephalitis: WHO position paper. Wkly Epidemiol Rec. 2011; 86: 241-56.
7）厚生労働省．ダニ媒介脳炎について．厚生労働省ホームページ．〈http://www.mhlw.go.jp/stf/seisakunitsuite/bunya/0000133077.html〉(Accessed on August 31, 2017)
8）Torresi J, Kollaritsch H. Tick-borne encephalitis vaccines. In: Keystone JS, et al, editors. Travel Medicine. 3rd ed. Philadelphia: Saunders; 2012. p.118-23.

〈田中孝明〉

索　引

B

C

D

E

F

G

H

I

J

M

N

O

P

R

S

T

V

W

よくわかる予防接種のキホン
小児，高齢者用から渡航用ワクチンまで　©

発　行	2015年4月15日	1版1刷
	2018年4月25日	2版1刷
	2019年7月10日	2版2刷

編著者　寺　田　喜　平

発行者　株式会社　中外医学社
代表取締役　青　木　　滋

〒162-0805　東京都新宿区矢来町62
電　話　(03)3268-2701(代)
振替口座　00190-1-98814番

印刷・製本/三和印刷(株)　＜MM・YS＞
ISBN978-4-498-07117-9　Printed in Japan